Fit durch gezielte Gymnastik

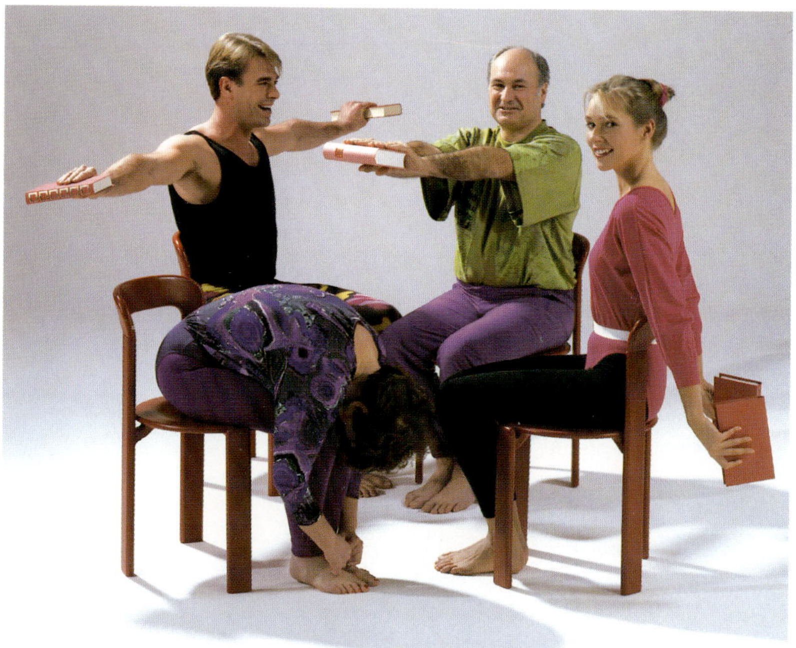

Arno Balk

Fit durch gezielte Gymnastik

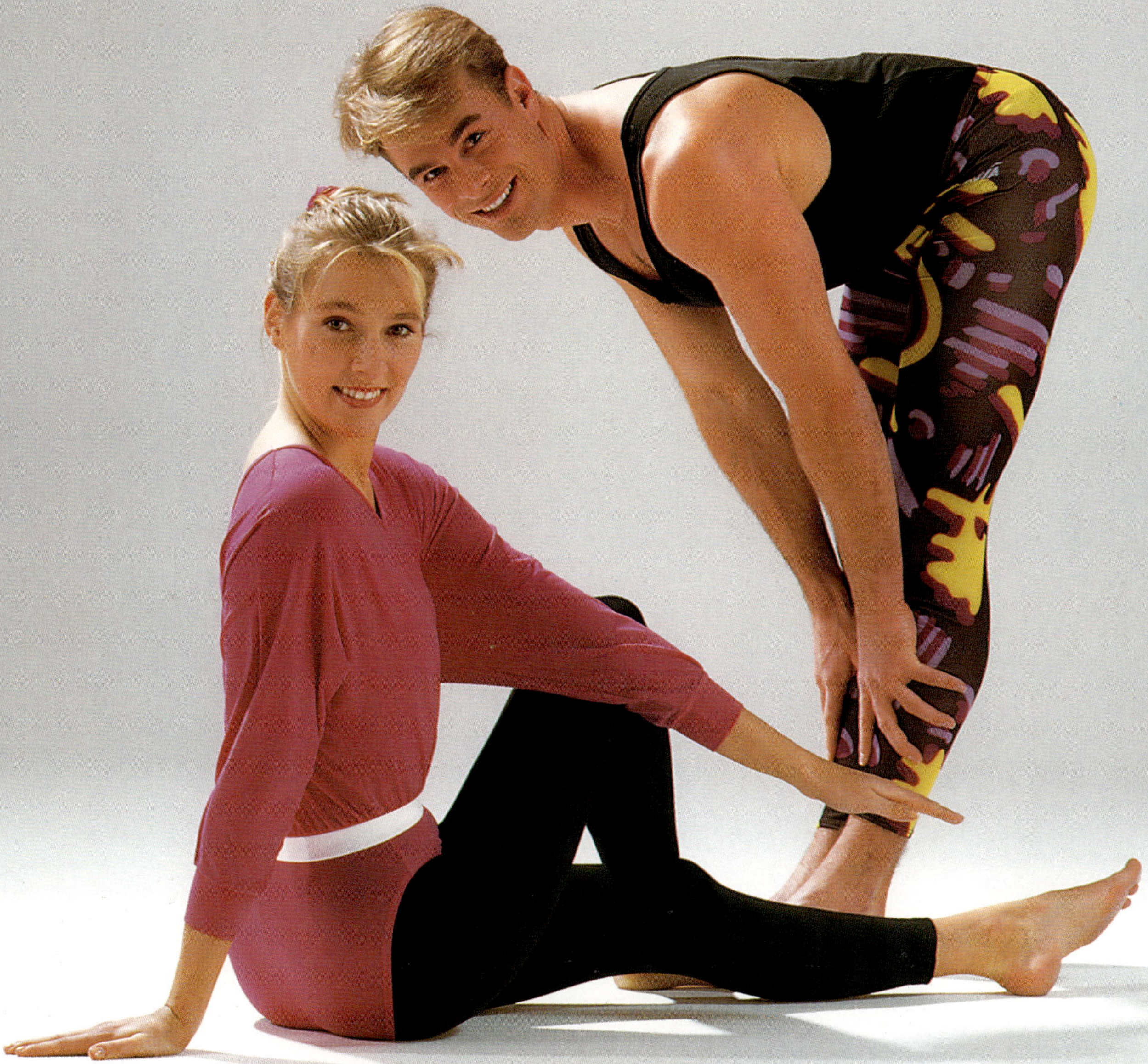

FALKEN

Inhalt

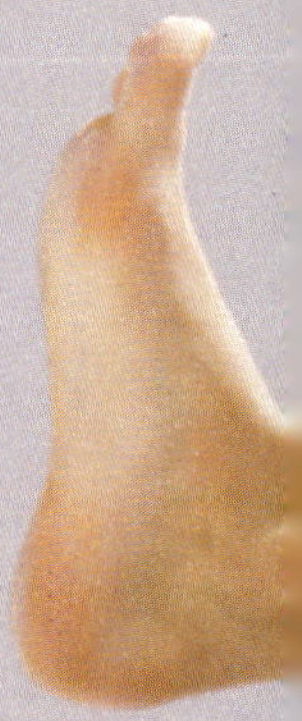

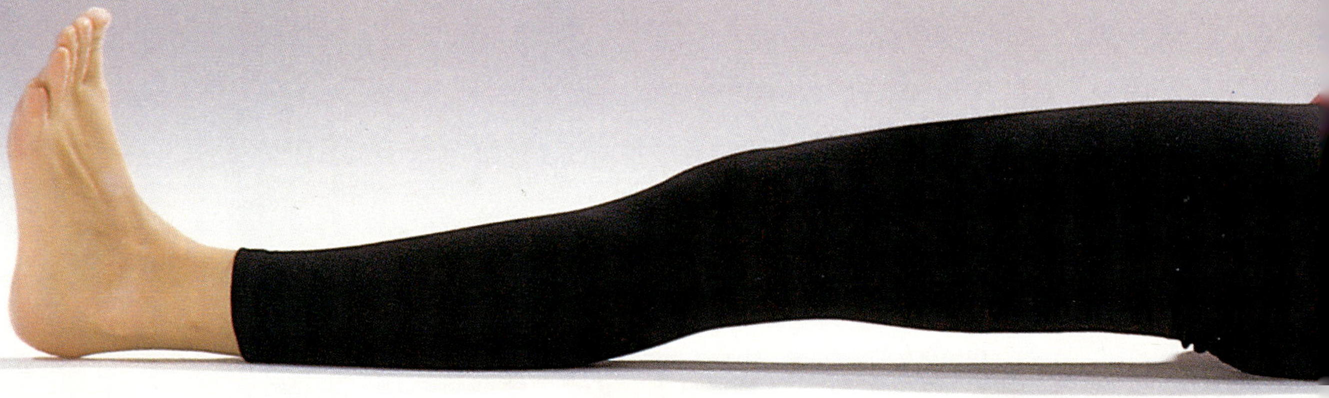

Vorwort

In der heutigen Zeit stellt sich immer häufiger das Problem, wie den Alltagsbelastungen sinnvoll begegnet werden kann. Im Rahmen meiner Referententätigkeiten in den Ressorts Wirbelsäulengymnastik und „funktionelle Gymnastik" wurde ich oft nach geeigneten Nachschlagewerken gefragt. Auf der Suche nach empfehlenswerter Literatur stellte ich mit Entsetzen fest, daß es bisher auf dem Gebiet der Medizin weder leicht verständliche, noch praxisorientierte Beiträge gab, so daß sich in mir der Gedanke zur Verwirklichung eines Buches zu diesem Thema immer mehr festigte. Als ich dann aufgrund eines Bandscheibenvorfalls operiert werden sollte, entwickelte ich vor nunmehr 6 Jahren diese Gymnastik. Durch die langjährige eigene Erfahrung kristallisierten sich die in diesem Buch aufgeführten Übungen als die am besten geeigneten heraus. Ich selbst lebe heute wieder weitestgehend beschwerdefrei, was auf die konsequente Durchführung der „funktionellen Gymnastik" zurückzuführen ist. Dies war für mich Grund genug zu versuchen, diese Erkenntnis allen interessierten und betroffenen Menschen zugänglich zu machen.

Mein besonderer Dank gilt Herrn Kleinow, ohne dessen Empfehlung dieses Buch nicht hätte verwirklicht werden können. Für das emsige Korrekturlesen gilt mein außerordentlicher Dank Frau Clade. Meiner Familie, insbesondere meiner Mutter, der ich entscheidende Anregungen verdanke, die zur Erstellung des Buches von Bedeutung waren.

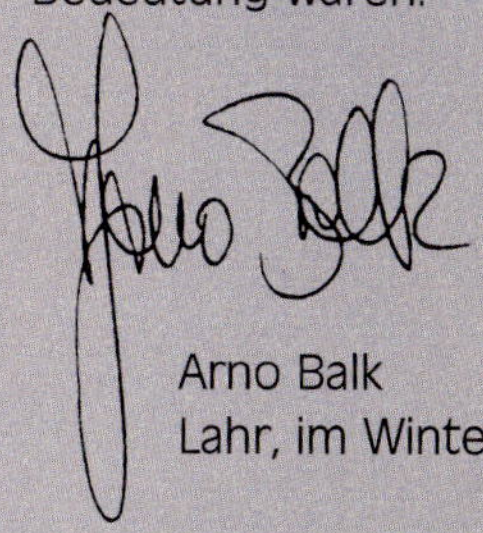

Arno Balk
Lahr, im Winter 1990

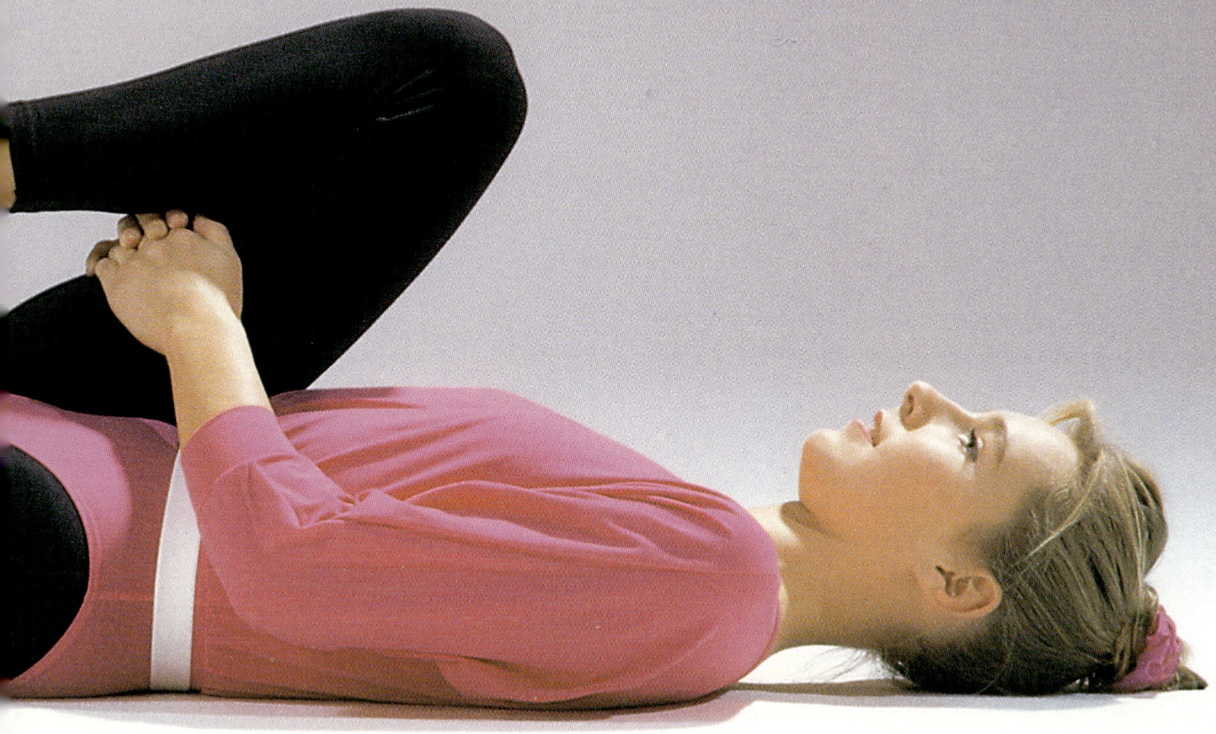

Warum Gymnastik?

Haben Sie sich diese Frage nicht auch schon einmal gestellt? Wir alle leben in einer Leistungsgesellschaft und müssen uns mit deren Begleiterscheinungen (Streß, Bewegungsmangel usw.) auseinandersetzen. Häufig auftretende Schmerzen in Gelenken oder beißendes Ziehen in Bereichen der Schulter-, Hals- und Rückenmuskulatur sind oft die Folge von zu einseitiger Bewegung. Meist wird dem Körper nur die Alltagsbelastung zuteil. Es reißt ein gewisser Trott ein, Beruf und Freizeitgestaltung unterscheiden sich, was die körperliche Belastung betrifft, nur geringfügig. Unserem Körper wird somit so selten ein Ausgleich zum Berufsstreß verschafft, daß er sich kaum oder überhaupt nicht mehr erholen kann.
Erholen bedeutet in diesem Fall aber nicht rasten, sondern sinnvolle, ausgewogene Ausgleichsbewegung, um die einseitig belastete Muskulatur zu entspannen.
Gezielte Gymnastik ist das beste Rezept für eine gute körperliche und geistige Gesundheit. Es genügt nicht nur zu registrieren, daß man beim Treppensteigen leicht außer Atem gerät oder beim Bücken der Rücken und die Kniegelenke schmerzen, sondern es gilt, diese Erscheinungen zu beheben, damit sie nicht zu echten Schäden wie Kreislaufschwäche, Bandscheibenschäden oder Gelenkverkalkungen führen. Mit regelmäßig durchgeführter Gymnastik kann man diesen Gefahren vorbeugend (prophylaktisch) oder behandelnd (therapeutisch), aber auch nachbehandelnd (rehabilitativ) begegnen. Täglich 30 Minuten Übungszeit sollte uns unsere Gesundheit doch wert sein, und geeignete Übungen gibt es für jeden! Unterschiedlich sind lediglich die Intensität und der Belastungsumfang – also wie viele Übungen und wie intensiv sie durchgeführt werden. Doch Vorsicht, Sie sollten nicht versuchen, Ihrem Körper mehr abzuverlangen, als er imstande ist zu verkraften. Messen Sie also die Auswahl und den Schwierigkeitsgrad Ihrer Übungen nicht an denen Ihres Nachbarn, sondern tasten Sie sich langsam an Ihre ganz persönliche Leistungsfähigkeit heran. Verbessern wird sich Ihr körperlicher Zustand mit der Regelmäßigkeit des Trainingseifers.
Die Gymnastik bringt uns viele positive Einflüsse: die Spannkraft der Haut wird erhöht, und die körperliche Widerstandskraft verbessert sich, wodurch letztendlich die auf unseren Körper einwirkenden Umweltbelastungen besser verkraftet werden können. Jeder Tag, an dem Sie Gymnastik machen, bringt Ihnen ein merklich positiveres Lebensgefühl. Sie gewinnen Freude an der Bewegung und haben dadurch die Möglichkeit, Ihre Umwelt bewußter wahrzunehmen. Bislang quälende Bewegungen beispielsweise im Beruf fallen plötzlich leicht, und die frühe Ermüdung während eines Arbeitstages tritt erst viel später auf, so daß Sie wesentlich leistungsfähiger werden.
Sie werden sich sicherlich fragen, durch welche Art Gymnastik dies erreicht werden kann! Angebote kennen wir viele: Seniorengymnastik, Hausfrauengymnastik oder Wirbelsäulengymnastik sind Begriffe, die in jedem vereinsgebundenen oder kommerziellen Sportangebot zu finden sind. Mit diesem Buch aber erhalten Sie nun einen Einblick und ein umfassendes Übungsangebot in eine Gymnastik, die in erster Linie auf medizinischen Erkenntnissen aufgebaut ist, und die wir unter der Berücksichtigung dieser Erkenntnisse „funktionelle Gymnastik" nennen. Als medizinisch fundierte Ganzkörpergymnastik richtet sie sich nicht nur an eine spezielle Zielgruppe, sondern ist für jung und alt, für Frau, Mann und Kind gleichermaßen gut geeignet.
Diese Gymnastik wird auszugsweise auch von Krankengymnasten angewendet. Es handelt sich um Übungen, die ausnahmslos jeder durchführen darf, und beispielsweise die Ausrede, zu alt zu sein für Gymnastik, verliert somit jedwede Berechtigung.
Das reichhaltige Übungsangebot ist überall durchführbar. Ob im Verein, im Fitneß-Studio, am Arbeitsplatz oder zu Hause: wo auch immer, üben kann man an jedem Ort, weil keine besonderen Geräte benötigt werden. Einzig wichtig zu beachten ist bei jeder Übung die korrekte Körperhaltung, um Fehlbelastungen der Wirbelsäule oder der Gelenke vorzubeugen. Muskelgruppen, die im Alltag zu stark beansprucht werden, gilt es zu dehnen und die zu schwach erscheinende Muskulatur zu stärken.
Im Anschluß an dieses Kapitel wollen wir Ihnen einfache medizinische Grundlagen von Aufbau und Funktion des menschlichen Körpers vermitteln, damit Sie Sinn und Zweck der Übungen im Praxisteil besser verstehen können.

Medizinische Grundlagen

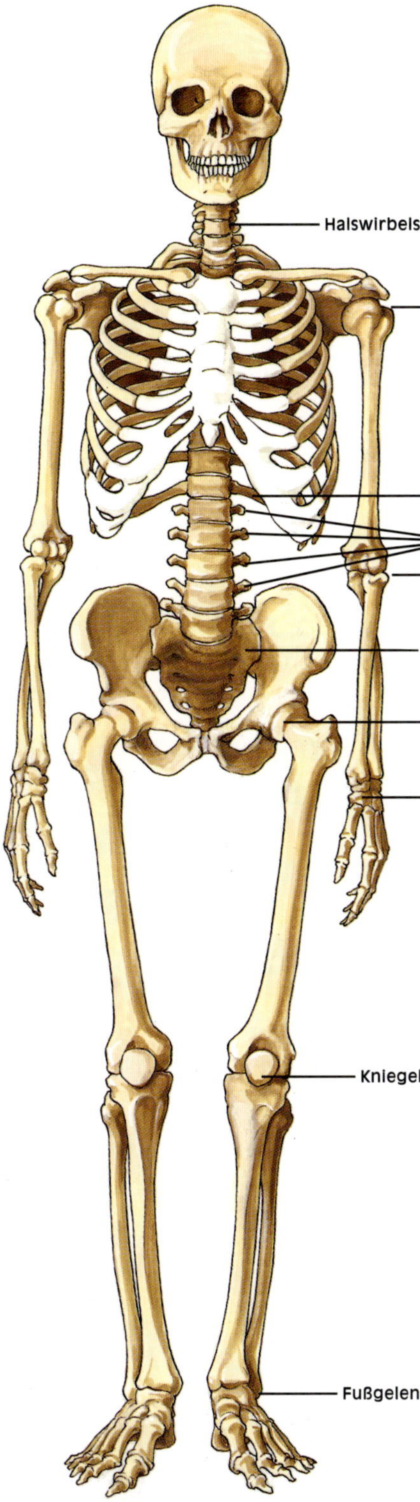

Unser Körper

Betrachtet man Aufbau und Funktionsweise des menschlichen Körpers, so findet sich ein phantastisches Naturgebilde, bestehend aus Knochen, Gelenken, Blutgefäßen, Organen und Bindegewebsstoffen. Mit unglaublicher Präzision sind diese Bestandteile miteinander verbunden und ermöglichen auf diese Weise das Leben. Einflüsse von außen, zum Beispiel falsche Körperhaltungen oder einseitige Bewegungsabläufe, wie beispielsweise Fließbandtätigkeiten, stören das harmonische Zusammenspiel. Das Resultat sind Verschleißerscheinungen in den Gelenken, Verspannungen der Muskulatur oder Schädigungen der Wirbelsäule. „Funktionelle Gymnastik" wirkt nun im besonderen auf die Muskulatur und die dazugehörigen Gelenke ein. Zum besseren Verständnis dieser Wirkungsweisen teilen wir den Körper in eine sogenannte Gliederkette ein, die je nach Verbindungsstück (Gelenk) mehr oder weniger Bewegungsmöglichkeiten besitzt.

Was ist ein Gelenk?

Im Alltag wird darunter eine Verbindung von Bauteilen verstanden, die Bewegungen zwischen den beteiligten Bausteinen ermöglicht. Beim menschlichen Körper sind diese Bausteine Knochen, und die Verbindung zweier Knochen bilden das Gelenk. Die Form des Gelenkes ist dabei entscheidend für die Bewegungsmöglichkeiten. Die wichtigsten Gelenkformen sind:

1. Scharniergelenk;
2. Kugelgelenk.

Beim Scharniergelenk sind Bewegungen nur in einer Ebene möglich, das Kugelgelenk hingegen läßt Bewegungen in alle Richtungen zu. So können zum Beispiel im Scharniergelenk des Ellenbogens keine Drehbewegungen durchgeführt werden, wogegen mit dem Kugelgelenk des Schultergelenkes Bewegungen des Armes in alle Richtungen möglich sind, also auch die Rotation (Drehung) des Armes (vgl. Abb. unten).

Die Wirbelsäule

Das schwächste Glied der gesamten Gliederkette ist die Wirbelsäule. Da an ihr quasi der gesamte Körper aufgehängt ist, kommt ihr die stärkste andauernde Belastung zu. Die Wirbelsäule setzt sich aus 5 Teilbereichen zusammen:

1. Halswirbelsäule (= HWS)
   → 7 Wirbelkörper;
2. Brustwirbelsäule (= BWS)
   → 12 Wirbelkörper;
3. Lendenwirbelsäule (= LWS)
   → 5 Wirbelkörper;
4. Kreuzwirbelsäule (= KWS)
   → 5 Wirbelkörper;
5. Steißwirbelsäule (= SWS)
   → 4 bis 5 Wirbelkörper.

Bis auf die Kreuz- und Steißwirbel sind die Wirbelkörper eigenständig und über Gelenkflächen mit dem vorigen und nachfolgenden Wirbel verbunden. Die Kreuz- und Steißwirbelsäule sind als Block miteinander verbunden und somit eine Art starres Gebilde. Ein starkes Bändergeflecht sorgt zusammen mit der Rumpfmuskulatur dafür, daß die Form der Wirbelsäule auch bei starker Beanspruchung nicht bleibend verändert wird. Um nun stärkere Belastungen, zum Beispiel laufen, springen, hüpfen, langes Stehen, schwere Lasten tragen usw. verkraften zu können, befinden sich zwischen den einzelnen Wirbelkörpern (außer Kreuz- und Steißwirbel, da diese miteinander verwachsen sind) sogenannte Zwischenwirbelscheiben oder kurz Bandscheiben. Diese Bandscheiben haben die Funktion von „Stoßdämpfern" oder „Gummipuffern". Sie sollen das direkte Aufeinandertreffen zweier Wirbelkörper verhindern.

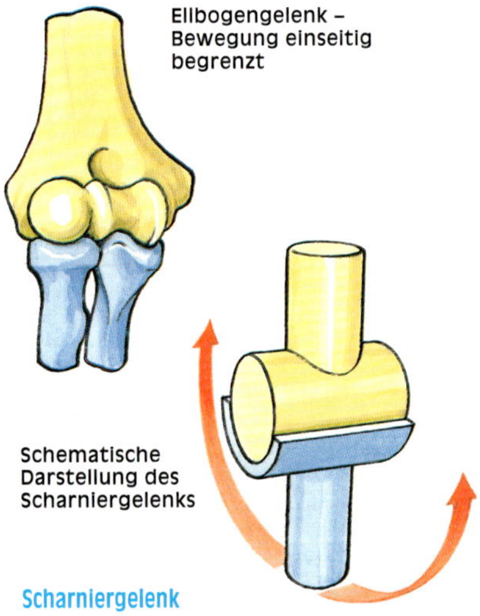

Scharniergelenk

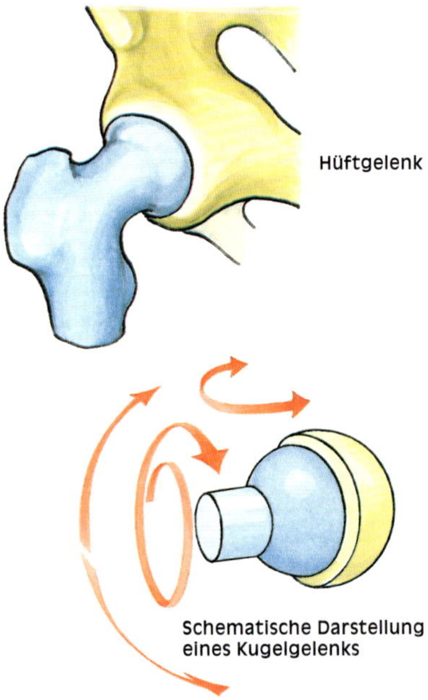

Kugelgelenk

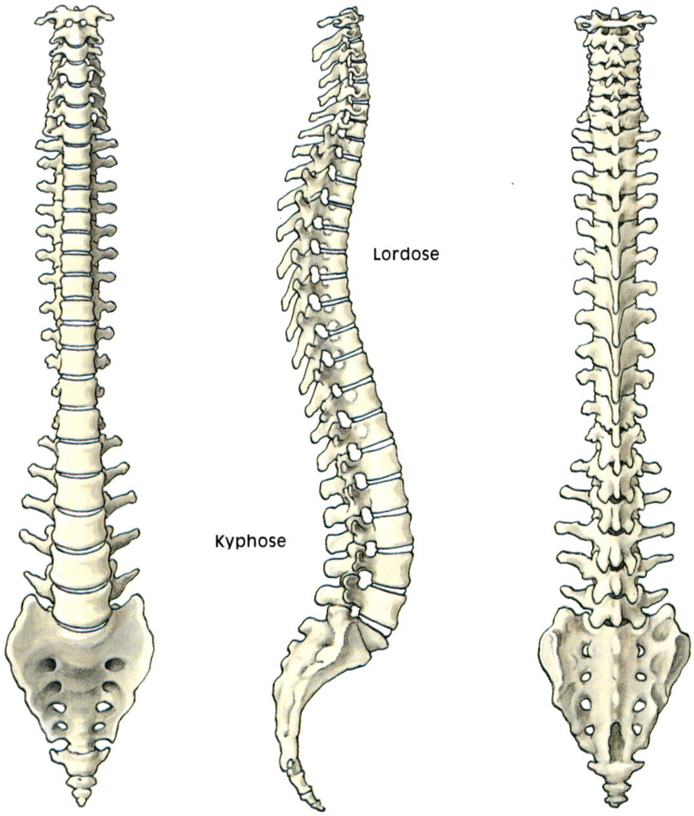

Die Wirbelsäule eines Erwachsenen von vorne, von der Seite und von hinten

Jede einzelne Bandscheibe besteht aus einem Kern und einem Faserknorpelgewebe, deren Anteil am Rand der Bandscheibe immer fester wird, um bei einseitiger Krafteinwirkung auf die Bandscheibe (starkes Hohlkreuz) ein Austreten des Bandscheibenkerns zu verhindern. Vereinfacht dargestellt kann man die Bandscheibe mit einem Wasserkissen vergleichen.
Jeder einzelne Wirbelkörper hat in der Mitte ein Loch; faßt man alle Wirbelkörper zusammen, erhält man den Wirbelkanal, in dem sich der Nervenverlauf befindet. Diese Nerven aktivieren oder unterbrechen die Tätigkeit der Muskulatur. Somit wird deutlich, welchen Stellenwert die Wirbelsäule besitzt. Jede Verletzung an ihr kann ernsthafte Folgen für die Bewegungsfähigkeit des Menschen haben.
Betrachtet man die Form der Wirbelsäule von der Seite, so erkennt man eine geschwungene, einem doppelten „S" ähnelnde Form. Die nach vorne gerichtete Krümmung nennt man „Lordose", die nach hinten gerichtete „Kyphose".
Diese Form, ein Relikt unserer vierbeinigen Vorfahren, ist eigentlich nicht für den aufrechten Gang des Menschen konstruiert und gedacht, worin sich schließlich die hohe Zahl von Rückenerkrankten begründet.
Die zusätzlichen Belastungen des Alltags unterstützen diese allgemeine Rückenproblematik zunehmend. Daher ist es unerläßlich, der Wirbelsäule mittels „funktioneller Gymnastik" die bestmögliche Entlastung zukommen zu lassen.

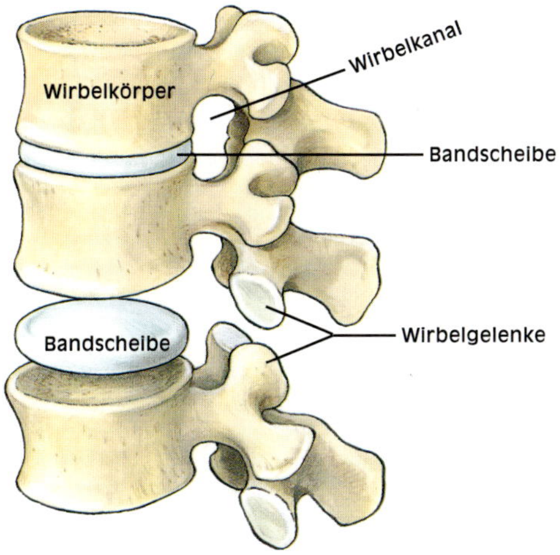

Lagebeziehung und Bauschema am Beispiel der Lendenwirbel

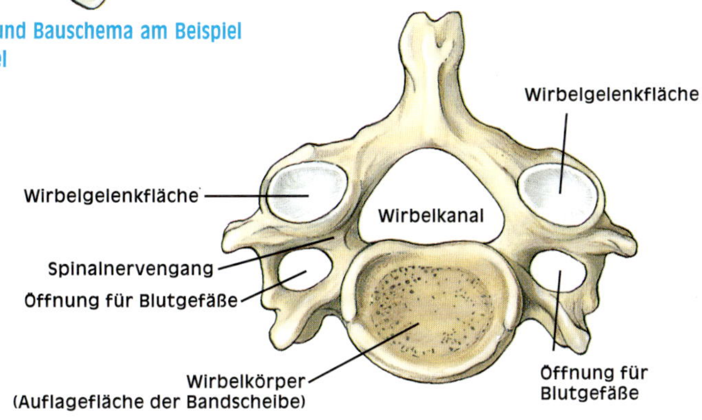

Halswirbel von oben

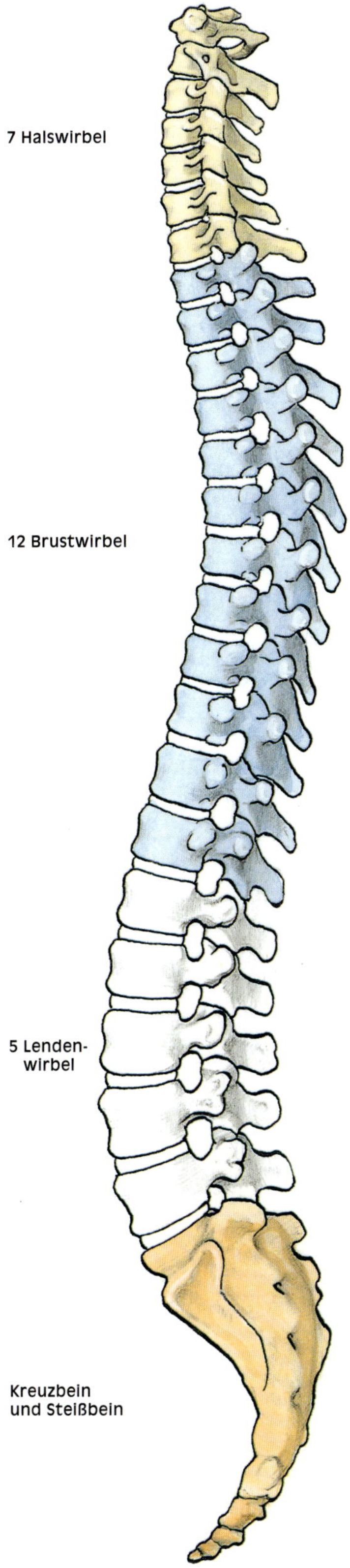

Krümmung der Wirbelsäule in Normalstellung

Körperhaltung

Durch ihre Funktion als „Träger" des Skeletts hat die Form der Wirbelsäule entscheidenden Einfluß auf die Körperhaltung des Menschen. Man kann 3 Haltungsarten unterscheiden:

1. Ruhehaltung;
2. habituelle Haltung;
3. Aktiv- oder Spannungshaltung.

Bei der Ruhehaltung ist die Rumpfmuskulatur weitestgehend entspannt, und der Oberkörper sackt in sich zusammen. Eine Haltung, die von vielen Menschen im ersten Moment als sehr angenehm empfunden wird. Wenn sie jedoch zur Dauerhaltung wird, führt sie zu Verspannungsschmerzen im Schulter-, Nacken- und Kopfbereich, was besonders bei sitzenden Tätigkeiten fast zur Regel geworden ist. Auch bei Kindern und Jugendlichen taucht diese Form der Haltung auf und wird allgemein als „lässig", „cool" oder „modern" bezeichnet.

Die habituelle Haltung ist die „Normalhaltung", die man einnehmen sollte, wenn man nicht gerade körperlich schwer arbeitet. Hierbei nehmen die Schultern eine Mittelstellung ein, im Gegensatz zur Ruhehaltung, bei der die Schultern nach vorne-unten gekippt sind. Die Rumpfmuskulatur ist bei der habituellen Haltung nur teilweise angespannt.

Die Aktiv- oder Spannungshaltung zeichnet sich durch eine Gesamtkörperspannung innerhalb der Skelettmuskulatur aus, die bei Tänzern oder Turnern besonders deutlich wird. Diese Haltung sollte bei allen körperlich schweren Arbeiten eingenommen werden. Durch diese allgemeine Grundspannung innerhalb der Muskulatur können starke Belastungen der Gelenke, insbesondere der Wirbelsäule, kompensiert, das heißt ausgeglichen oder entschärft werden, so daß keine Schädigungen erfolgen.

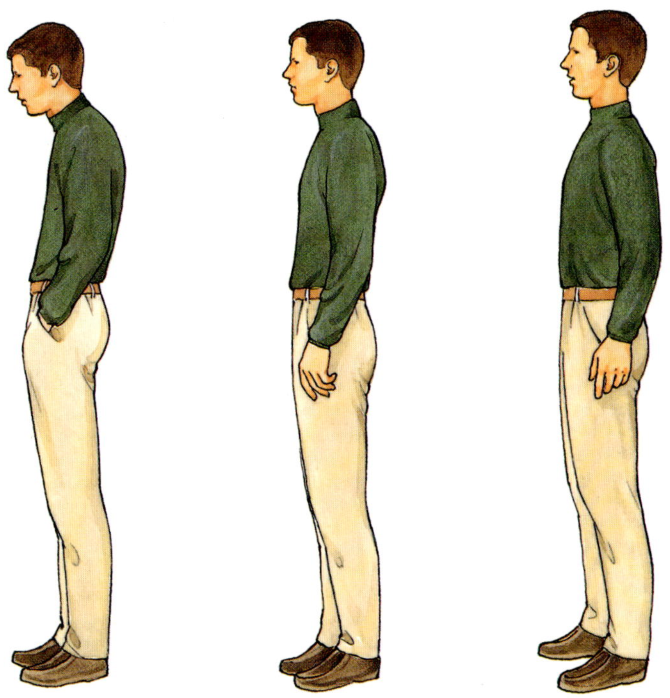

Ruhehaltung habituelle Haltung Aktiv- oder Spannungshaltung

Nerv und Muskel

Wollen Sie etwas Bestimmtes nachlesen, werden Sie zu Ihrem Bücherregal gehen, Ihren Arm anheben, das gewünschte Buch greifen und den Arm wieder zurückziehen. Alle diese Bewegungen können nur mit Hilfe Ihrer Muskulatur ausgeführt werden. Doch woher wissen die beteiligten Muskeln, wann und wie sie sich bewegen müssen? Das Gehirn steuert zwar die Bewegungen, doch wie gelangt der Befehl vom Gehirn zur entsprechenden, an der Bewegung beteiligten Muskulatur?

Dazu verfügt unser Körper über ein kompliziertes System von Nervenbahnen, die Gehirn und Muskeln miteinander verbinden. Da die Muskulatur die menschliche Sprache nicht versteht, müssen die Befehle in eine für sie verständliche „Sprache" übersetzt werden. Diese „Sprachform" besteht aus elektrischen Signalen, die die Muskulatur zum Zusammenziehen veranlaßt. Sendet das Gehirn keine Befehle mehr aus, so entspannt die jeweilige Muskulatur wieder. In unserem Beispiel war der Vorgang „Buch holen" von Ihnen bewußt geplant und somit über Ihr Gehirn bewußt gesteuert. Doch es gibt auch Bewegungen, bei denen der Einsatz der Muskulatur nicht durch den eigenen Willen beeinflußt wird. Hierbei handelt es sich zum einen um Atmung, Herz- und Organtätigkeiten und zum anderen um Reflexe, die unseren Körper schützen sollen. Auch die aufrechte Haltung des Menschen wird über diese Reflexe gesteuert. Stellen Sie sich nur einmal vor, Sie müßten ständig daran denken, Ihre Bauch- und Rückenmuskulatur im gegenseitigen Gleichgewicht anzuspannen, um eben

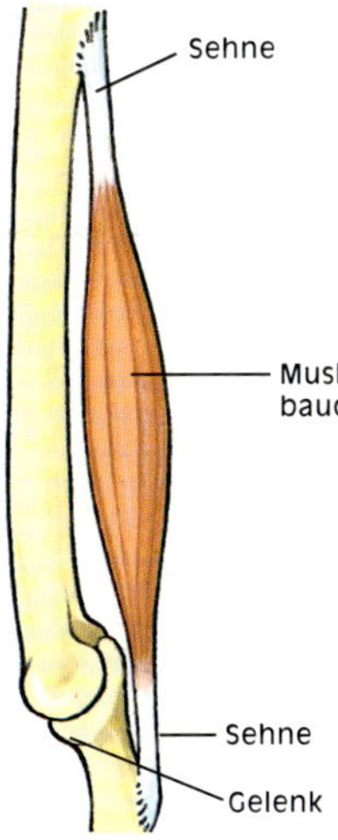

Muskel und Muskelsehnen in Ruhe

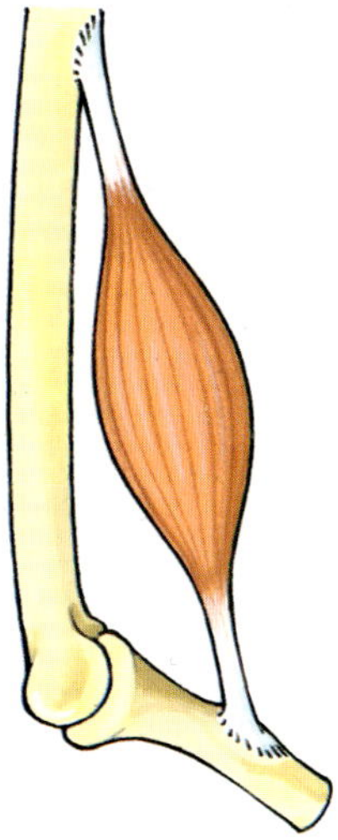

Muskel und Muskelsehnen in Funktion, Verkürzung des Muskelbauchs

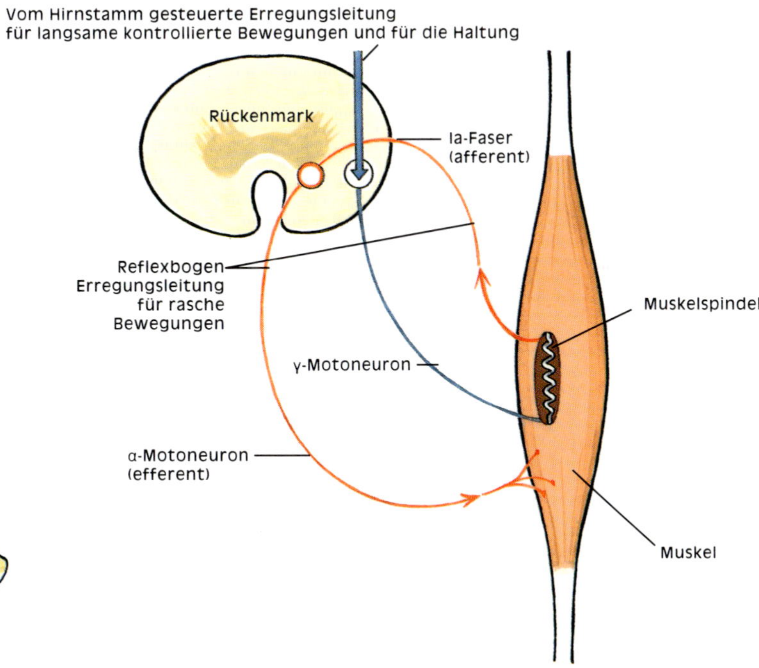

Arbeitsweise und Funktionen der Muskelspindel

nicht zu sehr nach hinten oder vorne geneigt zu sein. Diese Gedanken nehmen Ihnen Ihre Reflexe ab. Den Zustand, den die Gesamtmuskulatur über diese Reflextätigkeit erreicht, nennt man Grundspannung (Grundtonus) der Muskulatur.

Von besonderer Bedeutung sind in diesem Rahmen der „Streckreflex" (Gelenkschutzreflex) und der „Antistreckreflex" (Muskelschutzreflex). Verdeutlichen wir uns den Streckreflex an einem Beispiel: Um Ihre Reflexe zu testen, klopft der Arzt mit einem Hämmerchen auf eine bestimmte Stelle unterhalb Ihrer Kniescheibe. Wenn Sie dabei entspannt sitzen und ein Bein über das andere geschlagen haben, schnellt beim gesunden Menschen der Unterschenkel vor. Streckreflex wird dieser Reflex deshalb genannt, da durch seine Auslösung eine Gelenkstreckung (Knie) erfolgt. Die Bedeutsamkeit dieses Reflexes wird am folgenden Beispiel verständlich: Sie nähern sich einem Bekannten von hinten, ohne daß er dies merkt, und geben ihm einen leichten Kick in die Kniekehle. Sie werden feststellen, daß Ihr Bekannter zwar kurzzeitig einknickt, sich jedoch sofort wieder aufrichtet. Auch hier wurde der Streckreflex ausgelöst, den der Arzt mit seinem Hämmerchen aktiviert hat. Gäbe es diesen Reflex nicht, so würde Ihr Bekannter im Kniegelenk völlig einknicken, und nicht nur das Kniegelenk könnte Schaden nehmen. Der beschriebene Streckreflex hat also (knie)gelenkschützende Funktion.

Im Gegensatz zur geplanten Bewegung laufen diese Vorgänge nicht über das Gehirn ab, da hierfür der Weg der Befehlsbahnen zu lang wäre, sondern über das „zweite Gehirn", das Rückenmark. Um diese Vorgänge und damit gleichsam die Wirkungsweise der „funktionellen Gymnastik" verstehen zu können, ist es unerläßlich, an dieser Stelle näher auf die Vorgänge innerhalb der arbeitenden Muskulatur einzugehen.

Betrachtet man den groben Aufbau eines Muskels, so besteht er aus einem Muskelbauch und aus Muskelsehnen. Aufgabe des Muskelbauches ist die Krafterzeugung (Zusammenziehen), während die Muskelsehnen diese Kraft auf das jeweilige Gelenk übertragen.

Innerhalb des Muskelbauches befinden sich kulifederähnliche Gebilde, die die Länge eines Muskels „messen" – man nennt sie „Muskelspindeln" (vgl. Abb. oben rechts).

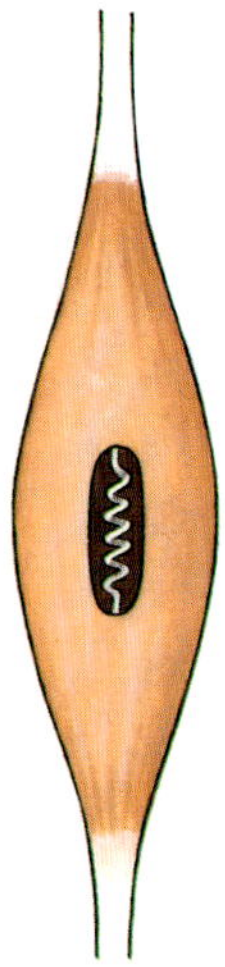

Muskelspindel in entspanntem Zustand

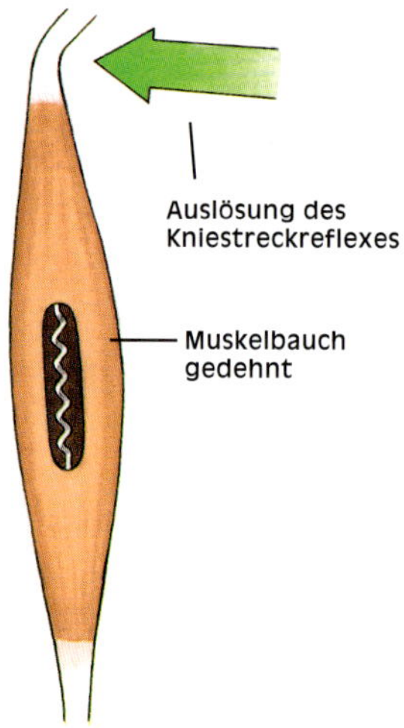

Muskelspindel gedehnt

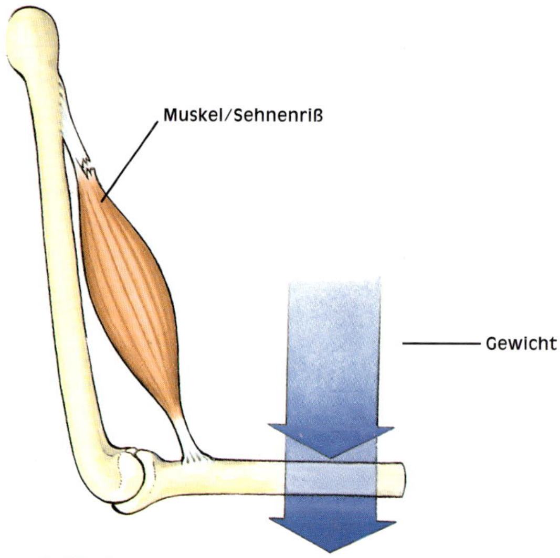

Muskelüberlastung (Riß)

In unserem Beispiel des Kniestreckreflexes spielen diese Muskelspindeln die Hauptrolle. Da der Hammer mit dem Auftreffen auf die Sehne den Muskelbauch dehnt, wird gleichzeitig auch die Muskelspindel auseinandergezogen (vgl. Abb. oben). Diese Dehnung wird dem Rückenmark „berichtet". Hier erfolgt nun der Befehl an die gedehnte Muskulatur, sich zusammenzuziehen (Kontraktion), um somit eine eventuelle Verletzung des Gelenkes zu verhindern. Jede kleinste Dehnung, selbst das Tippen eines Fingers auf den Muskel, wird sofort über die Muskelspindel dem Rükkenmark gemeldet und veranlaßt folglich den jeweiligen Muskel zur Anspannung. Bei dem beschriebenen Kniestreckreflex handelt es sich nur um eine kurzzeitige Dehnung der Muskelspindel, so daß auch die Kontraktion des Muskels nur eine kurzzeitige ist. Dehnt man aber den Muskel über einen längeren Zeitraum, sagen wir circa 10 Sekunden, so wird die Kontraktion des Muskels ebenso anhaltend sein. Jetzt stellen Sie sich aber einmal vor, die Muskulatur würde sich immerzu nur zusammenziehen, was würde wohl an den Sehnen passieren? Die Sehnen könnten abreißen.

Doch auch hier hat „Mutter Natur" einen Mechanismus entwickelt, der die Muskulatur vor dem Abreißen schützen soll. Es ist der „Antistreckreflex". Nicht nur im Muskelbauch, sondern auch in den Muskelsehnen befinden sich Spindeln, die „Sehnenspindeln". Ihre Funktion ist es, dem Rückenmark hohe Muskelspannungen, also lang andauernde starke Kontraktionen zu melden. Das Rückenmark entscheidet dann, ob diese Spannung für den betreffenden Muskel zur Gefahr werden könnte. Wenn ja, wird der elektrische Nervenfluß zur Muskulatur unterbrochen, und es kommt zur Entspannung des gefährdeten Muskels. In diesem Moment der selbsttätigen Entspannung könnte man den Muskel vortrefflich dehnen, da ihm ja von seiner Befehlsstation die Entspannung befohlen wurde.

Um jedoch die Gelenke nicht allzu lange ohne Schutz zu belassen, hält diese Entspannung natürlich nur wenige Sekunden an. In der „funktionellen Gymnastik" versucht man, sich diese natürlichen Reflexe zunutze zu machen. Betrachtet man die herkömmliche „Hau-ruck-Gymnastik", bei der man stark federnde Bewegungen durchführt, werden diese federnden Dehnungen über die Muskelspindeln an das Rückenmark gemeldet, das sofort die Kontraktion der Muskulatur veranlaßt (Streckreflex). Die Muskulatur wird also nicht verlängert, sondern verkürzt oder sogar verletzt.

Ein Muskel, der ruckhaft in die Länge gezogen wird, hat immer das Bestreben, sich zusammenzuziehen. Dies bedeutet jedoch nicht, daß man keine federnde Dehnung mehr durchführen darf. Es soll nur deutlich werden, daß es auf die richtige Reihenfolge ankommt, um der Belastbarkeit der Muskulatur gerecht zu werden. Wenn ein Muskel seine maximale Länge erreicht hat, ist er maximal verkürzungsfähig, also maximal leistungsfähig.

Ein weiterer Faktor, der unerläßlich ist, um die Muskulatur zielbezogen zu dehnen, ist die Temperatur des Muskels. Ein Muskel, der „kalt" ist, kann leicht verletzt werden, besonders, wenn er ruckhaft gedehnt wird. Machen Sie doch einmal folgendes Experiment: Legen Sie einen gewöhnlichen Gummi etwa eine Stunde in Ihr

Eisfach. Dann nehmen Sie diesen Gummi und ziehen ihn bis zu einer gewissen Länge auseinander. Dort halten Sie ihn circa 10 Sekunden, dann ziehen Sie vorsichtig weiter und halten ihn wieder die gleiche Zeitdauer. Folgendes geschieht hierbei: Während Sie den Gummi in einer gedehnten Position halten, reiben sich die kleinsten Teilchen, aus denen der Gummi zusammengesetzt ist, aneinander auf und erzeugen somit Wärme. Über diese Wärme wird der Gummi geschmeidiger und kann so bis zu seiner maximalen Dehnfähigkeit gezogen werden, ohne daß er vorzeitig reißt. Als Gegenversuch nehmen Sie einen weiteren Gummi (ebenfalls eine Stunde im Eisschrank) und versuchen, ihn nun ruckartig so weit auseinanderzuziehen, wie zuvor den anderen Gummi. Sie werden feststellen, daß der zweite Gummi nach einigen federnden Dehnungen reißt.

Ähnlich kann man sich den Vorgang bei der Muskulatur vorstellen. Muskelzerrungen während eines Waldlaufes oder eines Tennisspiels oder ähnlichem können meistens auf eine mangelhafte oder falsche Dehnung zurückgeführt werden.

Jetzt wissen Sie, wie Sie nicht dehnen dürfen. Doch wie soll ich es denn richtig machen, werden Sie sich fragen. Nutzen Sie Ihre eigenen Reflexe sinnvoll aus! Wenn Sie einen Muskel in die Länge ziehen und dort halten, zieht sich dieser Muskel, ausgelöst durch die Muskelspindel, zusammen. Halten Sie ihn circa 10 Sekunden, dann veranlaßt die Sehnenspindel den Muskel zur Entspannung, und Sie können diesen Muskel tatsächlich vorsichtig weiterdehnen. So und nicht anders dehnen Sie Ihre Muskulatur auf gesundem Wege.

Muskelfunktionen

Nach diesem ausführlichen Überblick über die Vorgänge innerhalb eines Muskels ist es an der Zeit aufzuzeigen, wie die Muskulatur arbeitet. Es soll deutlich werden, welche Muskelgruppen bei welcher Bewegung beteiligt sind und wo sie verlaufen. Ergänzend sollen einige Hinweise zeigen, wie „funktionelle Gymnastik" Ihr Freizeit- oder Berufsleben beeinflußt. Die Muskulatur dient dem Menschen als „Motor" für Bewegungen. Hierzu muß ein harmonisches Wechselspiel zwischen Anspannung und Entspannung gegeben sein, um den Muskel weder zu über- noch zu unterfordern. Wird ein Muskel über längere Zeit nicht mehr angespannt, verliert er an Kraft, und das dazugehörige Gelenk hat keine ausreichende Stütze mehr. Ein Bein, das in Folge einer Verletzung längere Zeit in Gips gelegt wurde, verliert deutlich sichtbar an Umfang. Dies liegt an einer Unterforderung des Muskels. Auch Sie werden sich sicherlich erinnern, wie schwach Sie auf den Beinen waren, wenn Sie nach einer längeren genesungsbedingten Bettruhe wieder aufstehen wollten.

Im Gegensatz zur Unterforderung steht die Überforderung, wie sie zum Beispiel bei Prüfungsangst, beim Betrachten eines spannenden Wettkampfs oder beim Arbeiten in einer „Zwangshaltung" (Computer-, Schreibtisch-, Fließbandarbeiten) auftritt. Bei allen einseitigen oder auch verkrampften Körperhaltungen wird die Muskulatur über einen längeren Zeitraum angespannt und aufgrund fehlender Pausen überfordert. Diese Überforderung äußert sich in brennenden oder ziehenden Schmerzen innerhalb der überforderten Muskulatur.

Bei den „Schreibtischtätern" beobachtet man sehr häufig eine Fehlhaltung, bei der der Schulterbereich nach vorne hängt (Buckel, vgl. Abb. links S. 10). Hierbei wird der obere Rückenmuskelbereich gedehnt. Nun haben wir aber im Kapitel „Nerv und Muskel" erfahren, daß ein gedehnter Muskel immer über die Muskelspindel zur Anspannung veranlaßt wird. Da diese Spannung jedoch nicht hoch genug ist, die Sehnenspindel als muskelschützendes Organ einzuschalten, erfolgt hier auch bei langfristiger Daueranspannung keine Entspannung. Während der anhaltenden Anspannung wird die Blutzufuhr in diese Muskelgruppen unterbrochen, da die kleinsten Blutgefäße im Muskel selbst abgequetscht werden. Doch gerade über die Blutbahnen wird dem jeweiligen Muskel Sauerstoff zugeführt, der zur Verrichtung von lang anhaltender Arbeit unbedingt notwendig ist.

Was passiert, wenn man eine brennende Kerze unter ein abgeschlossenes Glas stellt? Die Kerze wird, sobald der Sauerstoff unter diesem Glas aufgebraucht ist, erlöschen. Ähnlich ist es bei unserer Muskulatur: Wenn sie über längeren Zeitraum keinen Sauerstoff mehr bekommt, erschöpft sie, und die zugehörigen Gelenke wären schutzlos. Damit es nicht so weit kommt, signalisiert der Muskel über Schmerzen diese Unterversorgung. Wie reagieren Sie, wenn die Muskulatur brennt und beißt? Sie werden sich im Schulterbereich nach hinten überstrekken und empfinden dies als angenehm. Mit dieser Überstreckung nach hinten öffnen Sie für einen kleinen Moment die abgequetschten Blutgefäße in den verspannten Muskeln, die Sauerstoffversorgung wird damit wieder verbessert, und der Schmerz läßt

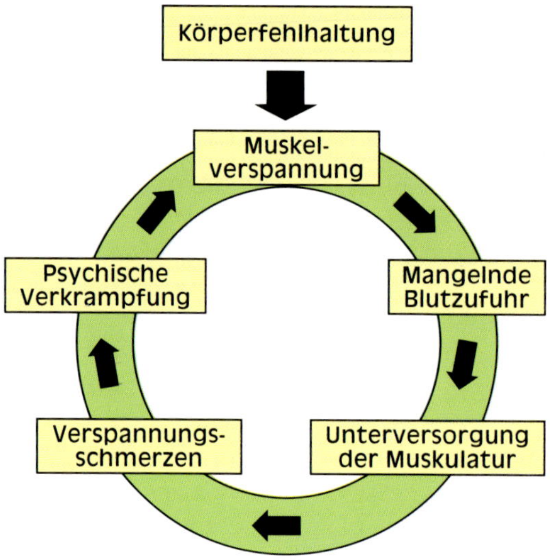

„Teufelskreis" der Körperfehlhaltung

spürbar nach. Kurze Zeit später fallen Sie wieder in sich zusammen, und der Prozeß beginnt von vorne. Sie befinden sich in einem „Teufelskreis". Durch die Schmerzen, die Sie im verspannten Zustand haben, verspannen Sie sich über Ihre Psyche noch mehr und kommen somit aus dem Kreislauf der haltungsbedingten Verspannungsbeschwerden nicht mehr heraus.

Doch kehren wir zur Funktion der Muskulatur zurück. Zu den Hauptfunktionen des Muskels zählen also zum einen der Schutz der Gelenke und zum anderen das Bewegen des Körpers. Diese beiden Funktionen bedingen sich gegenseitig, das heißt, sie treten immer gemeinsam auf. An folgendem Beispiel wird dies deutlich: Wenn Sie Ihren Arm im Ellenbogengelenk beugen, zieht sich die vordere Oberarmmuskulatur (Armbeugemuskulatur) zusammen. Aber auch an der Rückseite Ihres Oberarmes gibt es Muskulatur, die Armstreckmuskulatur. Wenn nun die vordere Muskulatur den Arm beugt, wird gleichzeitig die hintere Muskulatur gedehnt. Und was passiert mit der gedehnten Muskulatur? Das Nervensystem veranlaßt sie, sich zusammenzuziehen. Somit kann die Armbeugemuskulatur noch so stark sein, es wird immer ein entsprechender Gegenmuskel auf der Rückseite vorhanden sein, der verhindert, daß das Ellenbogengelenk überfordert wird.

Das heißt: Wenn ein Muskel arbeitet, gibt es immer einen anderen Muskel, der während dieser Arbeit gedehnt wird und gleichsam den Arbeitsmuskel bremst. Hierbei spricht man vom „Spieler" (der arbeitende Muskel) und vom „Gegenspieler" (der hemmende Muskel).

In ihrer Art und von ihrem Typ her läßt sich Muskulatur folgendermaßen unterscheiden:

1. glatte Muskulatur (innere Organe);
2. Herzmuskulatur und
3. Skelettmuskulatur.

Interessant bezüglich der „funktionellen Gymnastik" sind nur die Skelettmuskeln. Sie unterscheiden sich in ihrem Typ im Aussehen wie folgt voneinander:

a) spindelförmige Muskeln (Armbeuger);
b) einfach gefiederte Muskeln (Wadenmuskel);
c) doppelt gefiederte Muskeln (Schienbeinmuskel);
d) platte Muskeln (breiter Rückenmuskel) und
e) Ringmuskeln (Augenringmuskel).

Gezielte „funktionelle Gymnastik" kann aber nur derjenige durchführen, der Grundkenntnisse über Verlauf und Funktion der wichtigsten Skelettmuskelgruppen hat. Und diese wollen wir Ihnen nun geben.

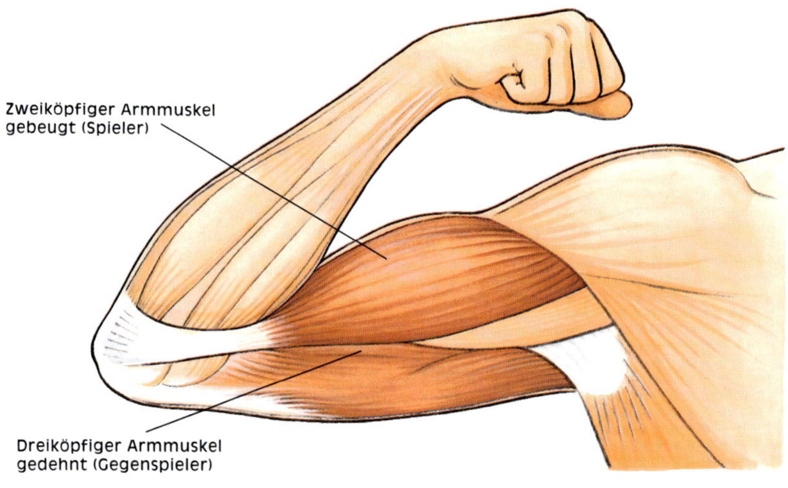

Arbeitsweise von „Spieler" (Armbeuger) und „Gegenspieler" (Armstrecker)

Halsmuskulatur

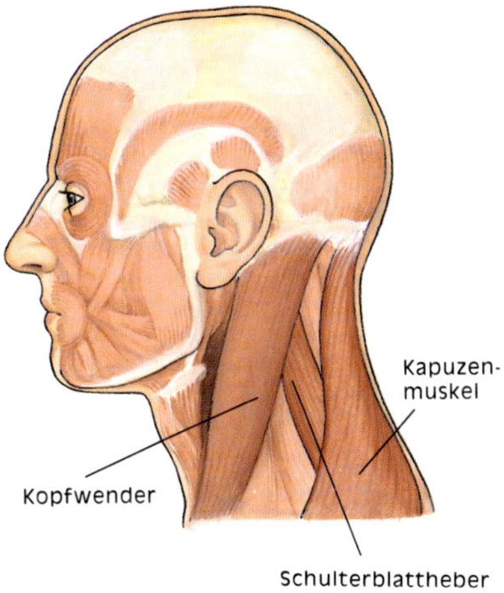

Seitliche Halsmuskulatur

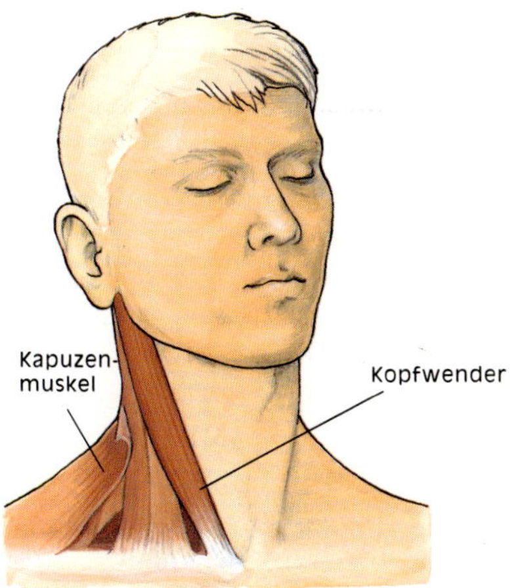

Vordere Halsmuskulatur

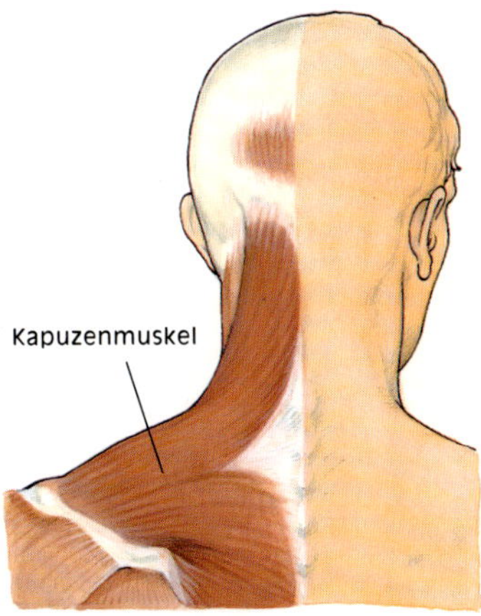

Hintere Halsmuskulatur

Seitliche Halsmuskulatur

Hauptfunktionen: Neigen des Kopfes zur Seite und Drehen des Kopfes.

Bedeutung für Sport und Alltag: Die seitliche Halsmuskulatur ist oftmals Träger von Verspannungen, die zu Spannungskopfschmerzen führen können. Gezielte „funktionelle Gymnastik" beugt diesen Verspannungen vor oder lindert bereits vorhandene Beschwerden. Die Beweglichkeit der Halswirbelsäule wird länger gewährleistet und der Bewegungsspielraum erweitert. Lästige Schmerzen beim Kopfwenden oder -neigen werden somit ausgeschaltet.

Vordere Halsmuskulatur

Hauptfunktion: Neigen des Kopfes nach vorne.

Bedeutung für Sport und Alltag: Auch hier ist die Beweglichkeit der Halswirbelsäule Ziel einer optimal gedehnten vorderen Halsmuskulatur.

Hintere Halsmuskulatur

Hauptfunktion: Neigen des Kopfes nach hinten.

Bedeutung für Sport und Alltag: Starke Bewegungen des Kopfes nach hinten sollten unterlassen werden, da hierdurch die Halswirbelsäule gesundheitsschädigend verbogen wird. Bandscheibenschmerzen, die in den Schulter-Arm-Bereich ausstrahlen, können von stärkeren Rückneigungen herrühren. Die hintere Halsmuskulatur hat also eine mehr statische, das heißt, haltende Funktion.

Schultermuskulatur

Für das richtige Verständnis ist es hier wichtig, die Muskulatur, die auf den Schultergürtel (Schlüsselbein und Schulterblatt), und die Muskulatur, die auf das Schultergelenk (Oberarm und Schulterblatt) einwirkt, voneinander zu trennen.

Schultergürtel- und Schultergelenkmuskulatur

Hauptfunktionen: Die gesamte Schultermuskulatur ist für die Bewegungen im Schulterbereich zuständig. Je nachdem, ob es um das Hochziehen, Zurückziehen oder Vorbringen der Schultern

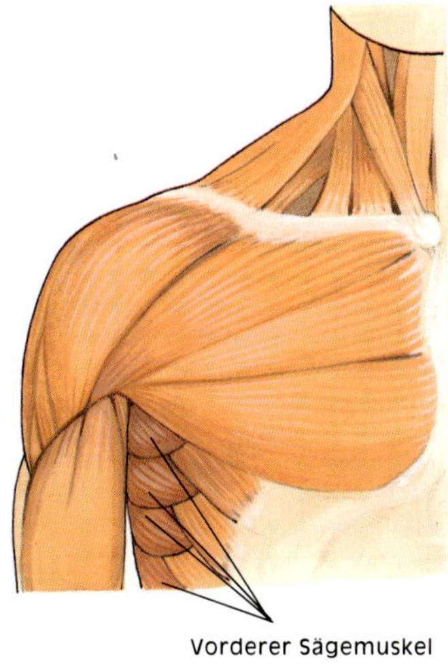

Schultergürtelmuskulatur von vorne

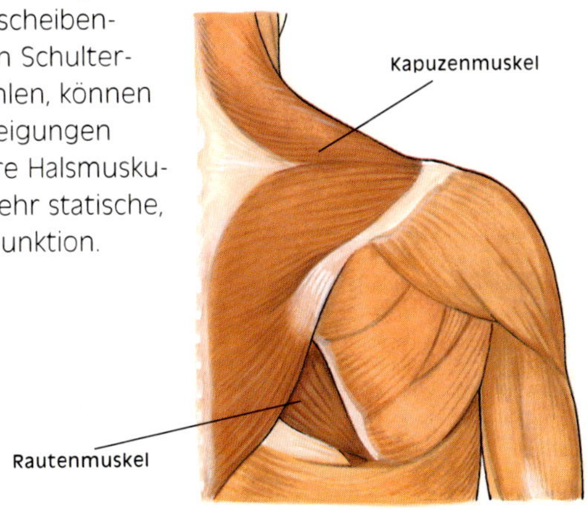

Schultergürtelmuskulatur von hinten

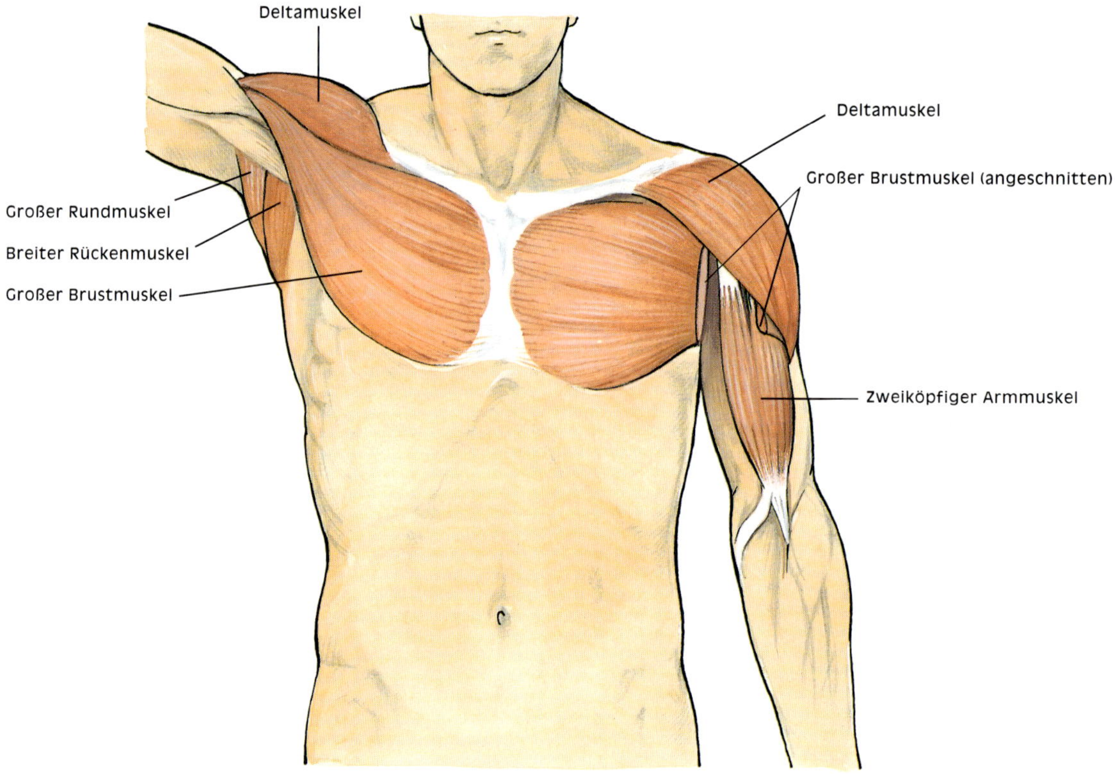

Schultergelenksmuskulatur von vorne

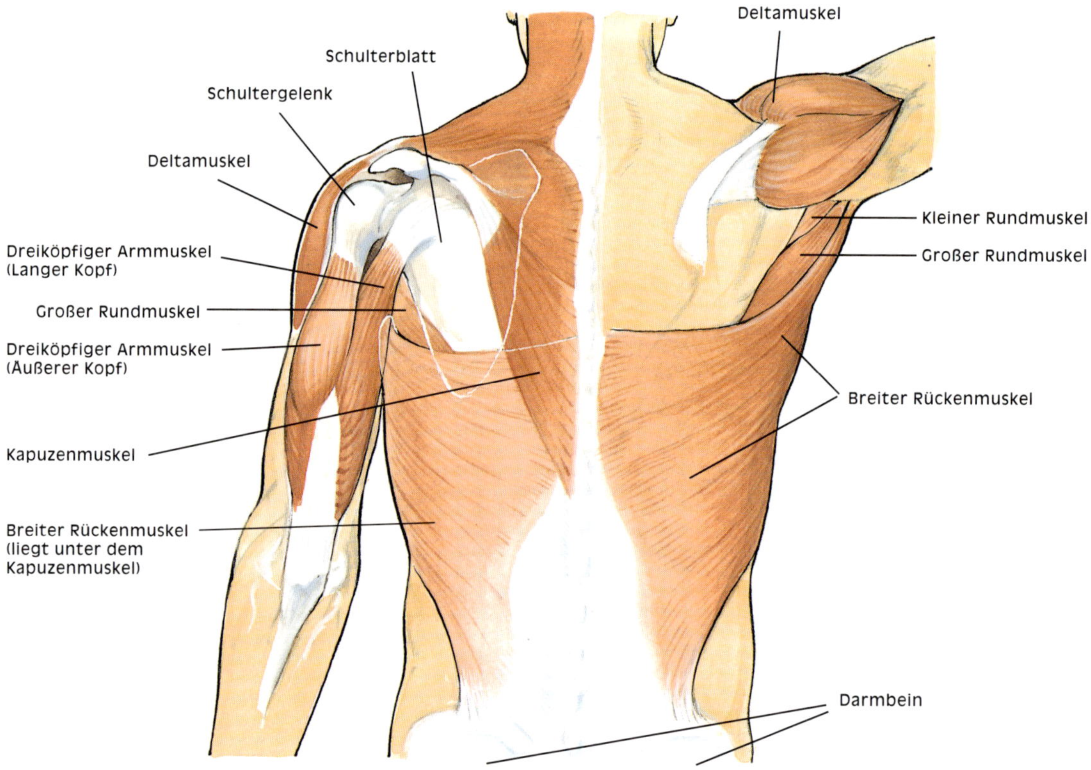

Schultergelenksmuskulatur von hinten

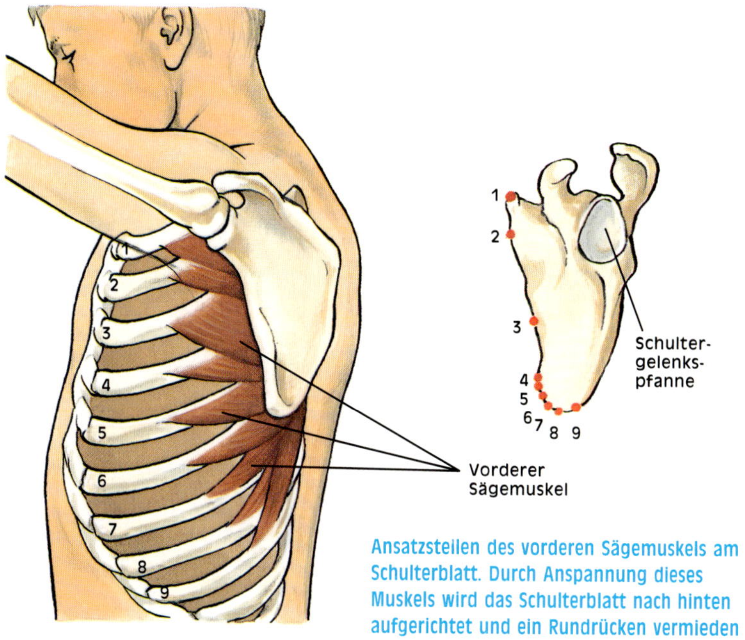

Ansatzstellen des vorderen Sägemuskels am Schulterblatt. Durch Anspannung dieses Muskels wird das Schulterblatt nach hinten aufgerichtet und ein Rundrücken vermieden

geht, sind die Muskeln entsprechend der Beanspruchung mehr oder weniger beteiligt.
Bedeutung für Sport und Alltag: Bedingt durch das Zivilisationsproblem der „Haltungsschwäche", bei der man beim Stehen oder längerem Sitzen im Schultergürtel regelrecht nach vorne einfällt, stellt gerade die Gesunderhaltung der Schultermuskulatur einen wichtigen Aspekt dar (vgl. Abb. S. 10 links). Es gilt also, die etwas zu kurz gewordene vordere Schultergürtelmuskulatur (Brustmuskulatur) zu dehnen sowie die zu lang und schwach gewordene obere Rükkenmuskulatur zu kräftigen, um den Schultergürtel wieder aufzurichten. Verspannungsschmerzen, die wir alle zur Genüge kennen, basieren auf diesem Mißverhältnis. Einige gezielte, kräftigende und dehnende Übungen im entsprechenden Maß, und die beißenden Schmerzen im Schulter-Hals-Bereich verschwinden wieder. Dies hat zur Folge, daß wir wieder leistungsfähiger werden und daß die Arbeit oder das Hobby wieder Spaß macht. Im Sport hat das korrekte Verhältnis der Schultermuskulatur weitreichende Folgen, denn eine entsprechend der Sportart vorbereitete Muskulatur ist wesentlich belastbarer und trägt somit entscheidend zur Leistungsfähigkeit bei.

Arm- und Handmuskulatur

Oberarmmuskulatur

Hauptfunktionen: Die Oberarmmuskulatur beugt, streckt und dreht den Arm im Ellbogengelenk (vgl. Abb. S. 14). Ob Sie also etwas zu sich heranziehen oder von Ihnen wegstoßen, ob Sie einen Korken aus der Flasche ziehen oder eine Tür aufschließen, für diese Tätigkeiten ist die Oberarmmuskulatur zuständig.
Bedeutung für Sport und Alltag: Da die Oberarmmuskulatur bei vielen Bewegungen des Alltags eine wichtige Rolle spielt, ist es sinnvoll, hier ebenfalls Übungen aus dem Bereich der „funktionellen Gymnastik" durchzuführen, um körperbewußt zu leben. Auch im Sport, gleich ob Breiten-, Freizeit- oder Leistungssport, muß abgewogen werden, ob die Oberarmmuskulatur eine übergeordnete oder untergeordnete Rolle spielt. So ist zum Beispiel beim Turnen, Schwimmen, Tennis und Volleyball die Oberarmmuskulatur von entscheidender Bedeutung. Dagegen spielt sie beim Fußball, Wandern und Skilaufen nur eine untergeordnete Rolle. „Funktionelle Gymnastik" kann hier entlastend, ausgleichend oder kräftigend eingesetzt werden.

Unterarmmuskulatur

Hauptfunktionen: Die Hauptfunktionen der Unterarmmuskulatur liegen im Bewegen der ganzen Hand oder einzelner Finger.
Bedeutung für Sport und Alltag: An die Unterarmmuskulatur werden neben der reinen Kraftentfaltung, zum Beispiel beim Aufdrehen einer Flasche, auch Ansprüche an die Geschicklichkeit gestellt, wie beim Klavier- oder Mikadospielen. Dies zeigt uns, daß es sich hierbei um relativ komplizierte Verschaltungen des Nervensystems handelt. Besonders deutlich wird diese feine Steuerung der Muskelkraft am Beispiel der Entwicklung eines Säuglings. Wenn ein wenige Monate altes Kind ein Blatt Papier in die Hand nehmen will, wird es die flache Hand aufs Blatt legen und dann die Hand so schließen, daß das Blatt zerknüllt wird. Erst im Laufe seiner Entwicklung wird das Kind lernen, die Handmuskulatur so differenziert einzusetzen, daß das Blatt keinen Schaden nimmt. Gleich, ob Sie Ihren Händen mehr Geschicklichkeit abverlangen (klavierspielen) oder mit ihnen mehr kräftige Bewegungen ausführen müssen (holzfällen), „funktionelle Gymnastik" legt den Grundstein für alle Bewegungen.

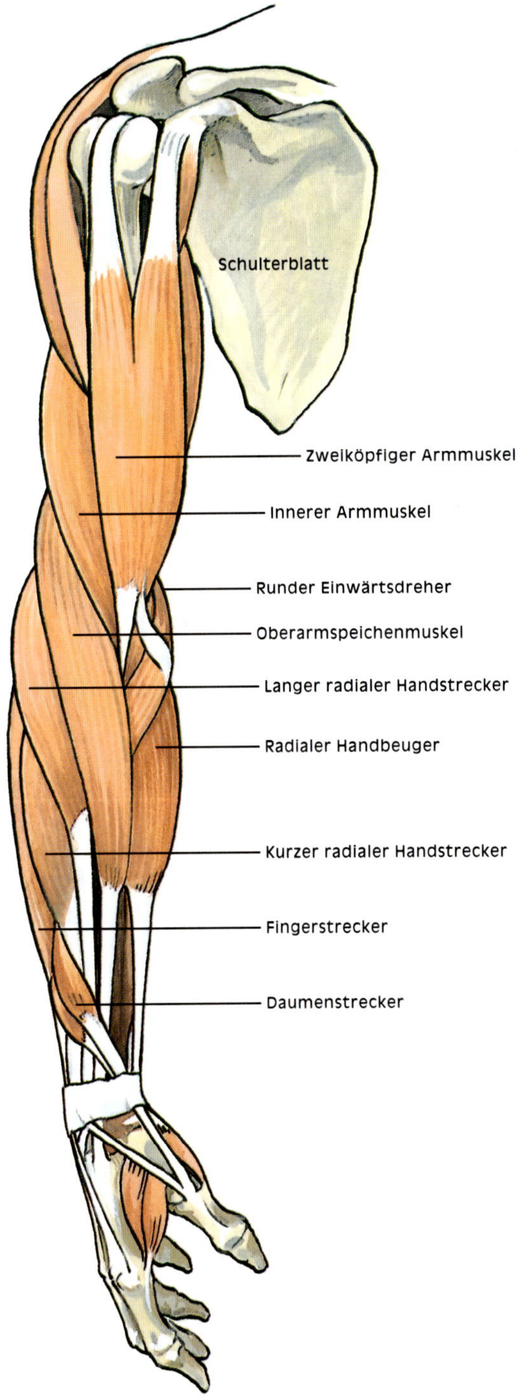

Armmuskulatur von vorne

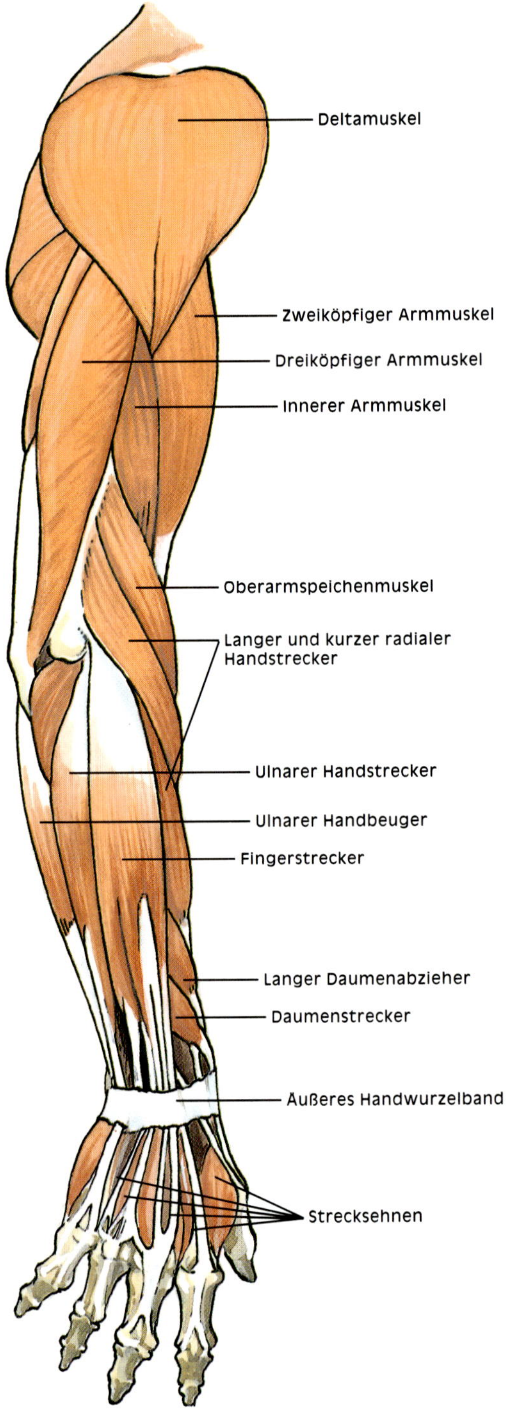

Armmuskulatur von der Seite

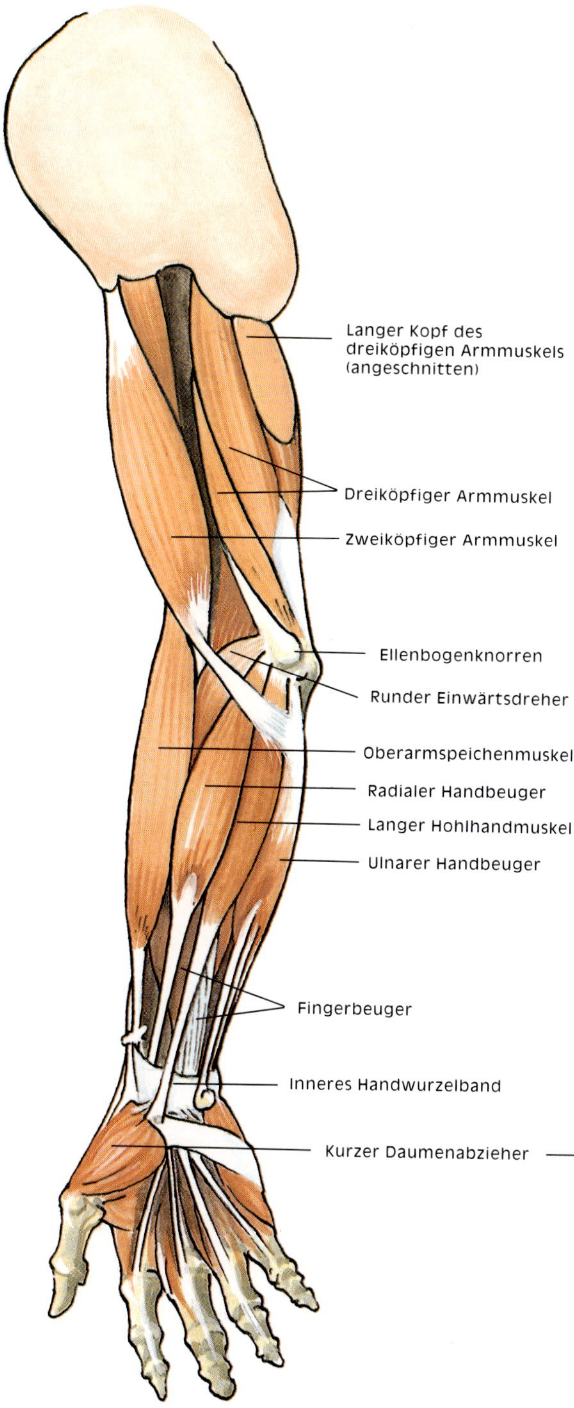

Armmuskulatur von außen-innen

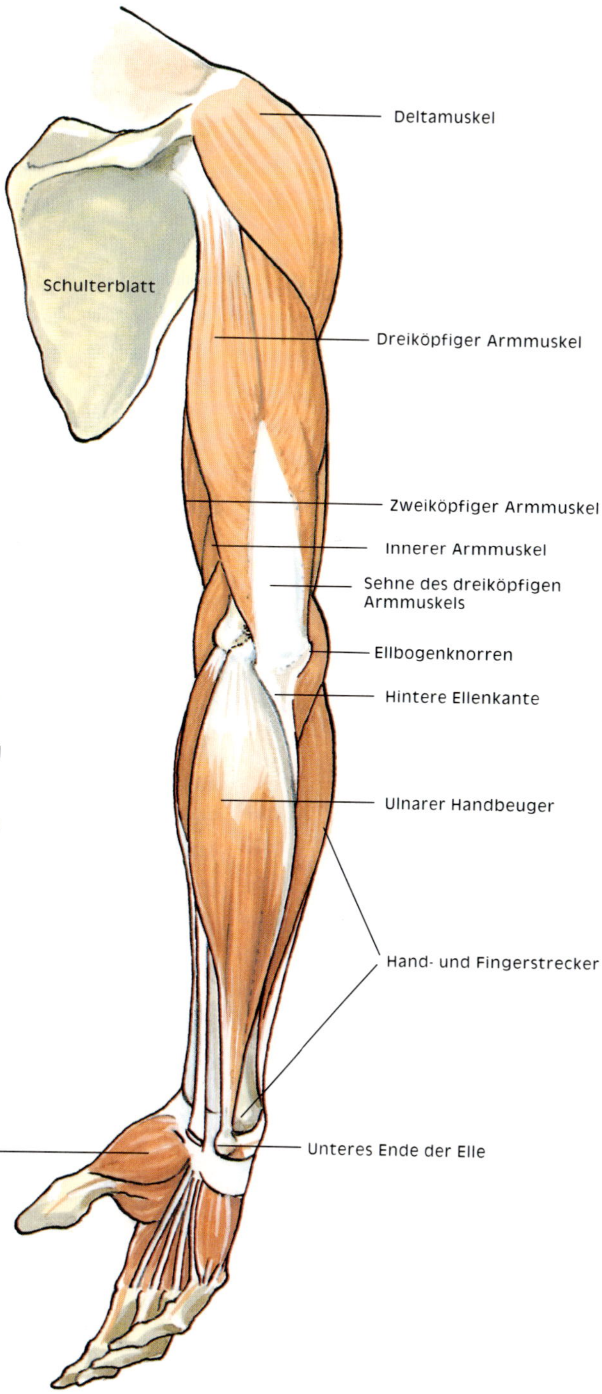

Armmuskulatur von hinten

Rumpfmuskulatur

Bauchmuskulatur

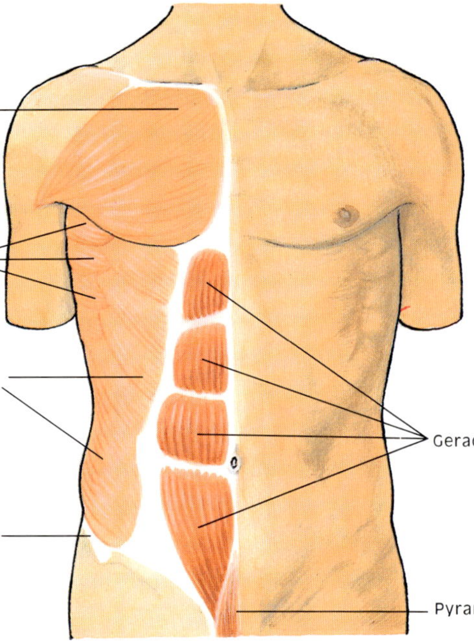

Bauchmuskulatur

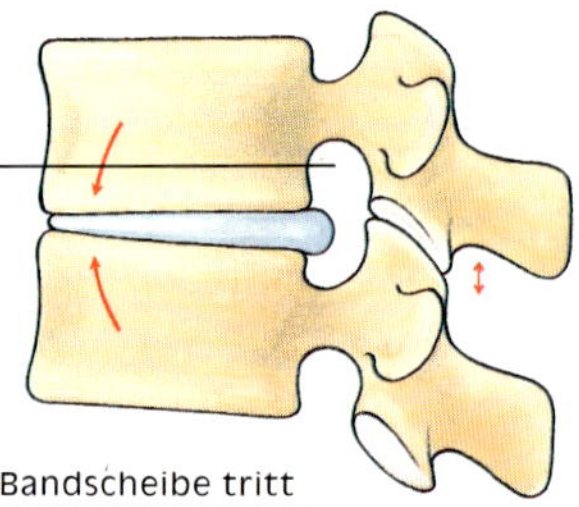

Fehlbelastung der Wirbelsäule

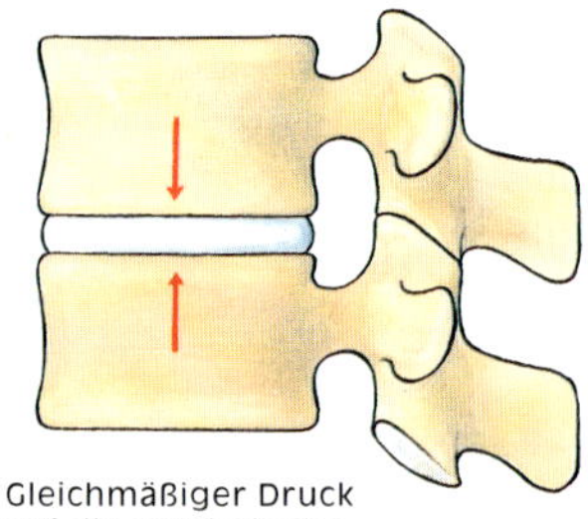

Korrekte Belastung der Wirbelsäule

Hauptfunktionen: Die Bauchmuskulatur beugt zum einen den Rumpf bzw. richtet das Becken auf, und zum anderen ist sie für Seitneigungen und Drehungen des Rumpfes zuständig. Daneben besitzt die Bauchmuskulatur zusammen mit der Rückenmuskulatur eine wichtige Funktion im Bereich der Haltearbeit, die es erst ermöglicht, daß wir aufrecht sitzen, stehen, gehen, laufen oder springen können. Nicht zuletzt dient sie als Atemmuskulatur.

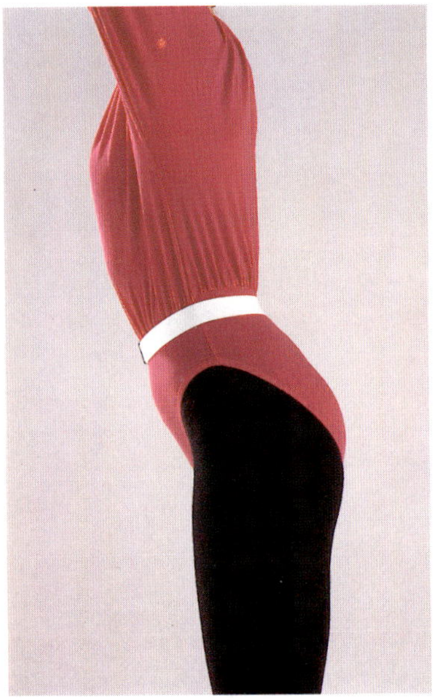
Aufgerichtetes Becken

Bedeutung für Sport und Alltag: Die Bauchmuskulatur kann das Becken aufrichten. Mit dieser Bewegung wird die bauchwärts gerichtete Biegung der Lendenwirbelsäule annähernd gerade gerichtet. Dies ist aus folgendem Grund sehr wichtig: Nehmen wir den Aufbau einer gesunden Wirbelsäule, so zeigt sich eine geschwungene Form (vgl. S. 9 rechts). Lassen wir nun eine Kraft senkrecht auf diese Form einwirken, so werden die Biegungen nochmals verstärkt.
Der Einblick in einen kleinen Wirbelbereich der Lendenwirbelsäule läßt dabei jedoch folgendes erkennen:
Es entsteht ein einseitiger Druck auf die Bandscheiben, und es kommt zu einer Verlagerung derselben in den Wirbelkanal, in dem der Ischiasnerv verläuft. Diese Art von Schmerzen kennen Sie vielleicht schon. Verhindern kann man diese einseitige Belastung, indem man die Bauchmuskulatur anspannt und somit die Negativbiegung der Lendenwirbelsäule aufrichtet (vgl. Abb. unten).
Dadurch können die auftreffenden Kräfte den Bandscheibenkern gleichmäßig belasten und ermöglichen so eine gleichmäßige Abfederung. Sollten Sie nun denken: „Ich trainiere doch regelmäßig meine Bauchmuskulatur!", so überzeugen Sie sich davon, ob diese Übungen nicht vielleicht gerade die falschen Muskelgruppen ansprechen. Leidige „Ischiasbeschwerden" können mit Hilfe der „funktionellen Gymnastik" verschwinden oder auf ein erträgliches Maß reduziert werden.

Rückenstreckmuskulatur

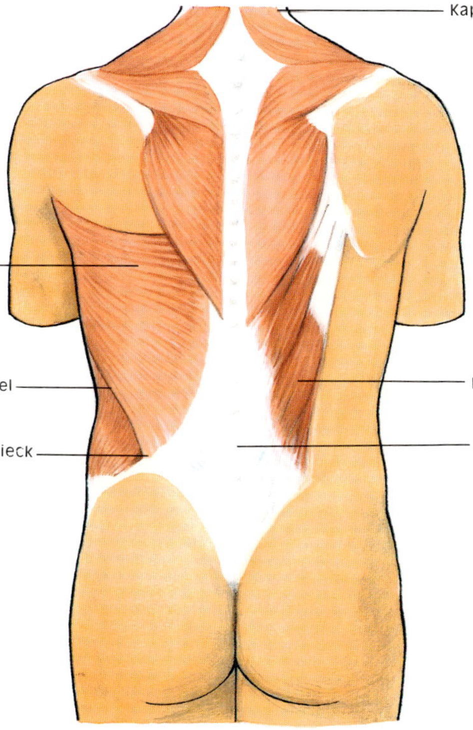

Rückenstreckmuskulatur

Hauptfunktionen: Die Rückenstreckmuskulatur muß in erster Linie Haltearbeit leisten. So ermöglicht sie in Zusammenarbeit mit der Bauchmuskulatur die aufrechte Haltung unseres Körpers. Eine schwangere Frau spürt diese Funktion ganz besonders. Wäre die Rückenstreckmuskulatur nicht ausreichend vorhanden, würde diese Frau gewissermaßen nach vorne „einbrechen". Da eine Schwangere diesen Zustand jedoch über 9 Monate hinweg verkraften kann, zeigt das, daß die natürliche Leistungsfähigkeit der Rückenstreckmuskulatur normalerweise mehr als ausreichend ist.
Bedeutung für Sport und Alltag: Aus der oben beschriebenen Tatsache ist erkennbar, daß die Rükkenstreckmuskulatur im Lendenwirbelsäulenbereich nicht gesondert auftrainiert werden muß, da sonst die Gefahr einer Überbiegung der Lendenwirbelsäule möglich wäre.

Eine Stabilisierung der vorhandenen Muskulatur, damit sie nicht verkümmert, genügt also vollkommen. Sollten dennoch Schwächen im unteren Rückenstrecker vorliegen, so stärkt man diesen sinnvollerweise mit statischen (gehaltenen) Kräftigungsübungen. Würde man hierbei dynamisch (bewegt) trainieren, könnte dies zu einer Schädigung im Lendenwirbelsäulenbereich führen. Für den oberen Rückenstrecker gilt dagegen das gleiche wie bei der Schultermuskulatur! Hier muß gekräftigt werden, um die „Buckelbildung" zu verhindern.
Bei der Rumpfmuskulatur muß also die Bauchmuskulatur gekräftigt und die untere Rückenstreckmuskulatur gedehnt werden!

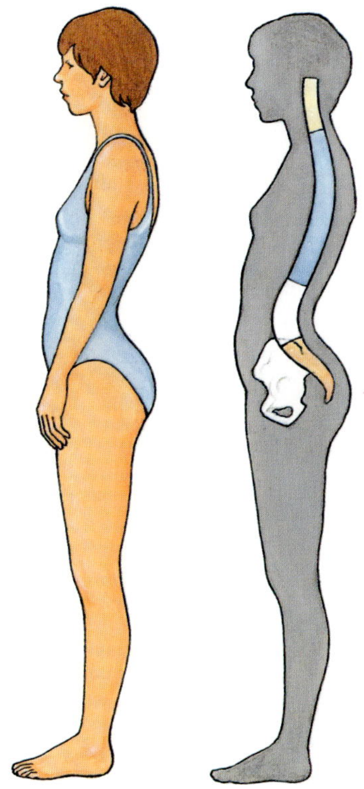

Durch Haltungsfehler verstärkte Lendenwirbel-Lordose

Hüftmuskulatur

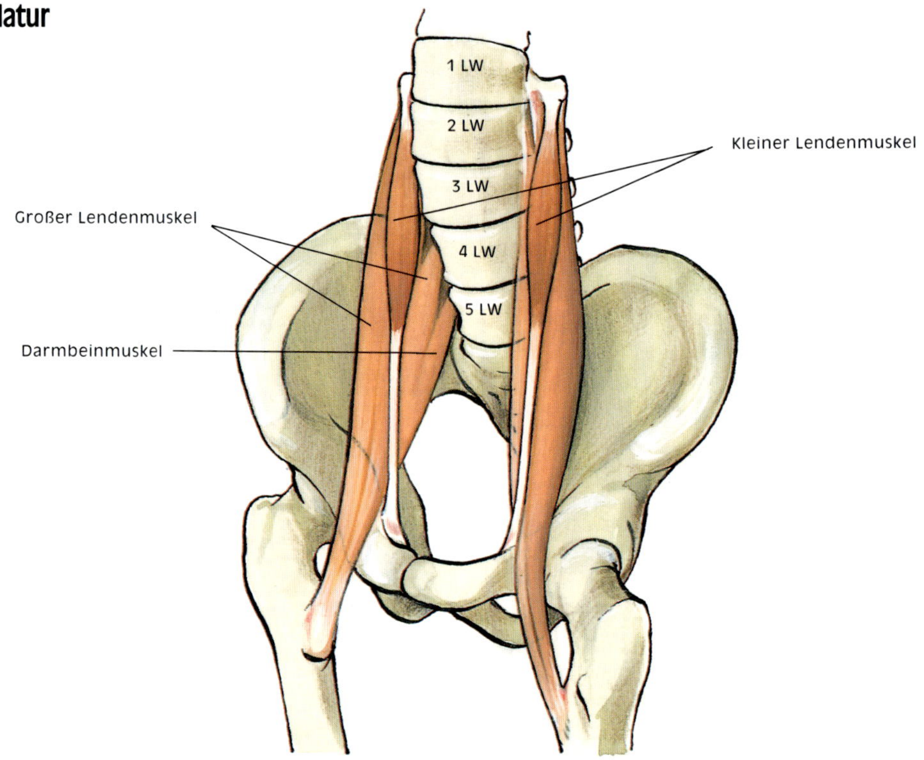

Hüftbeugemuskulatur

Hüftbeugemuskulatur
Hauptfunktionen: Die Hüftbeugemuskulatur ist, wie der Name schon sagt, für Bewegungen der Hüftbeugung, zum Beispiel beim Aufrichten aus der Rückenlage zum aufrechten Sitzen, zuständig. Sie kann auch als die Gehmuskulatur schlechthin bezeichnet werden. Daher ist hier kein kräftigendes, sondern ausschließlich dehnendes Training erforderlich. Die Tatsache, daß wir bei jeder Fortbewegung unseres Körpers diese Muskulatur kräftigen, es aber zu keiner „funktionellen Dehnung" kommt, deutet darauf hin, daß diese Muskulatur bei fast jedem Menschen verkürzt ist. Betrachten wir den Verlauf der Hüftbeugemuskulatur, so sehen wir, daß ein Strang über die Hüfte hinweg zieht und an der Rückseite der ersten Lendenwirbelkörper ansetzt (vgl. Abb. oben).
Bei jeder Hüftbeugebewegung wird also durch diesen Strang die Lendenwirbelsäule überstreckt. Mit dieser Tatsache müssen wir uns leider abfinden und demnach unsere „funktionelle Gymnastik" so ausrichten, daß dieser verkürzte Muskelbereich sinnvoll gedehnt wird und die Lendenwirbelsäule somit Entlastung erfährt. Kommen wir noch einmal zu dem Beispiel „Aufrichten aus der Rükkenlage zum aufrechten Sitz" zurück. Hierbei werden Sie bemerken, wenn Sie es selbst einmal durchführen, daß dabei auch die Bauchmuskulatur angespannt wird. Dennoch dürfen wir bei dieser Bewegung nicht von einer „Bauchmuskelübung" sprechen, da diese Muskulatur nur für den ersten Teil der Bewegung zuständig ist, genau genommen nur soweit, wie die Lendenwirbelsäule noch Kontakt zum Boden hat. Sie zweifeln? Machen Sie folgenden Test: Legen Sie sich flach auf den Rücken, und versuchen Sie nun (ohne Schwung!), den Oberkörper langsam zum Sitzen aufzurichten. Hierbei dürfen die Beine den Boden nicht verlassen. Dies ist zwar schwierig, aber dennoch durchführbar. Stellen Sie jetzt die Fersen ganz dicht an Ihr Gesäß. Nun versuchen Sie wieder, ohne Schwung Ihren Oberkörper so hoch wie möglich aufzurichten, ohne daß Ihre Fersen den Boden verlassen (vgl. Abb. rechts).
Jetzt wird Ihre Lendenwirbelsäule fest am Boden bleiben. Wie sind diese Unterschiede zu erklären? Beim ersten Versuch konnte die Hüftbeugemuskulatur zum Einsatz kommen, während beim zweiten Versuch die Hüftbeugetätigkeit durch das Anstellen der Beine dicht ans Gesäß ausgeschaltet wurde.

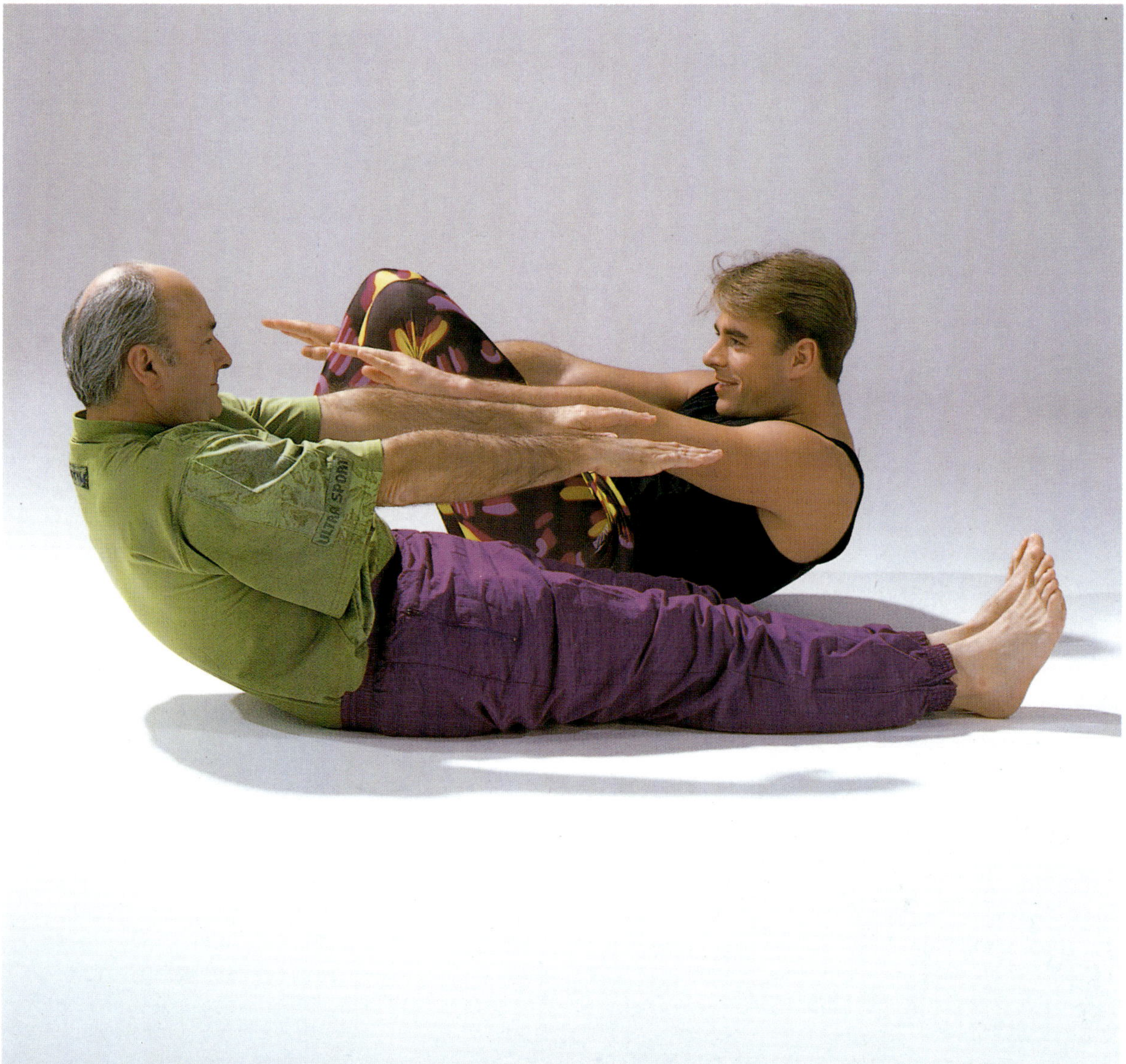

Testübung: Aufrichten aus der Rückenlage

Bedeutung für Sport und Alltag: Zuviel Hüftbeugemuskeltraining (zum Beispiel „Klappmesser") schadet unserer Lendenwirbelsäule, da die Hüftbeugemuskulatur die Lendenwirbelsäule überstreckt (Hohlkreuz)! Im Sport ist es jedoch häufig unerläßlich, die Hüftbeugemuskulatur verstärkt zu trainieren, wenn sie hauptsächlich zum Erfolg der entsprechenden Sportart beiträgt (beitragen muß). Ein Fußballer zum Beispiel benötigt eine starke Hüftbeugemuskulatur, da erst sie einen kräftigen Schuß ermöglicht. Auch der Sprinter in der Leichtathletik wird die Hüftbeugemuskulatur stärker trainieren müssen, um einen schnelleren Antritt zu bekommen. Doch gerade in diesen Sportarten, in denen die Hüftbeugemuskulatur verstärkt trainiert wird, muß eine gezielte Dehnung dieser Muskulatur erfolgen, um Spätfolgen so gering wie möglich zu halten. Im Gegensatz zum Hochleistungssportler braucht der Breiten- und Freizeitsportler diese Muskulatur nicht (!) gesondert zu trainieren, da durch Alltagsbewegungen wie zum Beispiel gehen, Treppen steigen usw. die Hüftbeugemuskulatur ausreichend trainiert wird.

Hüftstreckmuskulatur

Bei der Hüftstreckmuskulatur handelt es sich neben einigen tiefer liegenden Muskelgruppen vor allem um die Gesäßmuskulatur und die Muskulatur, die die Beine entweder seitlich abspreizt oder schließt.

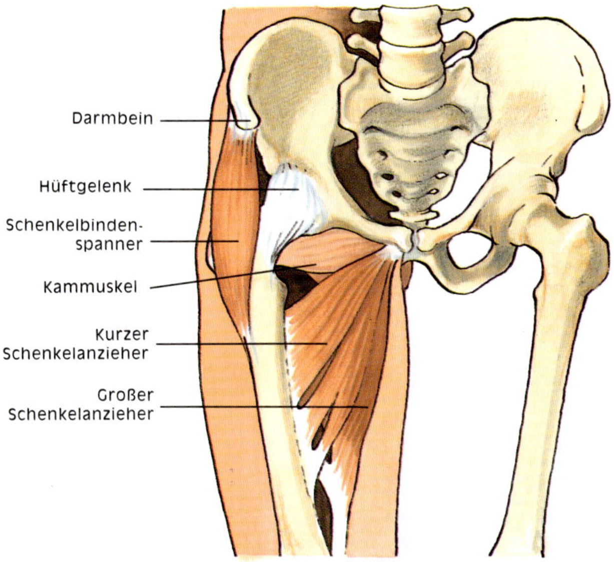

Hüftstreckmuskulatur von vorne

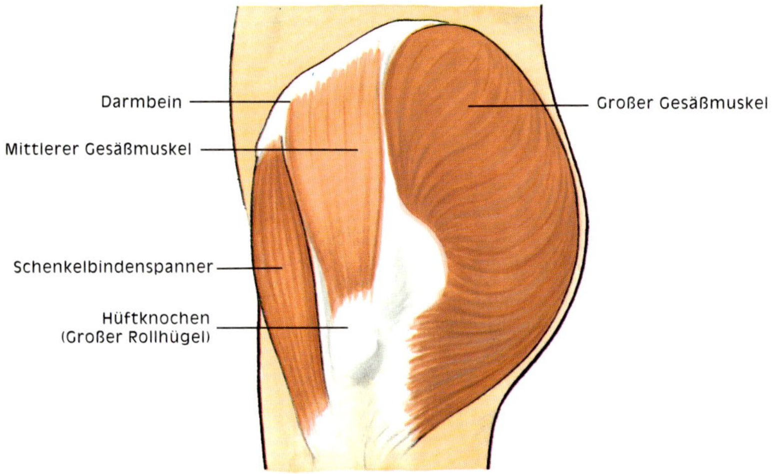

Hüftstreckmuskulatur von der Seite

Hauptfunktionen: Die Gesäßmuskulatur ist im Zusammenspiel mit der Hüftbeugemuskulatur (Spieler – Gegenspieler) für Geh-, Lauf- und Sprungbewegungen zuständig. Darüber hinaus ist sie an Drehbewegungen der Beine und am seitlichen Abspreizen beziehungsweise Schließen der Beine beteiligt.

Bedeutung für Sport und Alltag: Wie schon im Rahmen der Hüftbeugemuskulatur besprochen, muß auch bei dieser Muskelgruppe mehr Wert auf Dehnung statt auf Kräftigung gelegt werden. Die Muskelgruppen, die die Beine seitlich abheben oder zusammenbringen, müssen dagegen häufiger auftrainiert werden, da die Alltagsbelastungen hierfür nicht ausreichen, ihre Ausbildung jedoch entscheidend zum Schutz des Hüftgelenkes beitragen.

Betrachtet man die Hauptwünsche der Frau bezüglich eines gezielten Körpertrainings, so wird oftmals die Reihenfolge „Bauch – Beine – Po" gewählt. Hierbei steht vor allem die Straffung des Gewebes dieser Bereiche im Vordergrund. Häufig falsch angewendete Übungen (s. Abb. rechts), wie zum Beispiel „Klappmesser" für die Bauchmuskulatur oder „Kniebeugen" für die Oberschenkel- und Gesäßmuskulatur und starke Schwungbewegungen der Beine nach hinten-oben, für die Straffung der Gesäßmuskulatur, bringen selten den gewünschten Erfolg, dafür aber häufig Schädigungen der Wirbelsäule. „Funktionelle Gymnastik" bietet auch hier Möglichkeiten, auf gesundem Wege die Spannkraft Ihrer Haut spür- und sichtbar zu verbessern. Zumindest in diesem Fall verliert das Sprichwort „Wer schön sein will muß leiden" seine Gültigkeit.

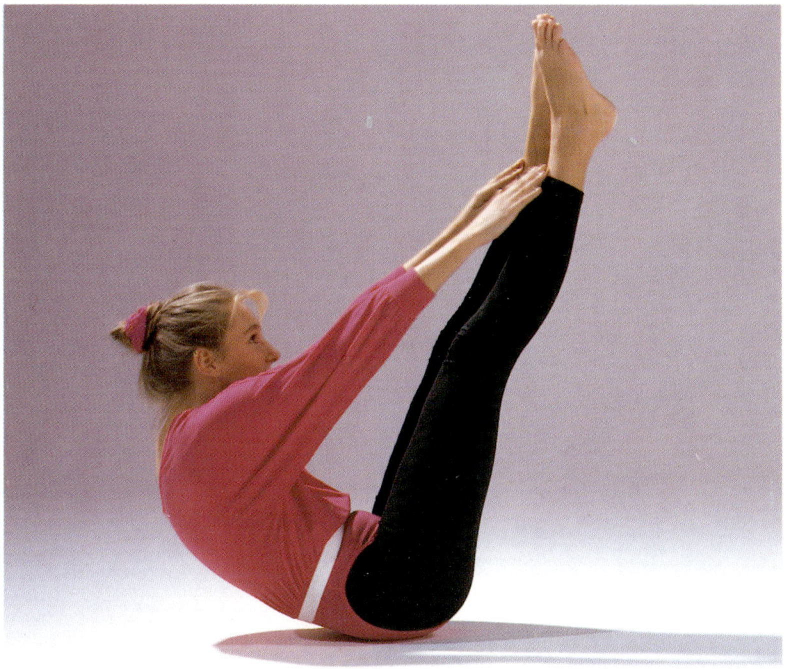

Klappmesser

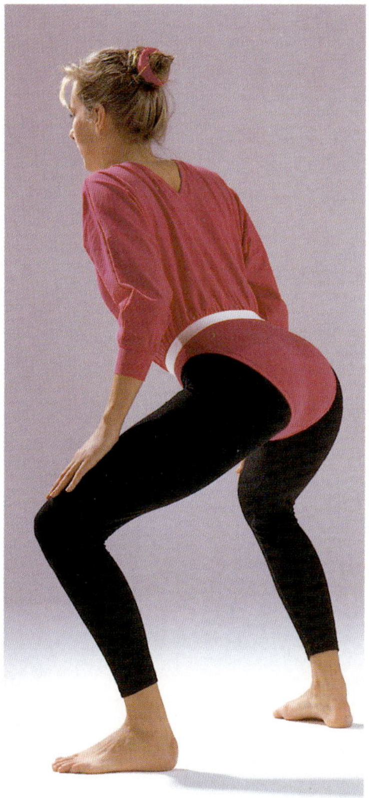

Kniebeuge

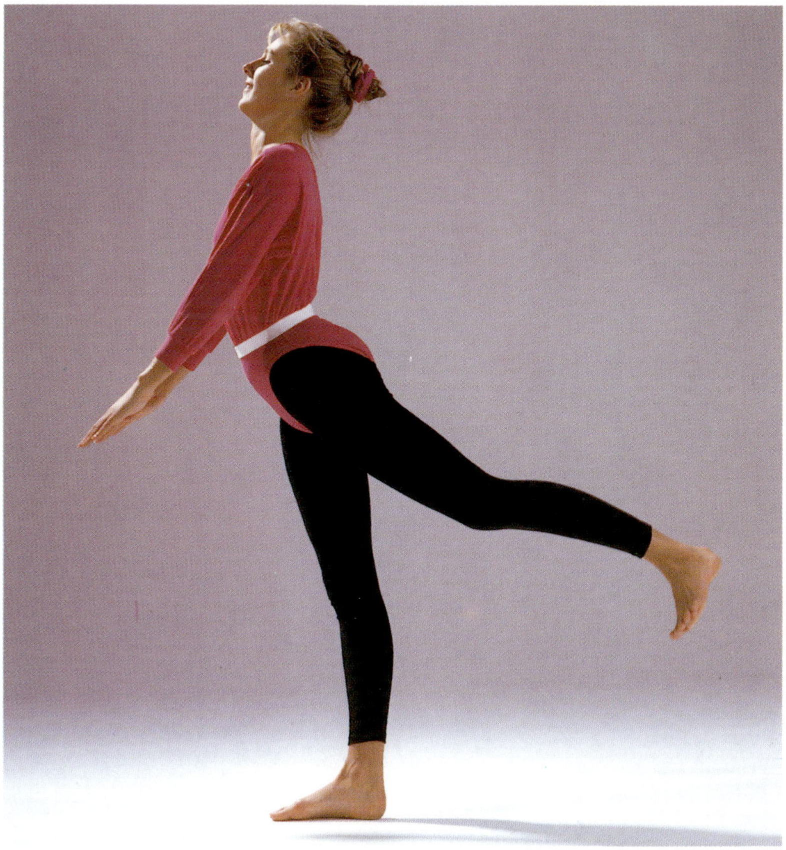

Beinschwingen nach hinten

Beinmuskulatur

Bei der Beinmuskulatur unterscheidet man Muskeln, die auf das Kniegelenk wirken und solche, die sich auf das Fußgelenk beziehen.

Oberschenkelmuskulatur

Hauptfunktionen: Die Oberschenkelmuskulatur gliedert sich, in ihrer Funktion auf das Kniegelenk bezogen, grob in „Beuger" und „Strecker" des Knies. Darüber hinaus gibt es Muskeln, die den Unterschenkel bei angewinkeltem Bein leicht nach links und rechts drehen können.
Bedeutung für Sport und Alltag: Analog zur Hüftmuskulatur wird diese Muskulatur im Regelfall dauernd gekräftigt. Ob wir gehen, laufen oder Treppen steigen, es erfolgt stets nur eine Kräftigung (Verkürzung) der Oberschenkelmuskulatur. Die der Verkürzung entgegenwirkende „funktionelle Gymnastik" bleibt meistens aus. Machen Sie die nachfolgenden Übungen, um Ihre Beweglichkeit im Bereich der Oberschenkelmuskulatur zu testen.
Übung 1: Versuchen Sie, mit durchgedrückten Beinen Ihre Fußknöchel zu berühren.
Es gibt folgende Möglichkeiten:
a) Sie schaffen es nicht oder nur unter starken muskelziehenden Schmerzen! Dies bedeutet, daß

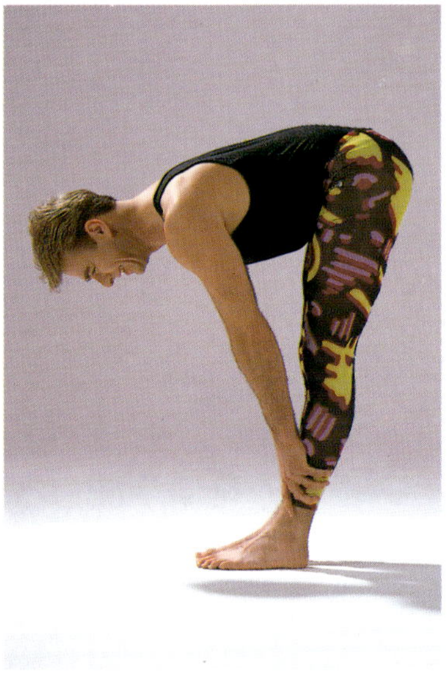

Übung 1

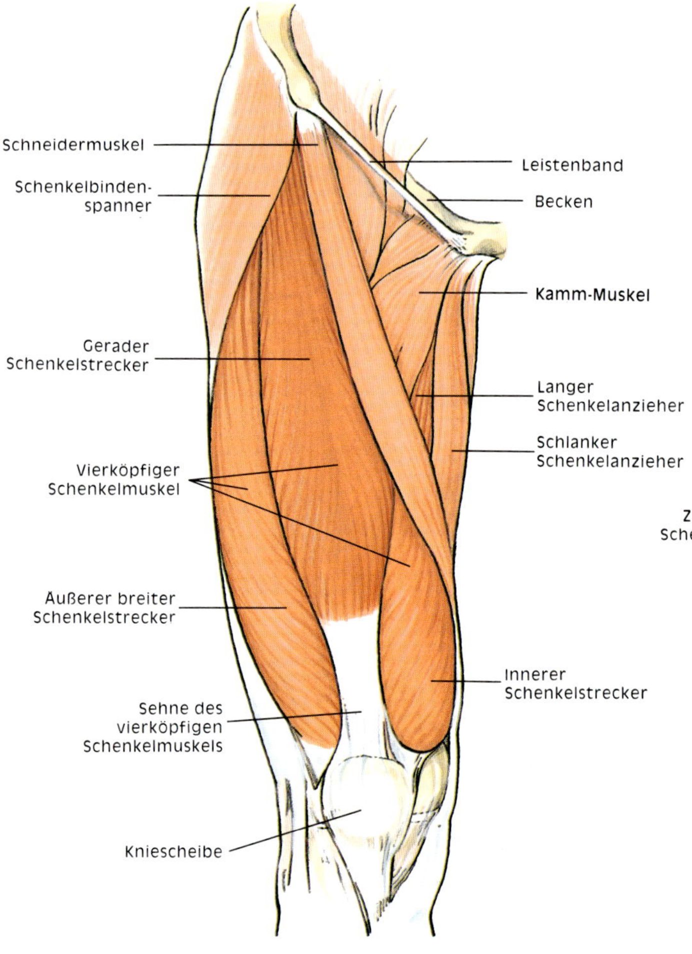

Oberschenkelmuskulatur von vorne

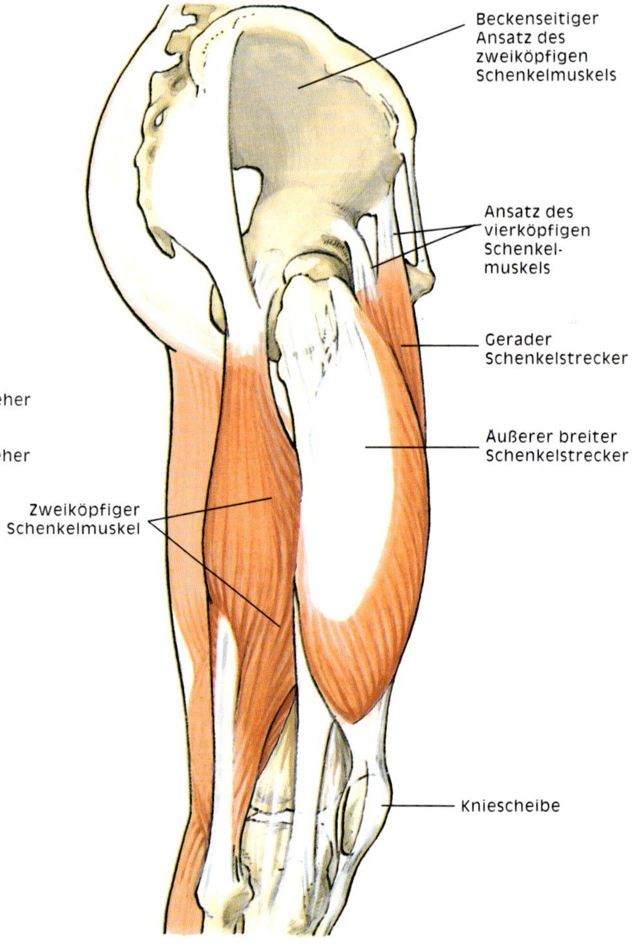

Oberschenkelmuskulatur von der Seite

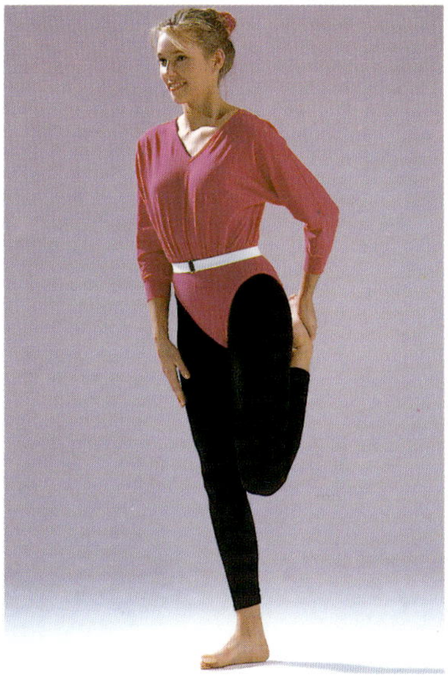

Übung 2

Sie dringend „funktionelle Gymnastik" betreiben müssen, um Ihre stark verkürzte hintere Oberschenkelmuskulatur zu dehnen.

b) Sie erreichen Ihre Fußknöchel nur unter starken Beschwerden, die in den Rücken ausstrahlen, und/oder mit stechenden Schmerzen im Lendenwirbelsäulenbereich. Dies bedeutet, daß Sie zumindest beginnende Schädigungen im Bandscheibenbereich Ihrer Wirbelsäule haben, die bei dieser Bewegung auf den „Ischiasnerv" drücken.

c) Sie schaffen es ohne Probleme! Hier gilt es, über die „funktionelle Gymnastik" für die Erhaltung dieser sehr guten Beweglichkeit zu sorgen.

Übung 2: Greifen Sie im Stehen abwechselnd den linken oder rechten Fuß, und ziehen Sie nun die jeweilige Ferse dicht ans Gesäß, wobei beide Oberschenkel nebeneinander sein müssen. Beachten Sie hierbei die korrekte Oberkörperhaltung. Sie dürfen auf keinen Fall ins „Hohlkreuz" fallen, um somit scheinbar weiter dehnen zu können.

Es gibt zwei Möglichkeiten:

a) Sie schaffen es nicht, die Ferse bis zum Gesäß zu ziehen. Hier muß „funktionelle Gymnastik" Abhilfe schaffen.

b) Sie schaffen es ohne Probleme. Die Übungen unserer Gymnastik sollten Ihnen Ihre gute Beweglichkeit erhalten.

Sportler haben häufig deutlich verkürzte Oberschenkelmuskulatur. Dies liegt häufig daran, daß während der kräftigenden Trainingsphase eine falsche Gymnastik betrieben wird. Leider kommt es immer noch vor, daß man die zuvor gekräftigte Muskulatur federnd dehnen möchte. Nun wird aber, wie schon im Zusammenhang mit dem Streckreflex erwähnt, mit jeder Federung die Muskulatur weiter verkürzt. Folge ist eine oftmals starke Verletzungsanfälligkeit der Sportler. Gerade in Sportarten wie Fußball, Leichtathletik, Triathlon oder Schwimmen, um nur einige zu nennen, finden wir häufig Muskelverletzungen in Form von Zerrungen (kleinste Muskelfaserrisse) oder sogar Abrissen (gesamter Muskel reißt ab). Diese Fälle könnten deutlich reduziert werden, wenn dort zu Beginn und am Ende eines Trainings vernünftigerweise „funktionelle Gymnastik" betrieben würde.

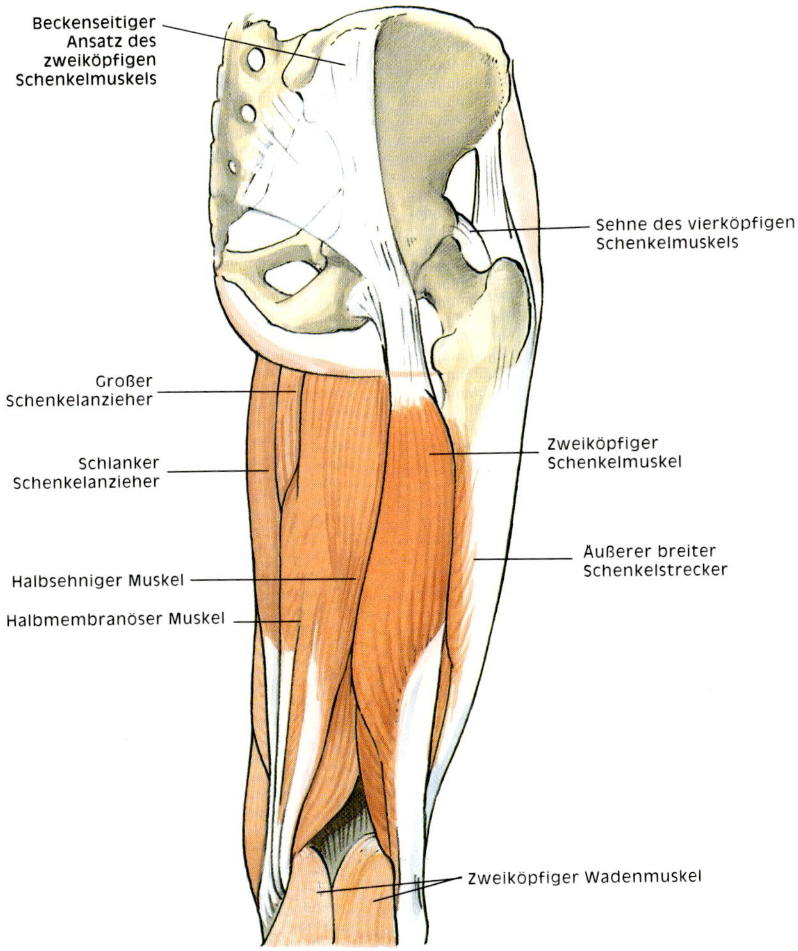

Oberschenkelmuskulatur von hinten

Unterschenkelmuskulatur

Hauptfunktionen: Die Unterschenkelmuskulatur ist für Streck- und Beugebewegungen sowohl des Fußes als auch der Zehen zuständig. Darüber hinaus ermöglicht sie kleinere Drehbewegungen des Fußes.

Bedeutung für Sport und Alltag: Auch die Unterschenkelmuskulatur ist, bedingt durch alltägliche Belastung, überwiegend verkürzt. Sollten Sie häufig von Wadenkrämpfen geplagt werden, dann sind Sie ebenfalls davon betroffen. Neben der Wadenmuskulatur ist die direkte Fußmuskulatur, die unsere Zehen bewegt, meistens zu schwach ausgebildet. Dies liegt nicht zuletzt am jeweiligen Schuhwerk. Wir wissen, daß ein Muskel, der über längere Zeit in Gips liegt, verkümmert. Unsere Schuhe haben neben dem ästhetischen (Mode) und schützenden (zum Beispiel vor Steinen) Aspekt auch und vor allem eine stützende Aufgabe. Gerade dieser stützende Effekt ist aber mit den Auswirkungen eines Gipses vergleichbar. Zwar ist dies nicht so gravierend, da wir unsere Schuhe nicht ständig tragen, aber doch deutlich spürbar. Testen Sie Ihre Fußmuskulatur: Ziehen Sie Ihre Schuhe aus, und strecken Sie Ihre Füße (vgl. Abb. rechts oben) maximal und so fest wie möglich!

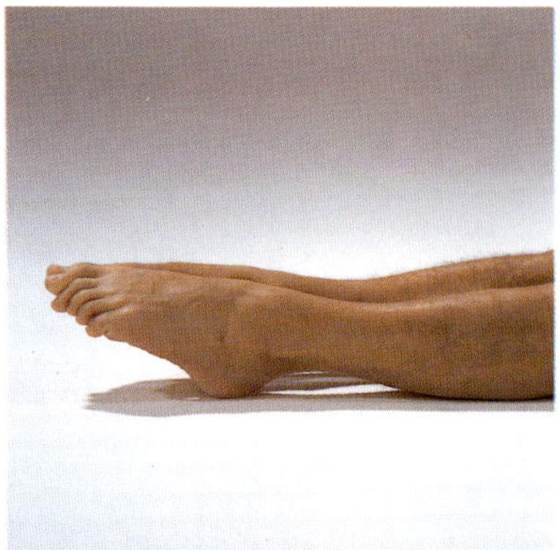

Maximale Fußstreckung

Folgendes kann geschehen:

a) Sie bekommen sofort einen Krampf, was bedeutet: alsbald mit „funktioneller Gymnastik" beginnen, oder
b) es bereitet Ihnen keine Probleme, das heißt: Sie haben gut ausgebildete Fußmuskeln; erhalten Sie sich diese Form mit regelmäßigen Übungen der „funktionellen Gymnastik".

Hier noch einige Tips, die Sie beachten sollten:

1. Tragen Sie nicht den ganzen Tag Schuhe.
2. Nutzen Sie Pausen, so weit dies möglich ist, die Schuhe auszuziehen, um einige gymnastische Übungen durchzuführen.
3. Achten Sie darauf, daß Ihr Schuhwerk nicht zu stark stützt, um die Muskeltätigkeit nicht vollständig auszuschalten. Also nicht den ganzen Tag in Sportschuhen, Stiefeln, Pumps oder Wanderschuhen verbringen.
4. Laufen Sie zu Hause barfuß oder auf Socken.
5. Versuchen Sie, mit Ihren Füßen kräftigende Spiele durchzuführen: Streuen Sie zum Beispiel Kieselsteine aus, und versuchen Sie, diese aufzuheben, oder malen Sie mit Ihren Füßen ein Bild.
6. Machen Sie doch einfach häufiger „funktionelle Gymnastik" für Ihre Füße!

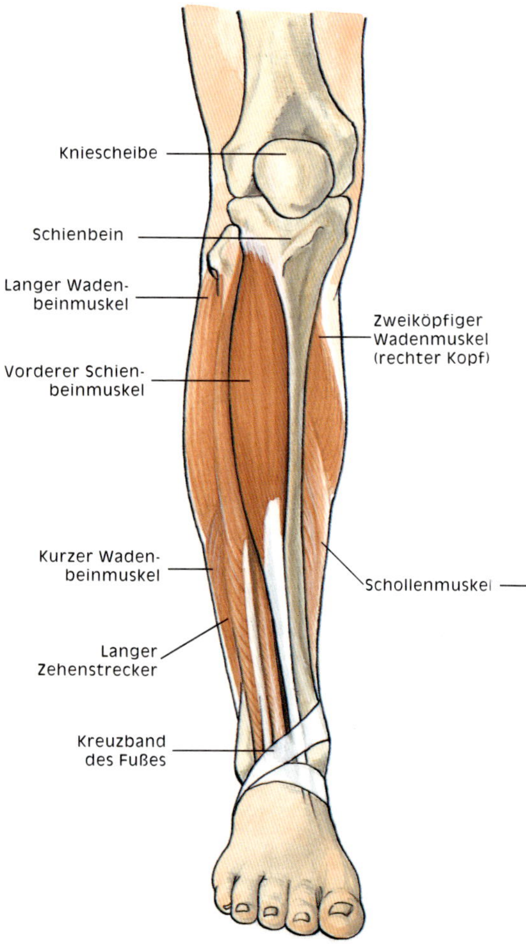

Unterschenkelmuskulatur von vorne

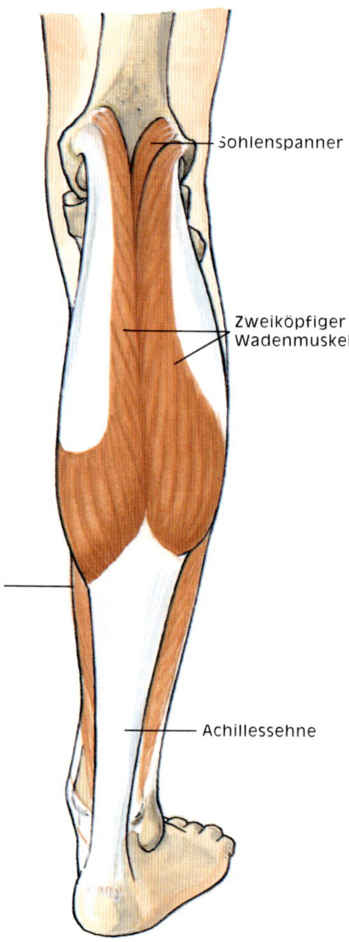

Unterschenkelmuskulatur von hinten

Was ist „Funktionelle Gymnastik"?

Darstellung

Nachdem Sie sich nun ein gutes Bild von Ihrem Körper und dessen Muskelfunktionen machen konnten, brennt es Ihnen sicherlich schon lange auf der Seele, endlich zu erfahren, was sich nun genau hinter dieser Art der Gymnastik verbirgt. Von besonderer Bedeutung ist, daß jeder diese Gymnastik durchführen sollte. Ob Gelegenheits-, Freizeit- oder Leistungssportler, „funktionelle Gymnastik" hat überall Gültigkeit. Es handelt sich hierbei in erster Linie um eine gehaltene, nicht federnde Dehnungsform der Muskulatur, um somit die individuell beste Bewegungsweite der Skelettmuskulatur zu erreichen. Dadurch wird jeder einzelne Muskel geschmeidiger und folglich unser Körper weniger verletzungsanfällig. Vor allem erreicht man durch „funktionelle Gymnastik" eine gezielte Vorbeugung gegen Wirbelsäulen- und Gelenkschäden.
Der Ablauf einer einzelnen Übungseinheit ist gegliedert in:

1. Mobilisation;
2. Stretching;
3. sportartspezifische Gymnastik;
4. Wirbelsäulengymnastik;
5. Entspannung.

Diese Reihenfolge stellt eine zwingende Rangfolge dar. Nun werden Sie sich sicher noch fragen, wie man dies alles unter einen Hut bringen soll.

Wie trainiere ich sinnvoll?

Die oben angesprochene Hierarchie innerhalb der „funktionellen Gymnastik" ist auch für den Aufbau eines gesunden und effektiven Trainings maßgebend verantwortlich. Die Erklärungen zu den einzelnen Bereichen werden Ihnen dies verdeutlichen.

Mobilisation

Hierbei handelt es sich um leichte Bewegungsformen, die den Kreislauf in Schwung bringen und die „Gelenkschmiere" erwärmen. Ähnlich wie bei einem Auto, das man während der ersten Kilometer langsam warm fahren soll, um das Öl dünnflüssiger werden zu lassen, muß auch die „Gelenkschmiere" zunächst durch leichte Bewegungen erwärmt und dadurch dünnflüssig gemacht werden. Die bekannteste Form ist sicherlich das „Warmlaufen". Dies ist möglich, doch da sich die Muskulatur bei der kleinsten Dehnung zusammenzieht (vgl. S. 12, Kapitel Nerv und Muskel, Stichwort „Muskelspindel"), läßt diese Form der Mobilisation Zweifel aufkommen. Läuft man sich einige Minuten „warm", muß anschließend die entstandene Verkürzung der Muskulatur wieder gedehnt werden. Sinnvoller ist es doch dann, die Verkürzung während der Mobilisation so gering wie möglich zu halten, um keinen unnötigen Umweg zu machen. Dabei sollte immer der gesamte Körper mobilisiert werden, auch wenn man Sportarten betreibt, die nur bestimmte Körperabschnitte beanspruchen. „Mobilisieren" Sie also Ihren Körper, doch beginnen Sie stets sanft und vermeiden Sie ruckartige Bewegungen.

Stretching

Dieser Begriff wurde aus Amerika nach Europa importiert und im Laufe der Jahre immer wieder neu interpretiert; in diesem Buch sollen ihm jedoch medizinische Erkenntnisse zugrunde gelegt werden. Es handelt sich um Möglichkeiten, die Vorgänge des Streck- und Antistreckreflexes, die im Kapitel Nerv und Muskel (S. 10–13) beschrieben wurden, sinnvoll zum Einsatz zu bringen. Diese Reflexe werden beim Stretching bewußt ausgelöst, um durch den „Sehnenspindel-Antistreckreflex" die Eigenentspannung der Muskulatur zu veranlassen und somit die Muskulatur ohne großen Widerstand dehnen zu können. Wir erinnern uns, daß die Muskulatur, wenn sie über längere Zeit angespannt wird, nach circa 10 Sekunden über die Sehnenspindel entspannt wird. Diesen Moment nutzen wir, um die Muskulatur vorsichtig weiterzudehnen. Man kann dies über 2 Methoden erreichen:

1. Die „S-H-R-S-Methode":
   „S" (stretch) steht für vorsichtiges Dehnen bis zur leichten Zugempfindung im Muskel.
   „H" (hold) bedeutet Halten dieser Position über die Zeitspanne von circa 10 Sekunden. Nach dieser Zeitspanne wirkt der „Sehnenspindel-Antistreckreflex", und die Muskulatur entspannt automatisch.
   „R" (release) bedeutet geringfügig und kurzzeitig (längstens 2 Sekunden) entspannen.
   „S" (stretch) bedeutet dann wieder etwas weiterdehnen. Diesen Vorgang wiederholt man für jeden Muskelbereich 2–5mal.

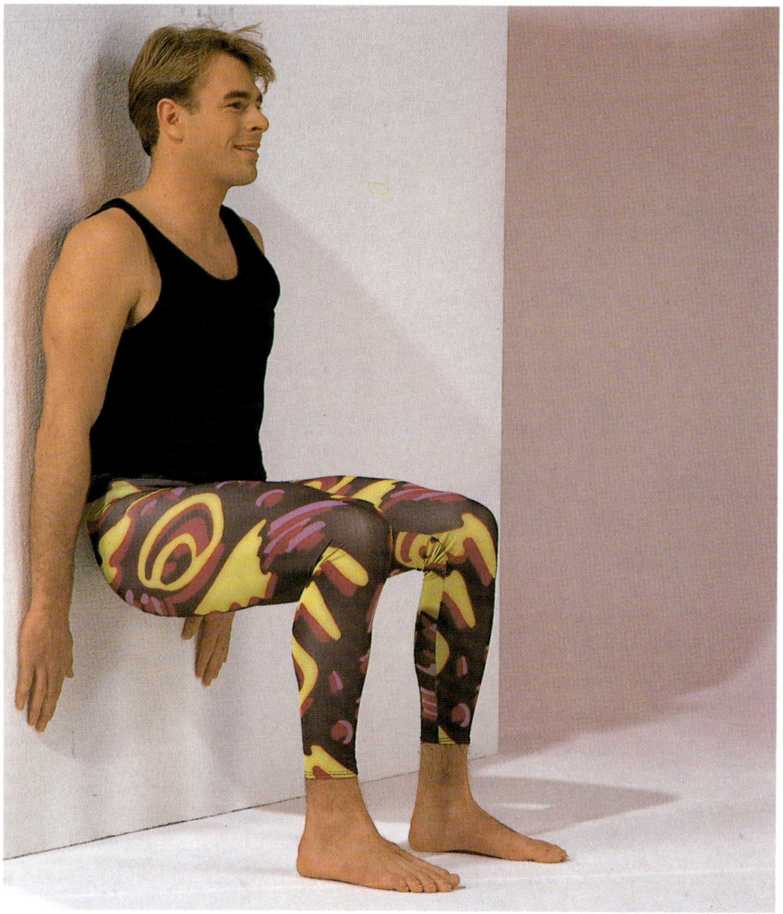

„Stuhlsitz" an der Wand

2. Die „C-H-R-S-Methode":
   „C" (contract) bedeutet, daß man den zu dehnenden Muskelbereich isometrisch, das heißt gehalten, in Spannung versetzt. Beispiel: Eine stuhlsitzähnliche Position an einer Wand einnehmen. Hierbei wird die vordere Oberschenkelmuskulatur gehalten, also isometrisch angespannt. „H" (hold) steht für das Halten der Anspannung über den Zeitraum von circa 10 Sekunden. Dies dient dazu, die Eigenentspannung der Muskulatur über die Reflexe zu erreichen. „R" (release) heißt kurzzeitig (circa 2 Sekunden) entspannen. „S" (stretch) bedeutet langsames Dehnen bis zur Muskelzugempfindung. Auch bei dieser Methode wiederholt man den Ablauf zwischen 2- und 5mal, um so die Bewegungsweite der Muskulatur Schritt für Schritt zu erweitern.

Wie Sie sehen, handelt es sich bei beiden Methoden um statische (gehaltene) Dehnung. Bemerkenswert hierbei ist die Tatsache, daß während der Dehnung der passiven Muskulatur immer auch eine Kräftigung der Gegenspieler (vgl. S. 13–14, Kapitel Muskelfunktionen; „Spieler – Gegenspieler") stattfindet. Daraus ergeben sich ungeahnte Möglichkeiten. Man kann also gleichzeitig die verkürzte Muskulatur (zum Beispiel durch falsche oder einseitige Körperhaltung) dehnen und die zu schwache kräftigen.

Sportartspezifische Gymnastik

Dieser Teil der Gymnastik berücksichtigt Ihre individuelle Sportart, also den Schwerpunkt Ihres Sporttreibens. Dies können sein: Tennis, Waldlauf, Schwimmen, Skigymnastik, Aerobic usw.

Jetzt könnte angenommen werden, daß „funktionelle Gymnastik" nur im Bereich des Sports Anwendung finden würde. Dies ist aber nicht der Fall. Auch im Beruf kann diese Methode sehr wirksam sein, um einseitige Körperhaltungen auszugleichen und damit etwaigen Beschwerden entgegenzuwirken. Auch bei langen Autofahrten bietet diese Art der Gymnastik die Chance, weniger „gerädert" ans Ziel zu kommen.

Wirbelsäulengymnastik

Welche Belastung auch immer durch Sport oder Arbeit hingenommen werden muß, die Wirbelsäule als „Träger" des Körpers erfährt die größte Beanspruchung. Dieser Tatsache muß man Rechnung tragen, um die Wirbelsäule nicht zu überfordern und somit eventuell zu schädigen. Je nach Belastung der Wirbelsäule werden Intensität und Übungsumfang ausgewählt. Recht lästige Beschwerden („Ziehen" oder „Beißen" im Rücken) nach längeren körperlichen Tätigkeiten können vermindert werden oder ganz verschwinden. Ist es das nicht wert, es zumindest einmal zu versuchen? Haben Sie den Erfolg erst einmal am eigenen Körper erfahren, werden auch Sie diese Gymnastik täglich durchführen!

Entspannung

Ein Wort, das wir alle kennen; aber nur wenige können Ihren Körper vollständig entspannen. Dies liegt daran, daß es uns sehr schwer fällt, unsere Gedanken zu lenken und den Körper bewußt in einen

Zustand zu versetzen, in dem er keine übermäßige Muskelspannung besitzt. Autogenes Training ist eine Methode dazu, bei der der Übende mittels Konzentration seine Muskulatur entspannt. Hierbei werden nach und nach die Extremitäten (Arme, Beine), der Rumpf und schließlich der Kopf entspannt. Diese Technik muß in speziellen Kursen erlernt werden. Eine weitere Möglichkeit ist die sogenannte fremdsuggestive Entspannung. Hierbei dirigiert ein Außenstehender den Verlauf der Entspannung. Bei leichter Entspannungsmusik gibt er in monotoner, sanfter Sprache Hinweise, die den Übenden in einen Schlafzustand versetzen können.
Als Drittes sei die Tiefenmuskelentspannung erwähnt. Hierbei spannt der Übende langsam steigernd einzelne Muskelgruppen bis zum Maximum an, um sie dann anschließend plötzlich wieder zu lösen. Mit diesem Verfahren lernt er, den Entspannungszustand bewußt wahrzunehmen und sich somit selbst leichter in diesen Zustand vollständiger Entspannung versetzen zu können.
Als weitere Möglichkeit gibt es die Entspannung mit Hilfe von leiser Musik. Hierzu sollte Musik ausgewählt werden, die eine beruhigende Wirkung ausstrahlt, um so dem Übenden den Zustand völliger Entspannung zu ermöglichen. Vorteil dieser Methoden ist der geringe Aufwand, der hierzu nötig ist. Probieren Sie alle Formen mehrmals aus, um die für Sie beste herauszufinden. Doch resignieren Sie nicht, wenn es nicht sofort funktioniert. Gerade sinnvolle Entspannung will gelernt werden.

Was bringt mir diese Gymnastik?

Zunächst erreichen Sie mit „funktioneller Gymnastik" ein gesünderes Sporttreiben. Darüber hinaus lernen Sie, Ihren Körper bewußter einzusetzen und dadurch den individuellen Alltagsbelastungen (Beruf, Freizeit) positiver zu begegnen. Sie erfahren, wie man mit Verspannungsproblemen besser fertig wird, ohne immer gleich einen Arzt aufsuchen zu müssen oder Schmerzmittel (die über kurz oder lang Ihre Gesundheit schädigen) einzunehmen. Mit der Kenntnis dieser Gymnastik leben Sie bewußter und gehören zu den wenigen Menschen, die Ihren Körper nicht nur als phantastische „Hülle" verstehen, sondern auch die prinzipiellen Vorgänge innerhalb dieser „Hülle" kennen. Sie haben damit einen wichtigen und entscheidenden Schritt getan, um in Zukunft gesünder leben zu können. Dies sollte es uns doch allen wert sein.

Welche Rolle spielt die Atmung?

Korrekte und bewußte Atmung ist bei der „funktionellen Gymnastik" von entscheidender Bedeutung. Oft kann man bei ungeübten Personen im Moment der Anstrengung eine „Preßatmung" (hochroter Kopf) erkennen. Hierbei preßt der Übende die Luft in sich hinein, ohne auszuatmen. Dabei wird ein Überdruck innerhalb der Blutgefäße erzeugt, die dadurch platzen könnten. Um dies zu vermeiden, ist es unbedingt notwendig, folgende Regeln zu kennen:

1. Atmen Sie bei gehaltenen Belastungen gleichmäßig weiter.
2. Bei dynamischen Übungen wird bei der Belastung gleichmäßig aus- und während der Entlastung eingeatmet.

Beispiel: Wenn Sie ein Gewicht mit gestreckten Armen bis zur Waagrechten anheben, atmen Sie mit dem Hochziehen (= Belastungsweg) aus, mit dem Herablassen (= Entlastungsweg) wieder ein.

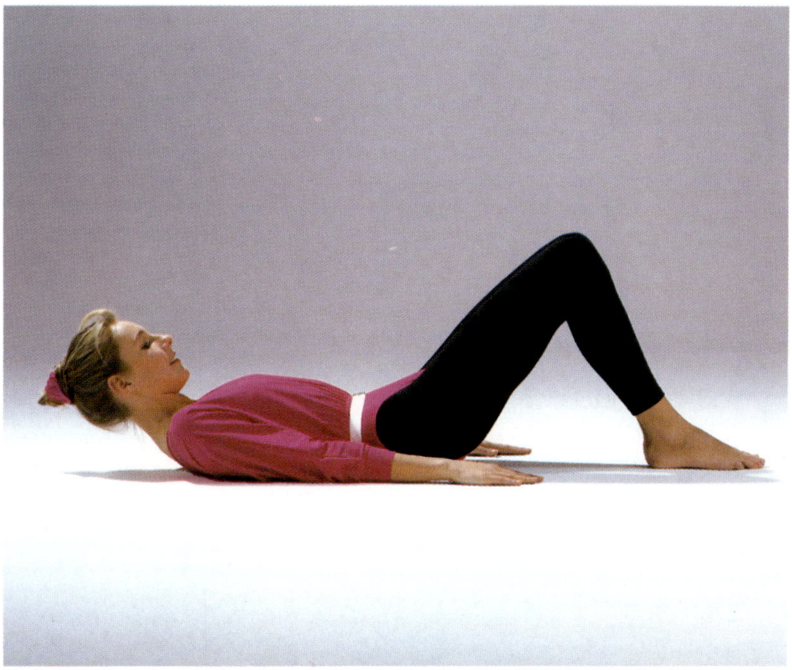

Übungen zur Kräftigung der Bauchmuskulatur verleiten oft zur „Preßatmung"

Körperpositionen

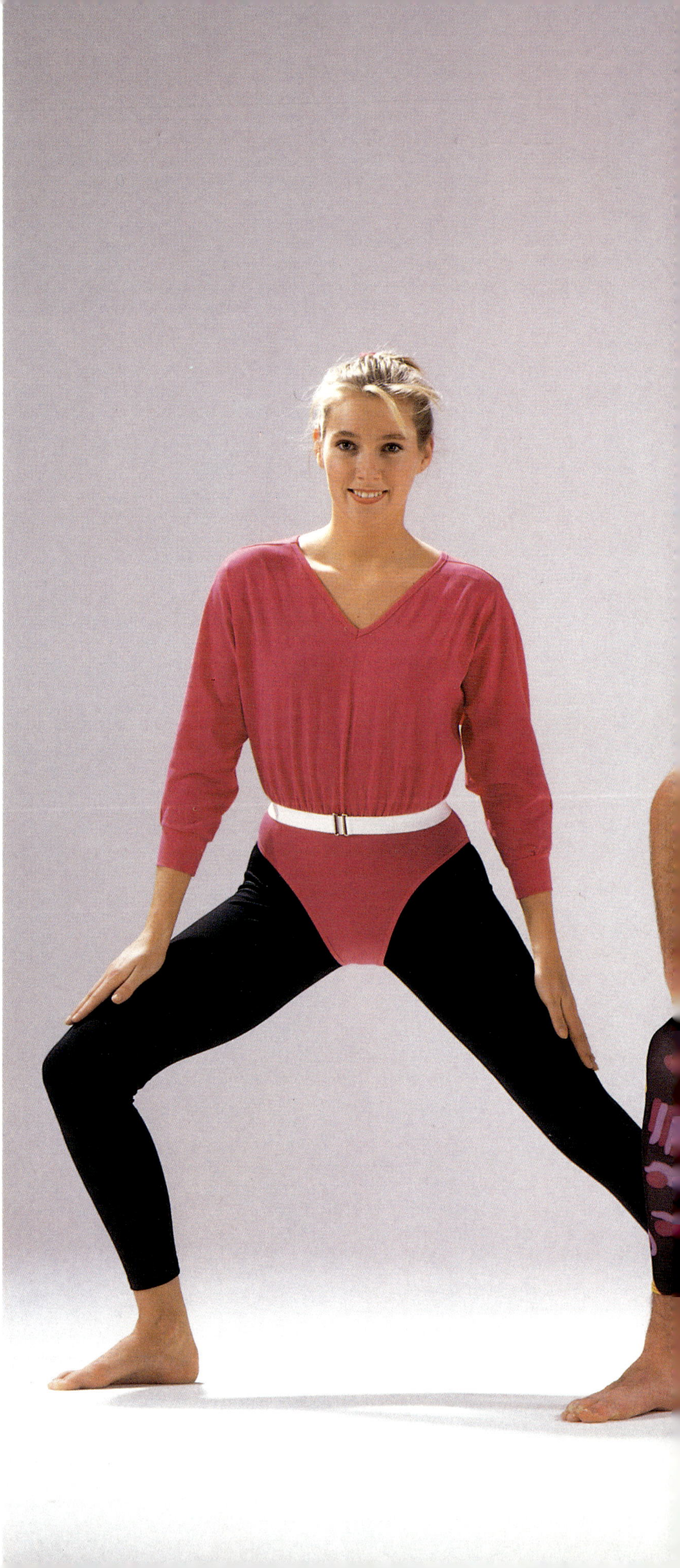

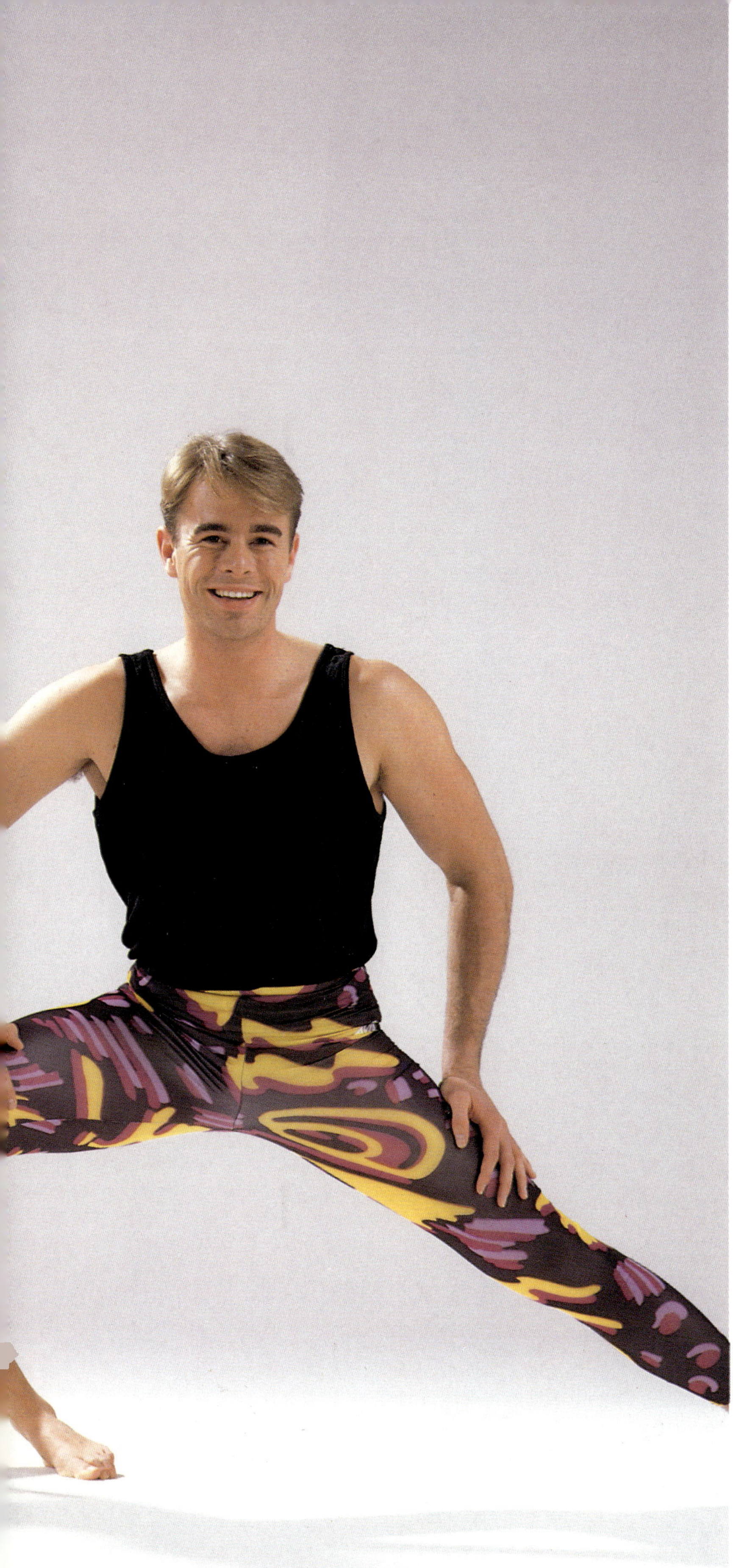

Übungssammlung

Körperpositionen

Im Rahmen der Übungssammlung werden unterschiedliche Körperpositionen und -stellungen eingenommen. Diese sollen hier durch Bildreihen erläutert werden, um eventuellen Fehlhaltungen und somit späteren Schädigungen vorzubeugen:

1. Stand
2. Strecksitz
   a) auf einem Stuhl; b) auf dem Boden mit annähernd oder ganz gestreckten Beinen
3. Rückenlage
4. Seitlage
5. Beckenpositionen
   a) aufgerichtetes Becken
   b) gekipptes Becken
6. Kniestand
7. Fersensitz
8. Bauchlage
9. Bankstellung

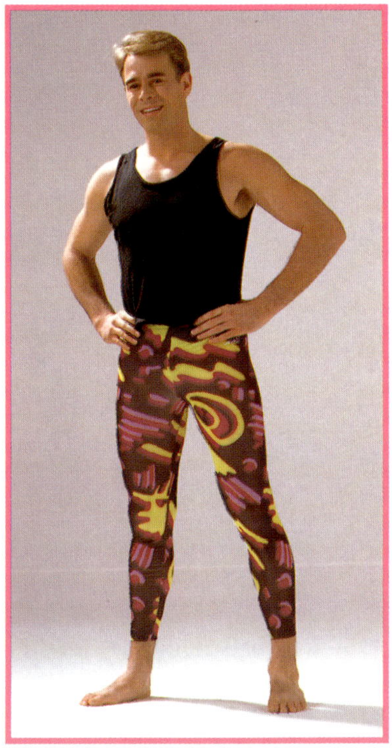

1. Stand

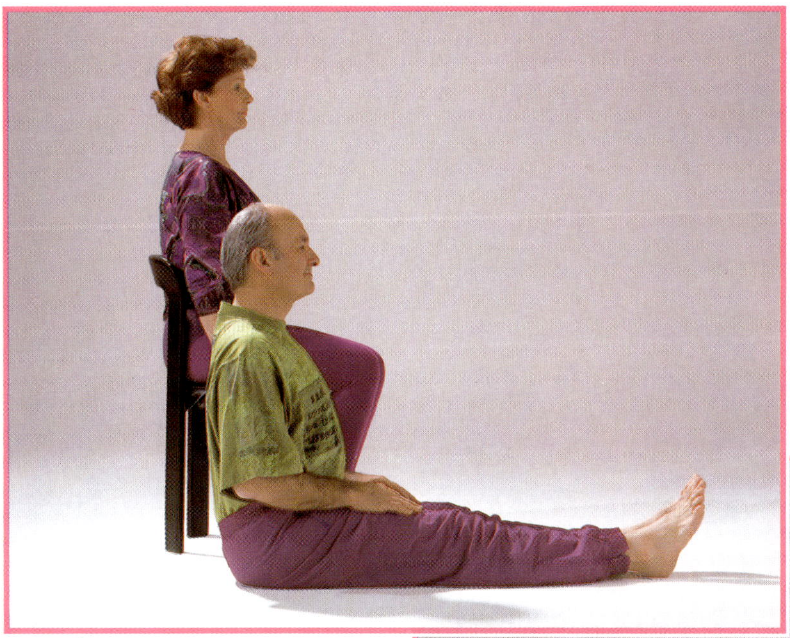

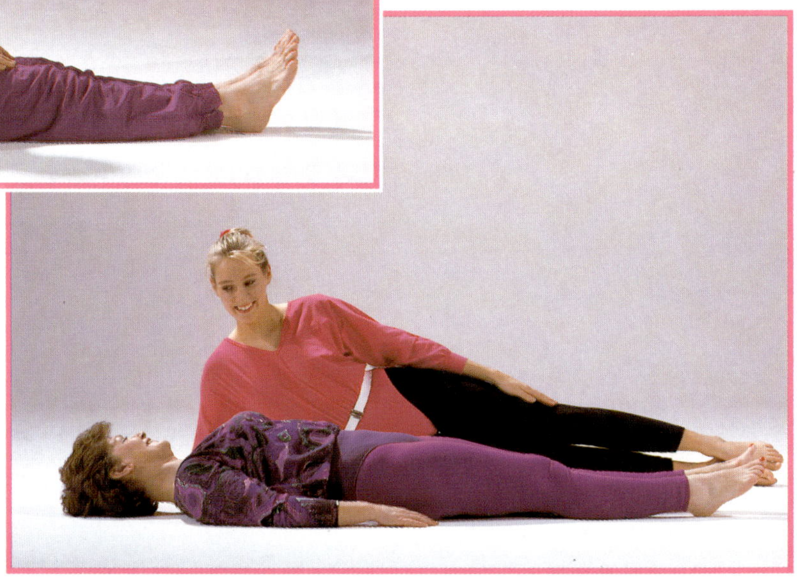

2. Strecksitz
3. Rückenlage
4. Seitlage

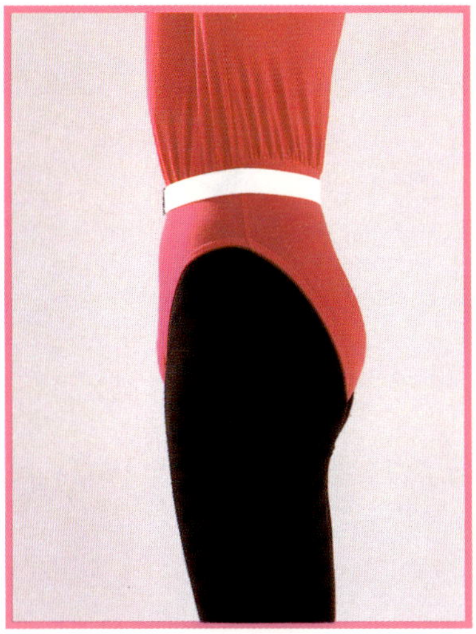

5. a) aufgerichtetes Becken

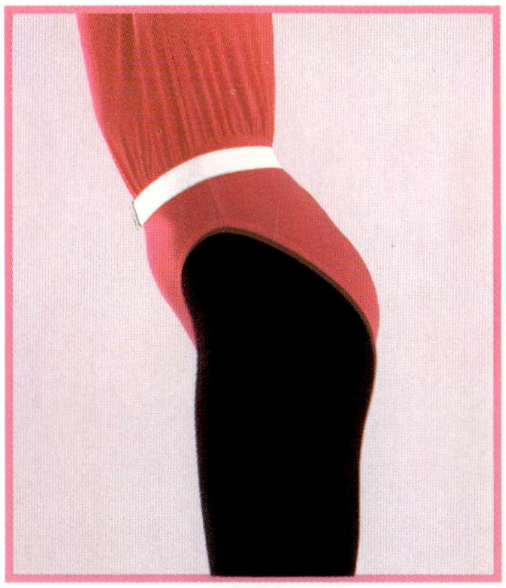

5. b) gekipptes Becken

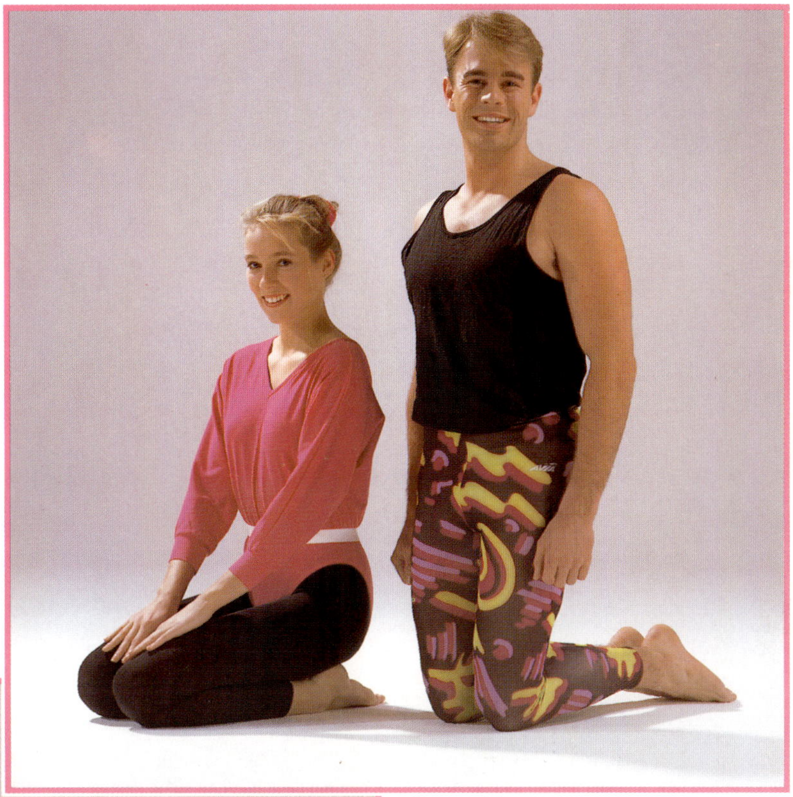

6. Kniestand (rechts)
7. Fersensitz

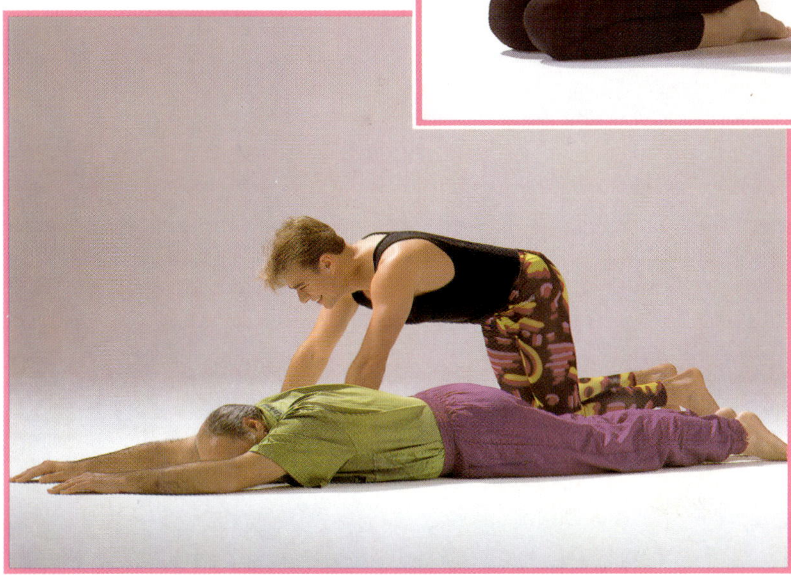

8. Bauchlage
9. Bankstellung

Übungssammlung

1. Mobilisation

Beachten Sie, daß es sich hierbei um kleine Bewegungen Ihrer Gelenke handelt, die Ihren Kreislauf langsam in Schwung bringen sollen. Bewegen Sie alle Gelenke Ihres Körpers, ohne übermäßig Kraft aufzubringen und vermeiden Sie ruckartige Bewegungen. Sie können alle Übungen entweder im Stand oder zum Teil auch im Sitzen durchführen.

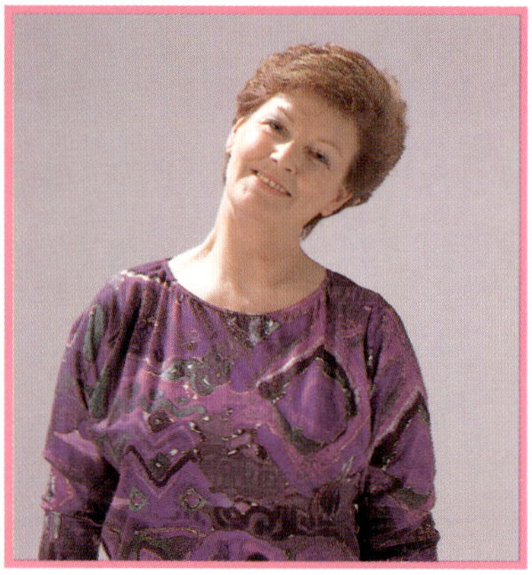

Übung 1: Machen Sie leichte, ständig fortlaufende Bewegungen Ihres Kopfes. Neigen Sie den Kopf nach rechts, links und nach vorne.
Achtung: Nicht nach hinten neigen oder kreisen, da somit die Halswirbelsäule überstreckt und eventuell verletzt wird!

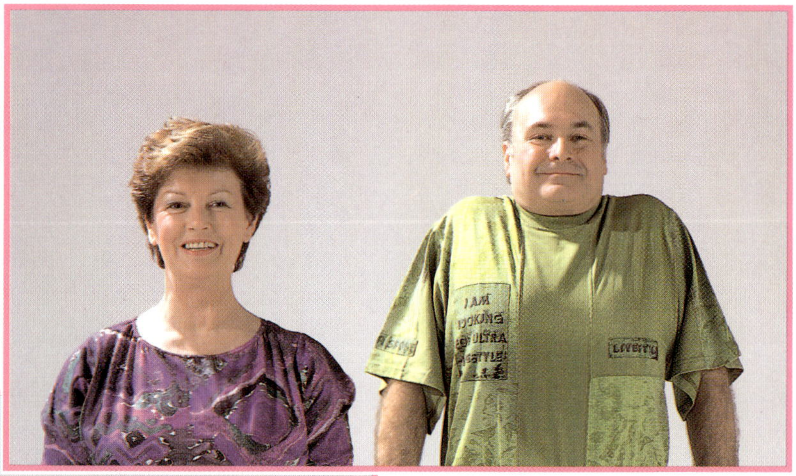

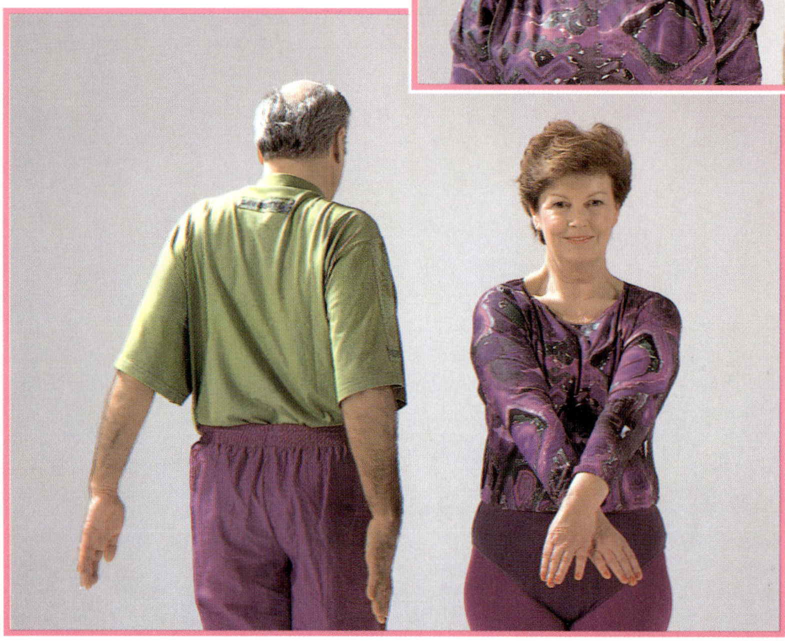

Übung 2: Bewegen Sie Ihre Schultern langsam auf und ab.

Übung 3: Führen Sie Ihre Schultern leicht nach hinten und vorne, ohne übermäßige Krafteinwirkung.

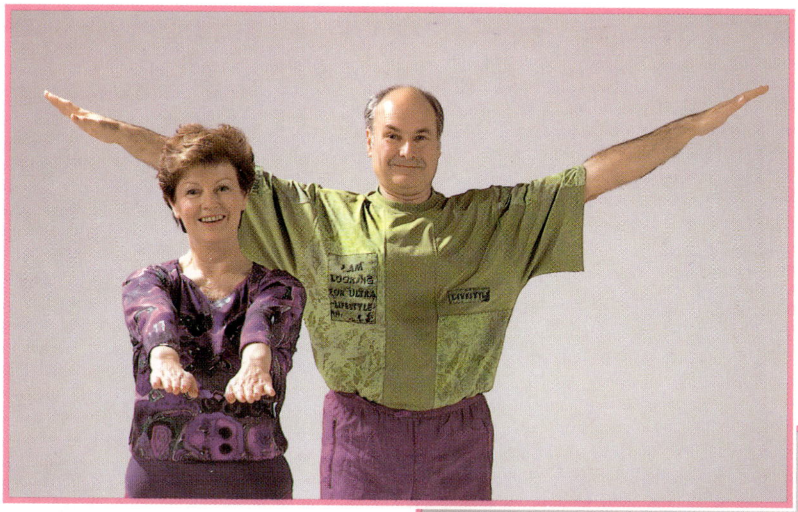

Übung 4: Heben Sie Ihre Arme gestreckt über die Seite ganz nach oben, und senken Sie sie wieder über vorne ab.

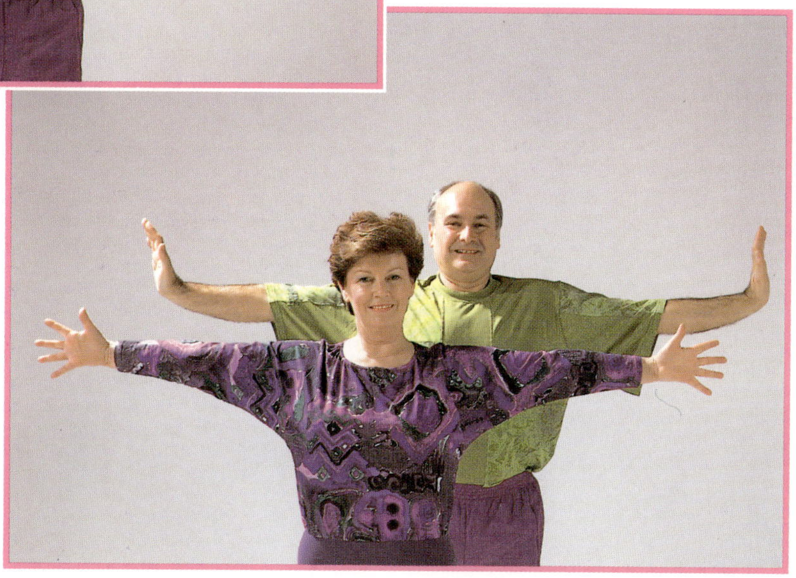

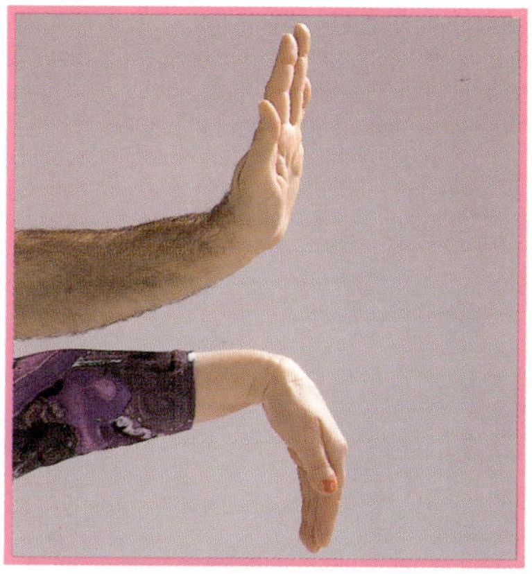

Übung 5 im Detail

Übung 5: Nehmen Sie Ihre Arme gestreckt in Seithalte, und kippen Sie in dieser Position Ihre Hände auf und ab.

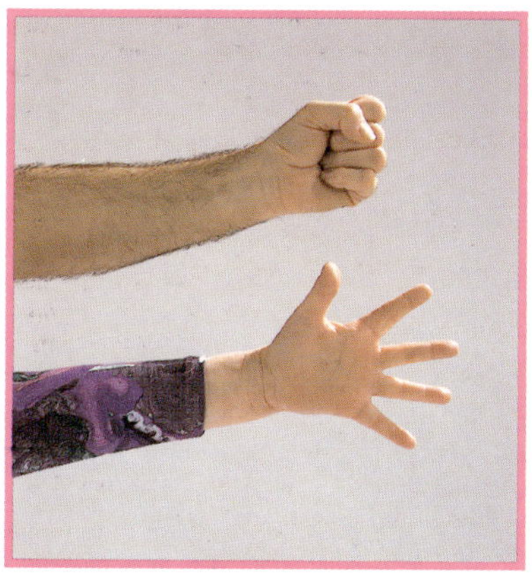

Übung 6: Wie Übung 5; öffnen und schließen Sie Ihre Hände.

Übung 6 im Detail

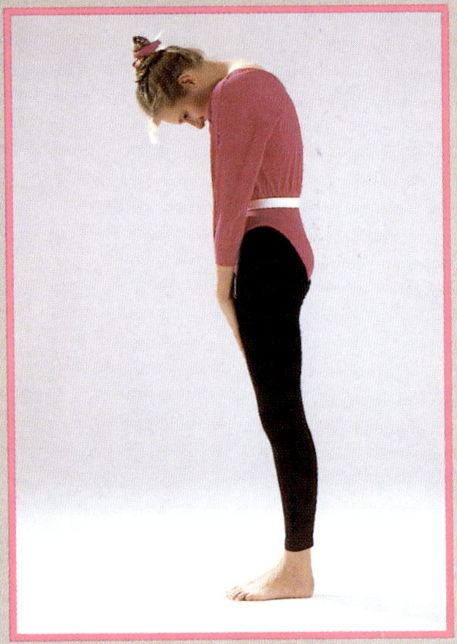

Übung 7: Rollen Sie Ihre Brustwirbelsäule ein und auf, ohne in der Hüfte abzuknicken.

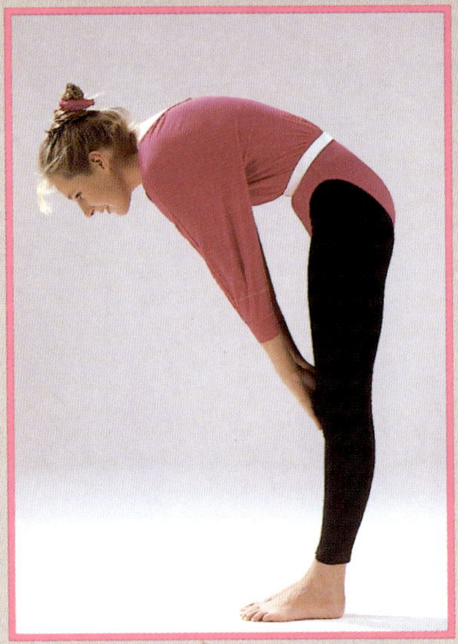

Übung 9: Heben Sie im Stand Ihren Körper in den sogenannten „Hochzehenstand", und senken Sie ihn sofort wieder.
Wenn Sie diese 10 Übungen jeweils 2-3mal wiederholen, haben Sie Ihren Körper optimal mobilisiert.

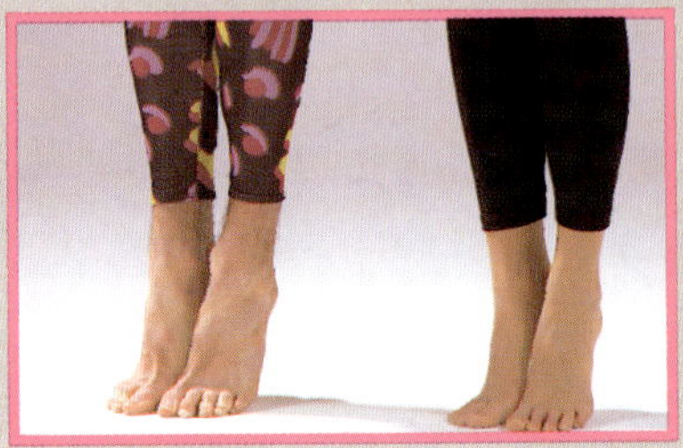

Links sehen Sie die richtige Bewegungsausführung, rechts die falsche.

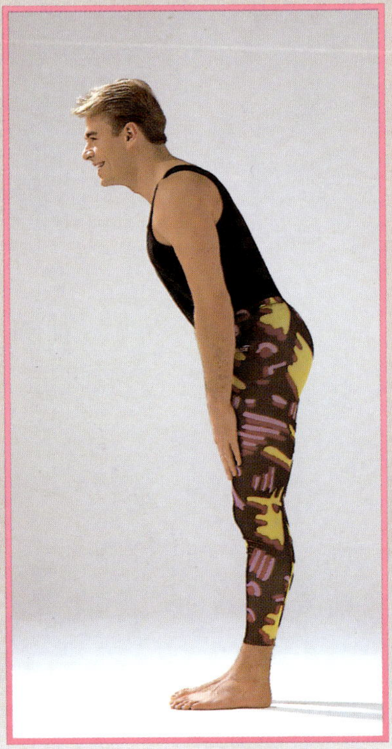

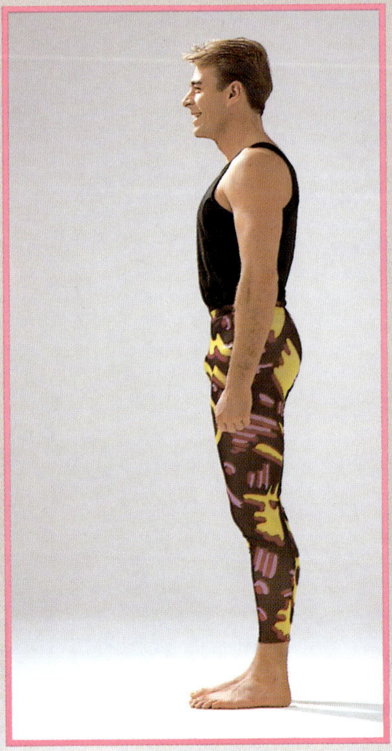

Übung 8: Beugen und strecken Sie Ihr Hüftgelenk. Beachten Sie, daß Ihr Rücken „brettgerade" bleiben muß.

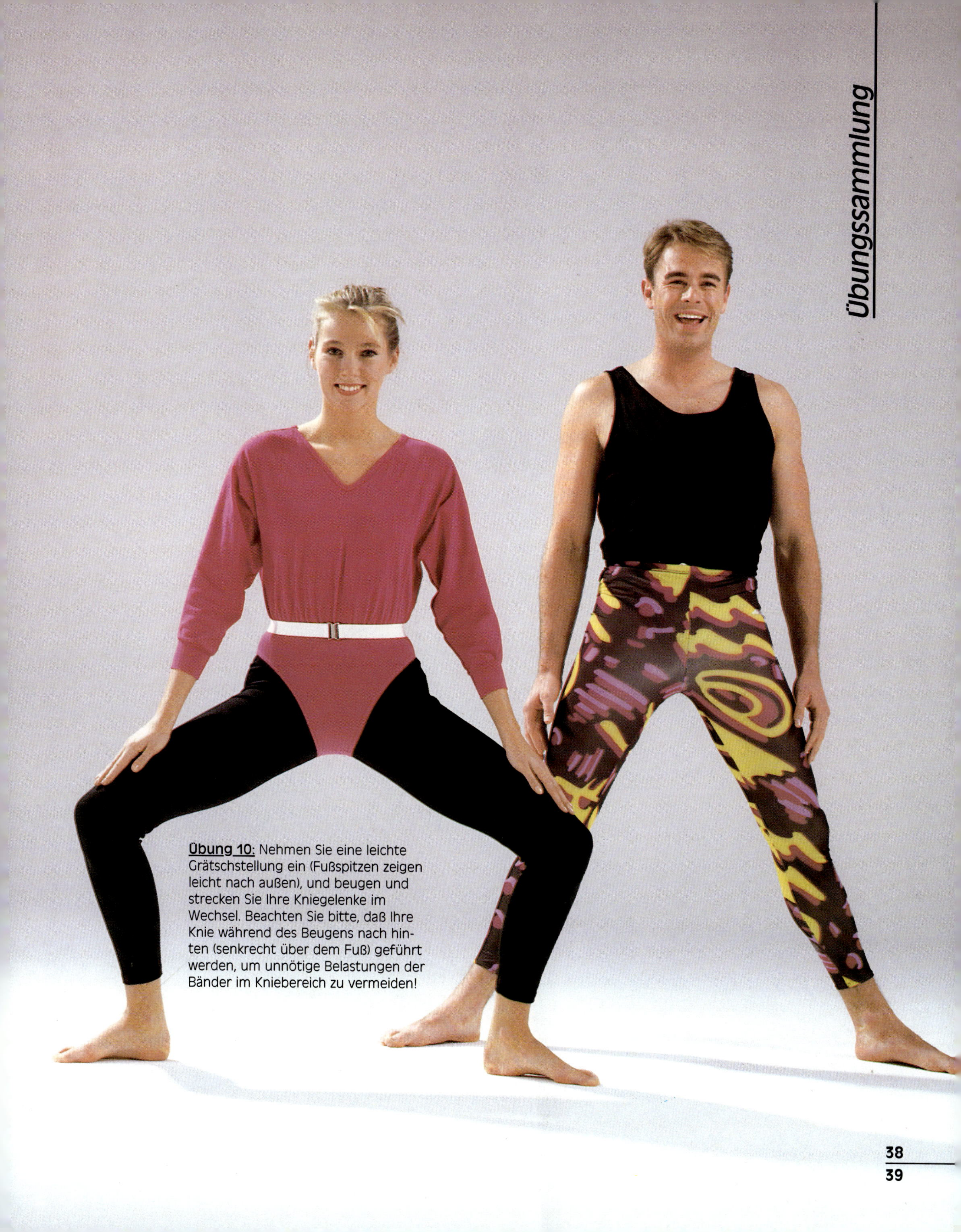

<u>Übung 10:</u> Nehmen Sie eine leichte Grätschstellung ein (Fußspitzen zeigen leicht nach außen), und beugen und strecken Sie Ihre Kniegelenke im Wechsel. Beachten Sie bitte, daß Ihre Knie während des Beugens nach hinten (senkrecht über dem Fuß) geführt werden, um unnötige Belastungen der Bänder im Kniebereich zu vermeiden!

2. Stretching

Das Übungsangebot im Dehnungs- und Kräftigungsbereich Ihrer Muskulatur beinhaltet sowohl die „S-H-R-S-Methode" als auch die „C-H-R-S-Methode". Bei einigen Übungen wird unterschieden in untrainiert (einfache Übungen), trainiert (mittlere Übungsintensität) und sehr gut trainiert (schwere Übungsausführung). Doch denken Sie stets daran, sich nicht am Übungsangebot Ihres Nachbarn zu orientieren, sondern sich objektiv einzuschätzen, damit Sie sich nicht überfordern oder sogar verletzen!
Die Übungen werden nach folgendem zeitlichen Schema durchgeführt: Nach circa 7–10 Sekunden Anspannung beziehungsweise Dehnung folgen 2 Sekunden Entspannung, sofort anschließend wieder 7–10 Sekunden Dehnung.
„C" und „S" → = dosierte Anspannung oder Dehnung.
„H" → = 7–10 Sekunden in diesem Zustand verharren.
„R" → = 2 Sekunden entspannen.
„S" → = vorsichtig weiterdehnen und 7–10 Sekunden halten.
Dieser Ablauf sollte für jede Übung 2-3mal wiederholt werden, um einen deutlichen Erfolg spürbar zu machen.

Hals-, Schulter-, Arm- und Handmuskulatur

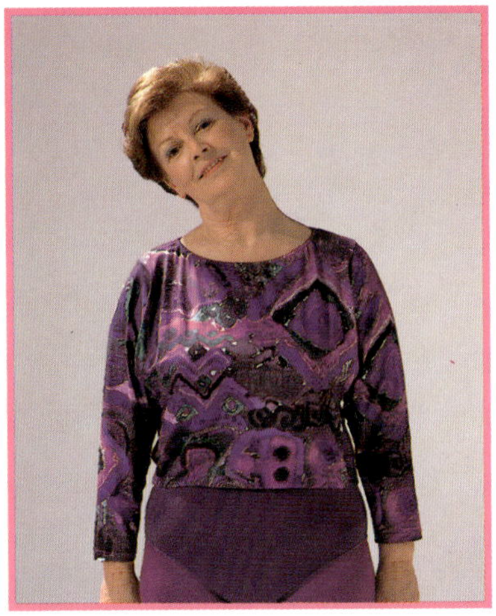

Übung 11: Neigen Sie im Stehen oder Sitzen Ihren Kopf nach rechts oder links.

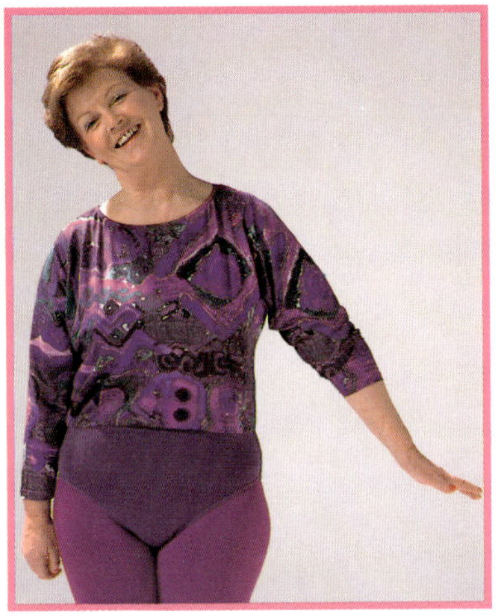

Übung 12: Ziehen Sie während der Neigung des Kopfes jeweils den Gegenarm nach unten zum Boden.

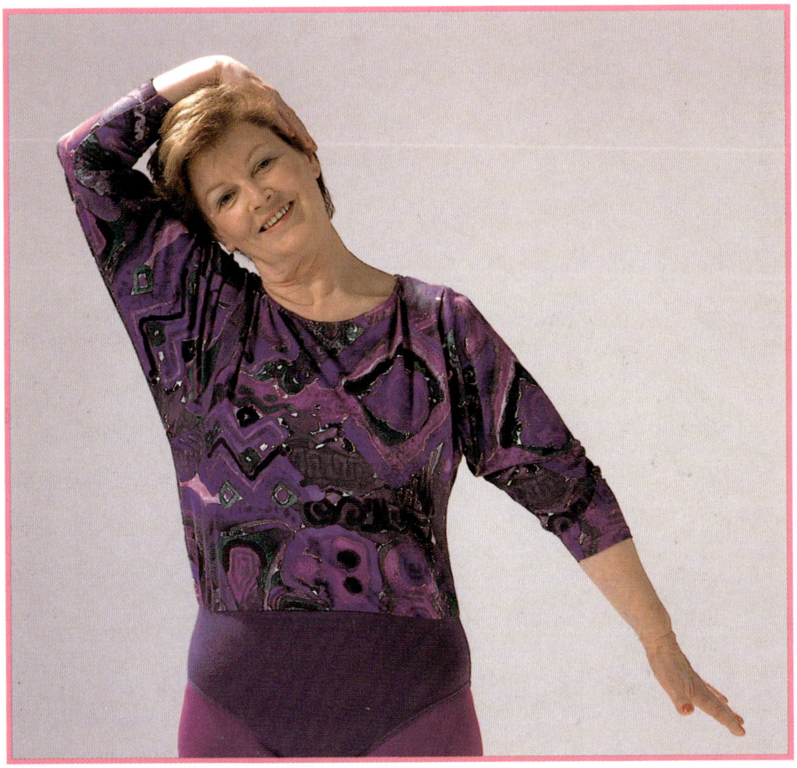

Übung 13: Unterstützen Sie vorsichtig die Seitneigung, indem Sie mit einer Hand die Zugrichtung leicht verstärken.

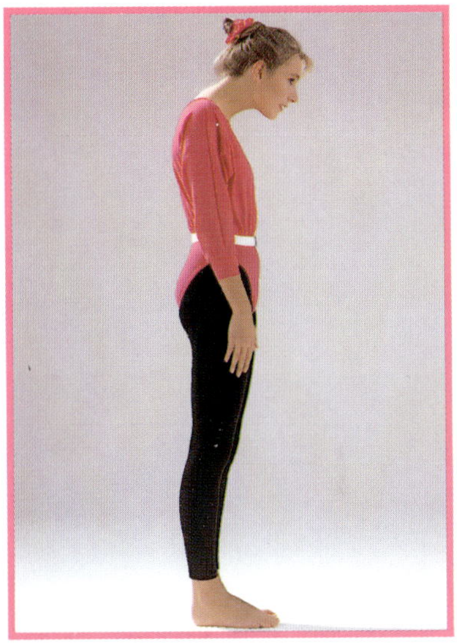

Übung 14: Neigen Sie Ihren Kopf nach vorne-unten. Unterstützen Sie den Zug nach vorne-unten (mit den Händen) nicht, da sonst die Halswirbelsäule gefährdet ist.

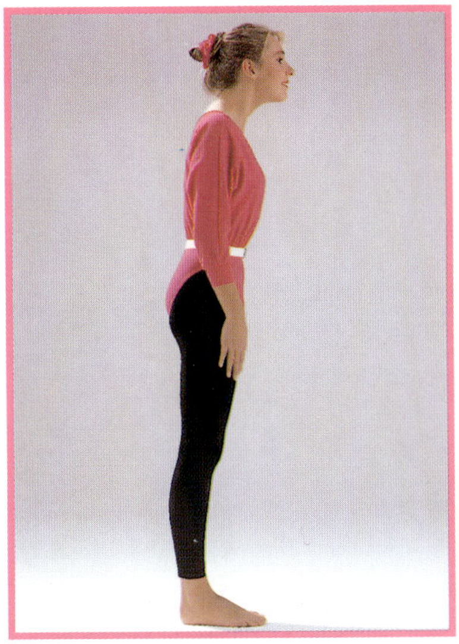

Übung 15: Den Kopf nach vorne-oben schieben, um so die vordere Halsmuskulatur zu dehnen.

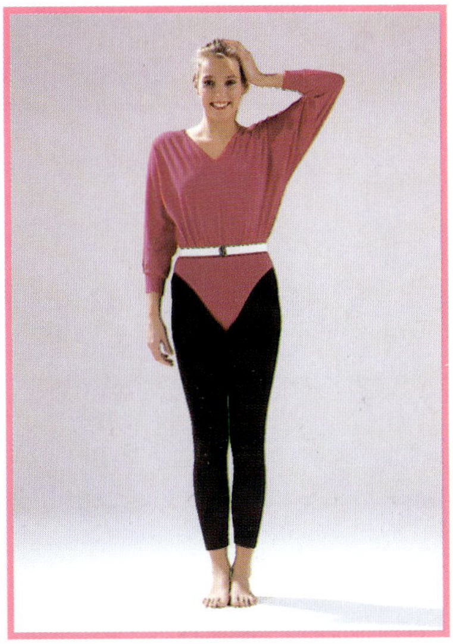

Übung 16: Legen Sie Ihre rechte oder linke Hand auf die rechte oder linke Kopfseite, und entwickeln Sie langsam steigernd einen maximalen Druck des Kopfes in die Hand, ohne daß dieser sich neigt (= isometrische Anspannung). Anschließend den Kopf langsam in die Gegenrichtung dehnen. Steigerungsmöglichkeiten der Dehnung: 1. leichtes Neigen des Kopfes; 2. Gegenarm zum Boden ziehen; 3. mit der Hand die Seitneigung vorsichtig unterstützen.

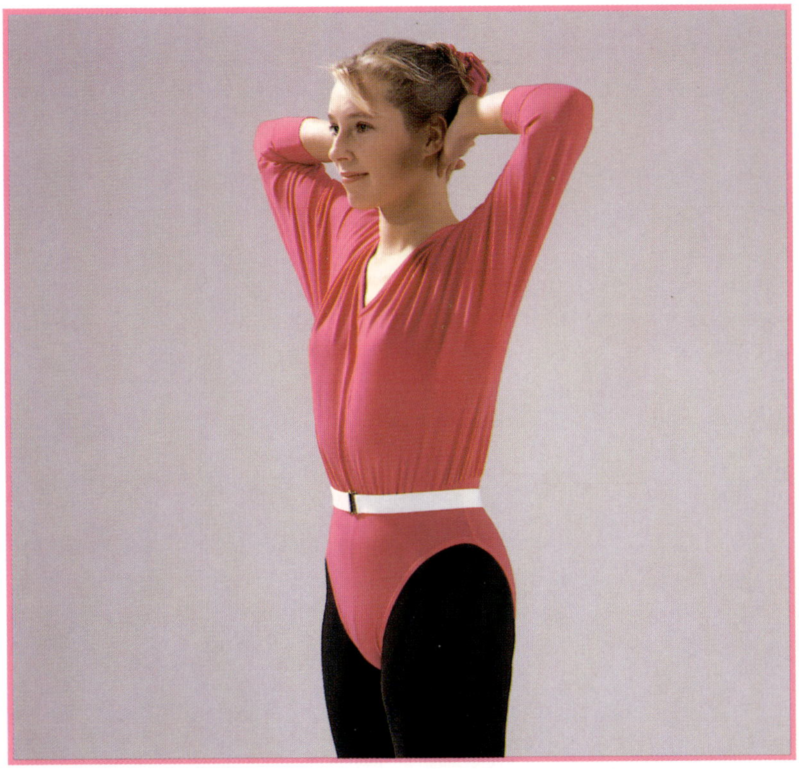

Übung 17: Verschränken Sie Ihre Hände hinter dem Kopf, und drücken Sie diesen langsam steigernd in Ihre Hände, ohne daß dieser sich nach hinten bewegt. Nach der Anspannung sollten Sie den Kopf langsam steigernd (ohne Hilfe der Hände) nach vorne-unten ziehen.

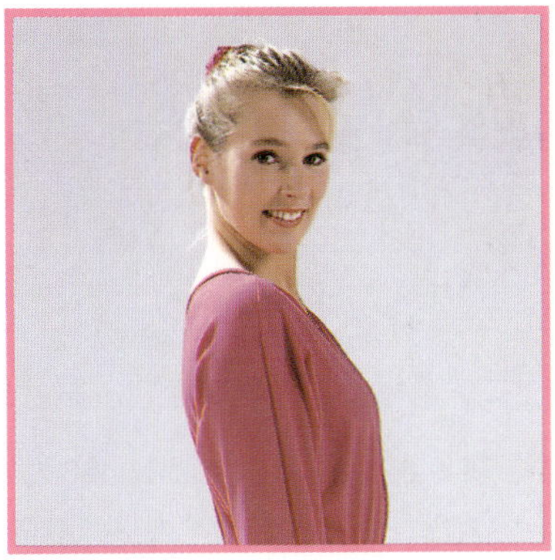

Übung 18: Drehen Sie Ihren Kopf langsam nach links und rechts. Bei dieser Übung gibt es keine Steigerungsform, da größere Krafteinwirkungen die Halswirbelsäule schädigen können.

Übung 19: Schieben Sie Ihren Kopf nach vorne und hinten, ohne ihn zu neigen (ohne Abb.).

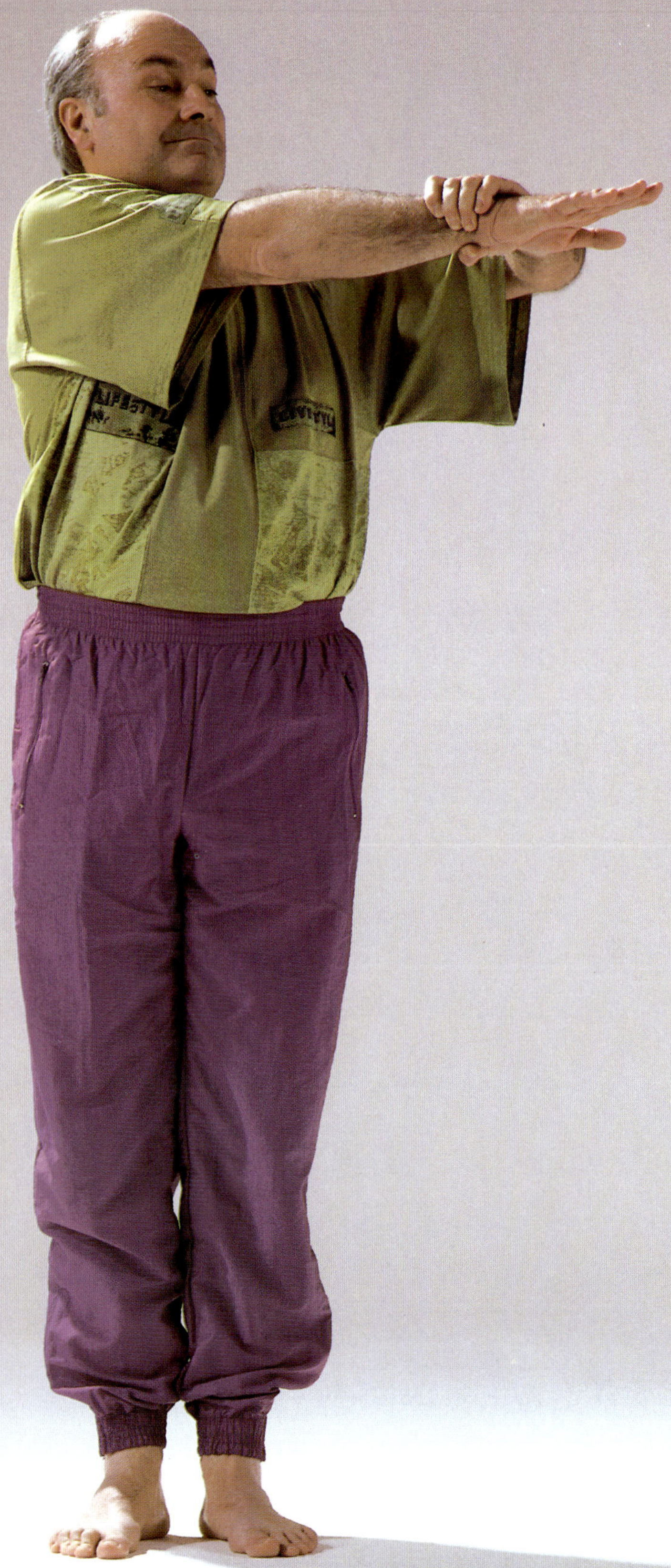

<u>Übung 20:</u> Ziehen Sie Ihren rechten oder linken Arm gestreckt vor Ihrem Körper nach links oder rechts.

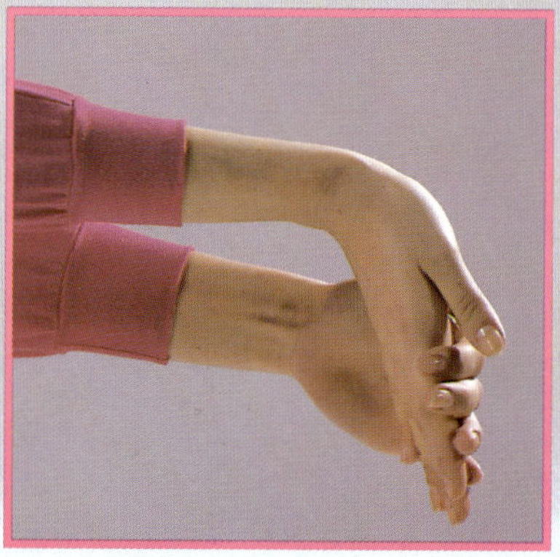

<u>Übung 24:</u> Nehmen Sie im Wechsel Ihren rechten oder linken Arm gestreckt, mit der Handfläche nach oben, in Vorhalte, und ziehen Sie mit der anderen Hand den Handrücken nach unten.

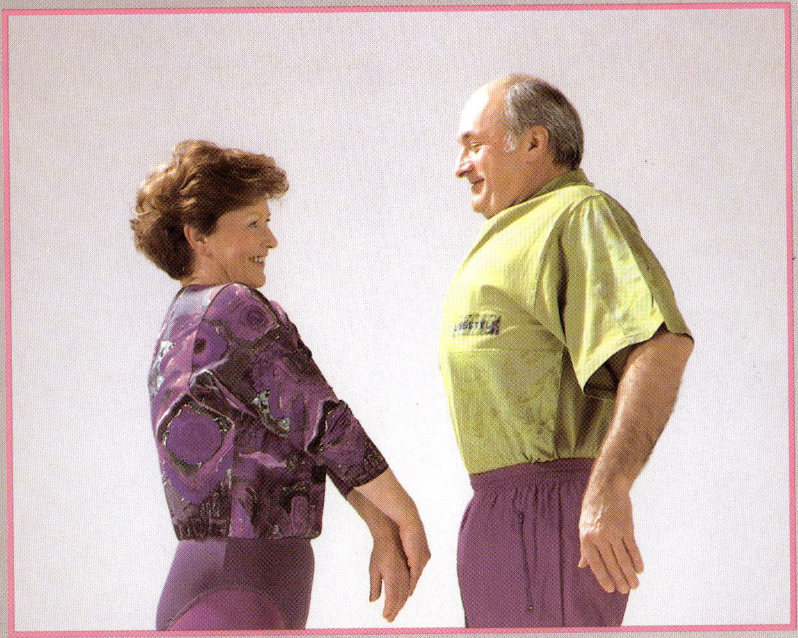

Übung 21: Ziehen Sie Ihre Schultern nach oben und gleichzeitig nach vorne.

Übung 22: Ziehen Sie Ihre Schultern nach oben und gleichzeitig nach hinten. Doch beachten Sie Ihre Körperhaltung: kein Hohlkreuz!

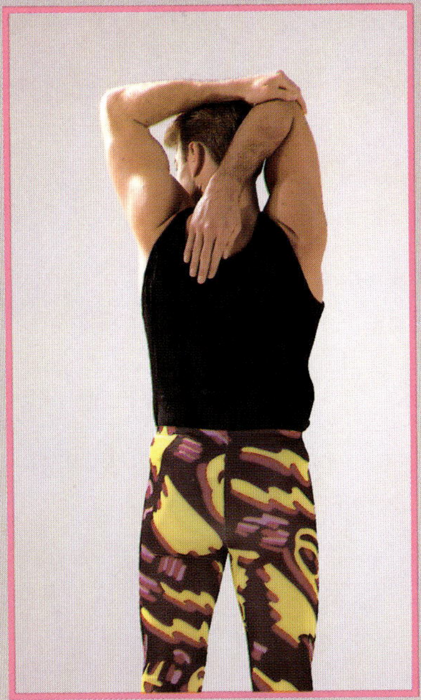

Übung 23: Legen Sie eine Hand hinter Ihrem Kopf zwischen die Schulterblätter, greifen Sie mit der anderen Hand den Ellenbogen, und ziehen Sie diesen vorsichtig steigernd hinter Ihren Kopf. Mit beiden Armen im Wechsel durchführen.

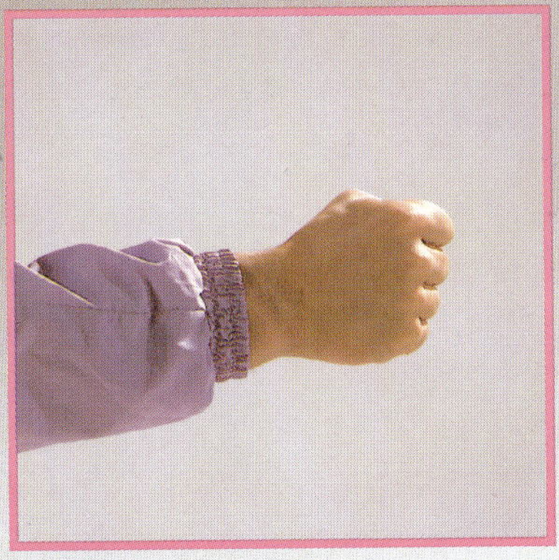

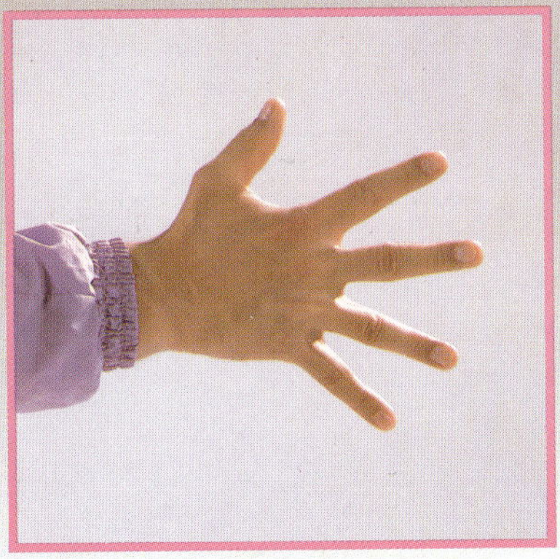

Übung 25: Ballen Sie langsam steigernd maximal feste Fäuste, und spreizen Sie die Finger nach 7 Sekunden maximal auseinander.

Alle bisher aufgeführten Übungen können sowohl im Sitzen als auch im Stehen durchgeführt werden. Vorteil im Sitzen mit senkrechter Rückenlehne ist die kontrollierte aufrechte Körperhaltung!

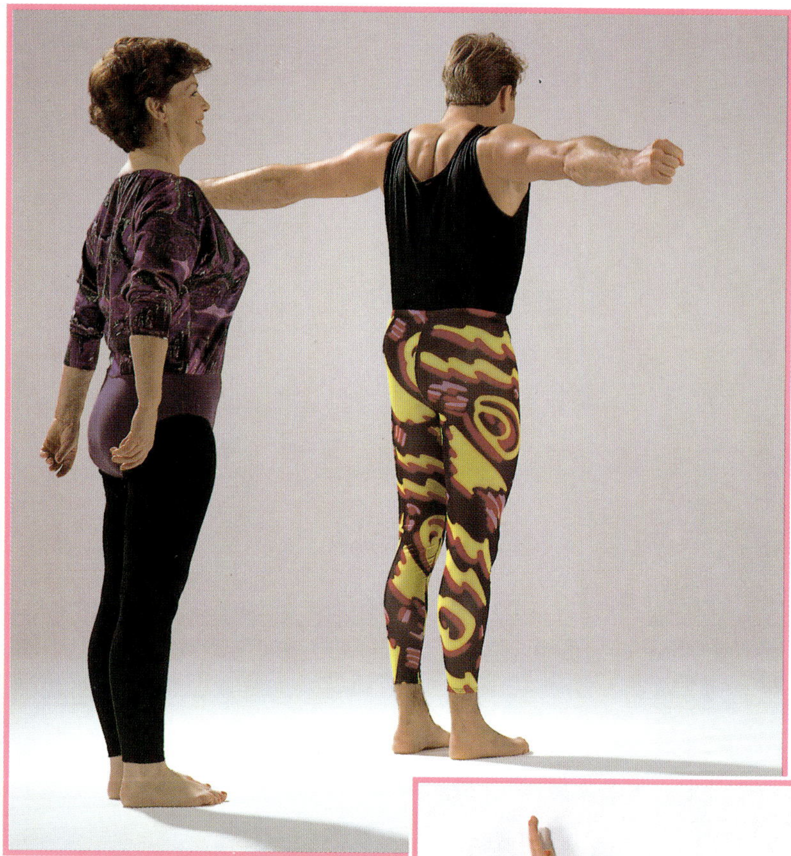

Übung 26: Lassen Sie Ihre Arme locker hängen, und ziehen Sie vorsichtig Ihre Schultern nach hinten zusammen. Wichtig: kein Hohlkreuz!

Übung 27: Nehmen Sie Ihre Arme gestreckt in Seithalte, und ziehen Sie sie vorsichtig nach hinten. Wichtig: kein Hohlkreuz!

Übung 28: Legen Sie die rechte oder linke Hand in Schulterhöhe gegen die Wand, und bewegen Sie nun langsam Ihren Körper in Richtung Wand, bis die erste Zugempfindung in der Brustmuskulatur auftritt. Diese Übung wird um so intensiver, je weiter die Schulter zur Wand bewegt werden kann. Exakte Ausführung siehe Bild unten.

Übung 29: Ziehen Sie im Wechsel den rechten oder linken Arm senkrecht nach oben, so hoch wie möglich.

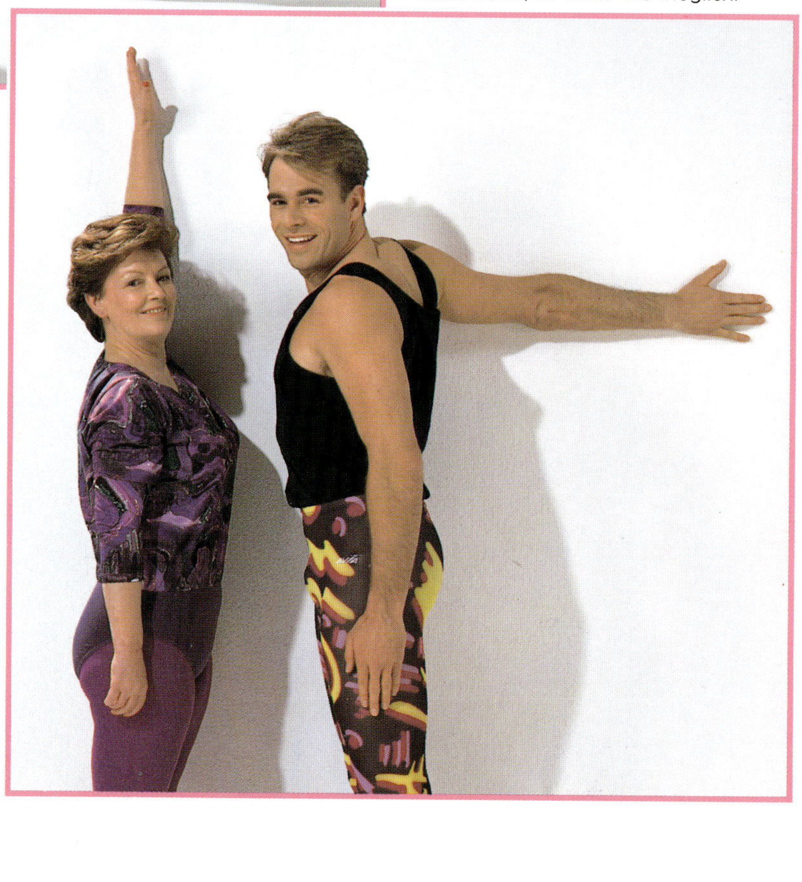

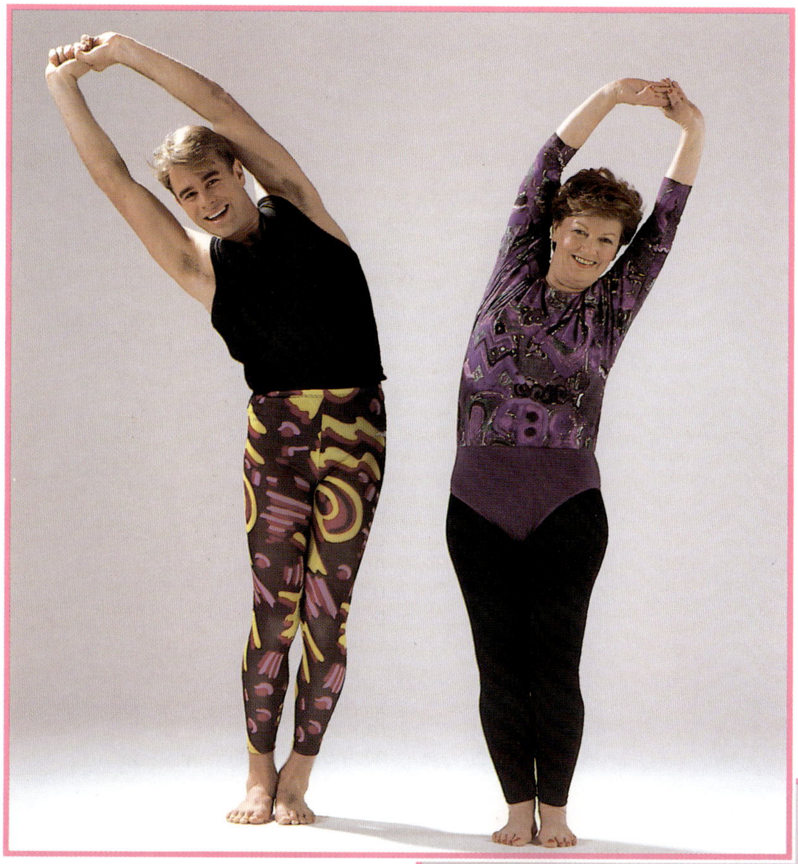

Übung 30: Greifen Sie Ihre Hände, und nehmen Sie die Arme senkrecht gestreckt über den Kopf. Beugen Sie nun leicht Ihre geschlossenen Beine, und neigen Sie im Wechsel ihren Oberkörper nach links und rechts. Wichtig hierbei: kein Hohlkreuz!

Übung 31: Wie Übung 30; zur Verstärkung der Übung einen Arm hinter dem Kopf abwinkeln, und mit der anderen Hand den Ellenbogen vorsichtig hinter den Kopf ziehen. Auch hier: kein Hohlkreuz!

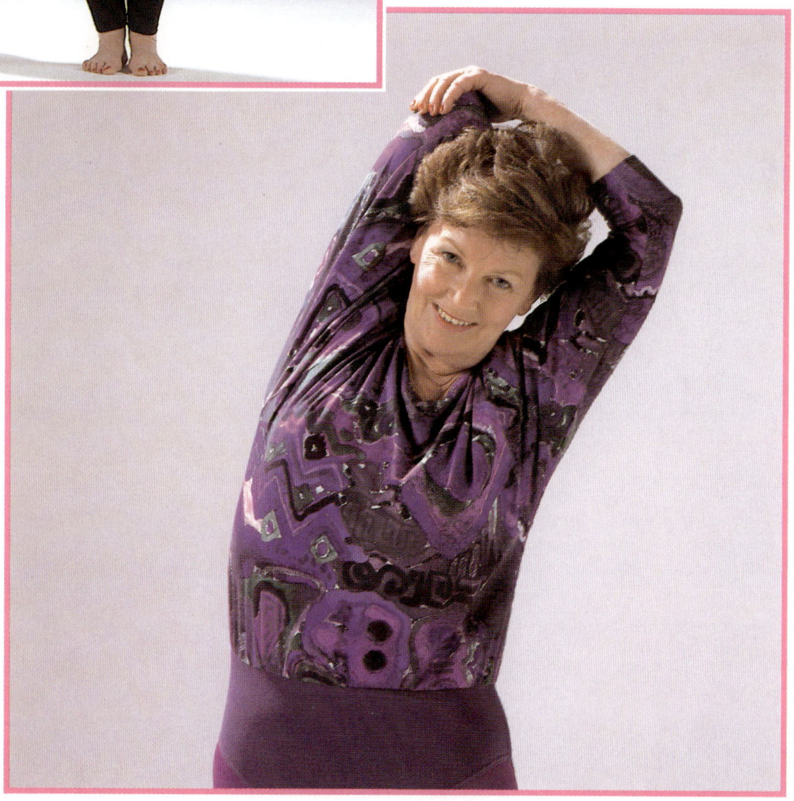

Übung 32: Drehen Sie Ihren Oberkörper im Wechsel nach rechts und links, und drehen Sie Ihre Hüfte jeweils in die Gegenrichtung.

Übung 33: Wie Übung 32; verstärken Sie die Drehung durch die Zugkraft Ihrer Hände.

Übung 34: Wie Übung 32; jetzt im Sitzen.

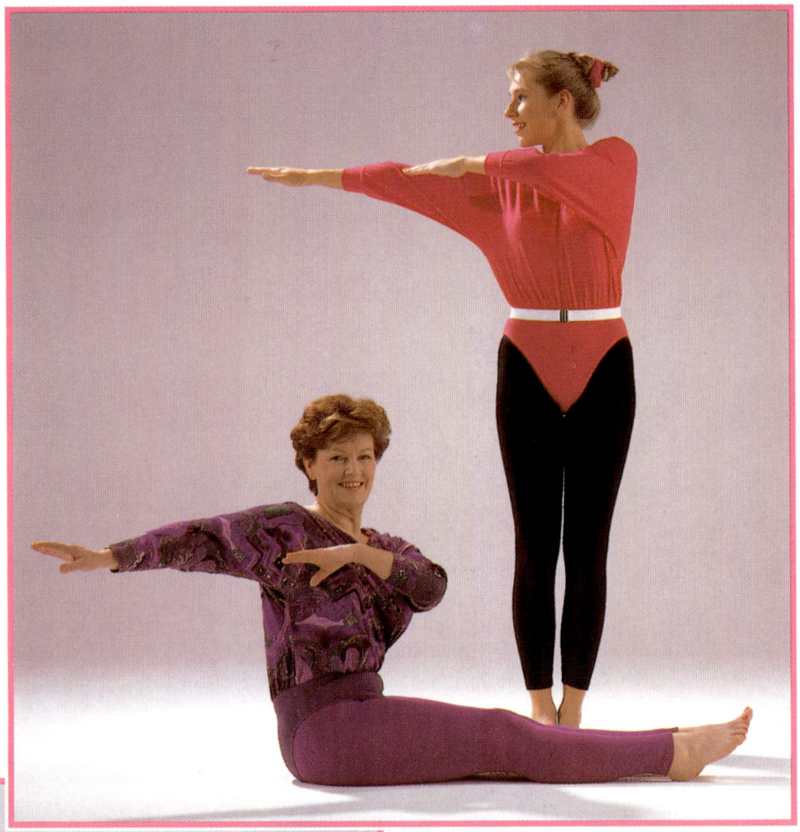

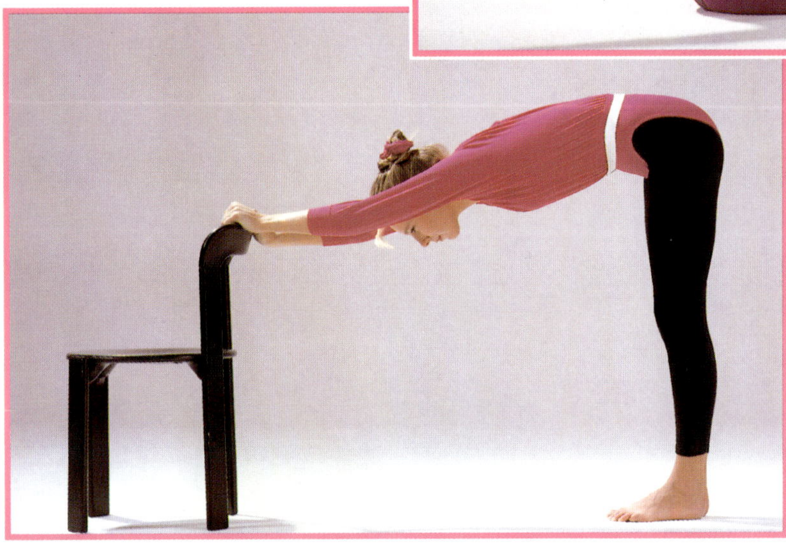

Übung 35: Greifen Sie mit leicht geöffneten und gestreckten Armen einen Stuhl oder ähnliches, und bewegen Sie Ihren Körper so nach hinten-unten, daß die Arme mit dem Oberkörper annähernd eine Linie ergeben. Achtung: kein Hohlkreuz!

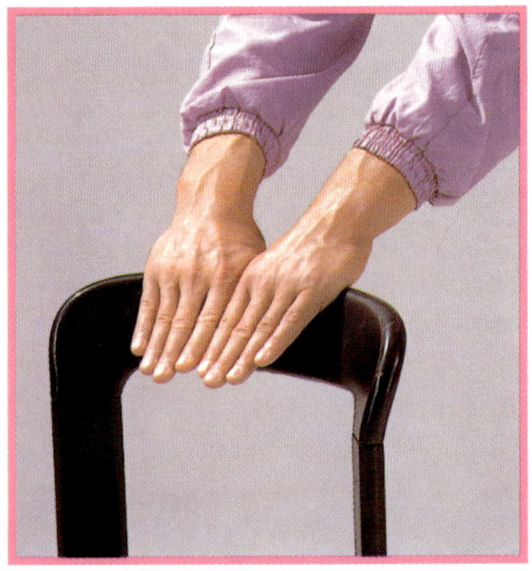

Übung 36: Wie Übung 35; die Hände dicht nebeneinander.

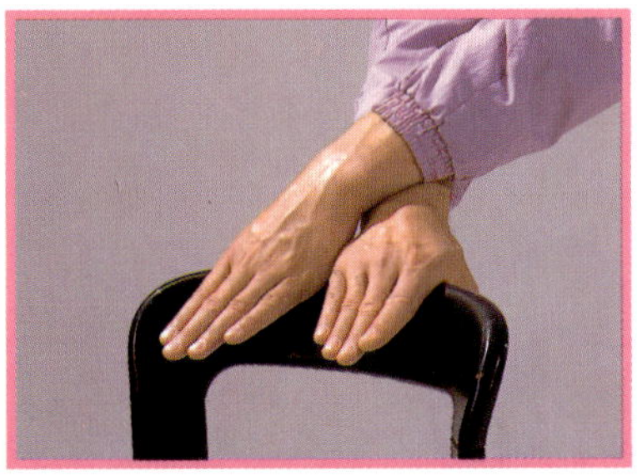

Übung 37: Wie Übung 35; die Hände kreuzen.

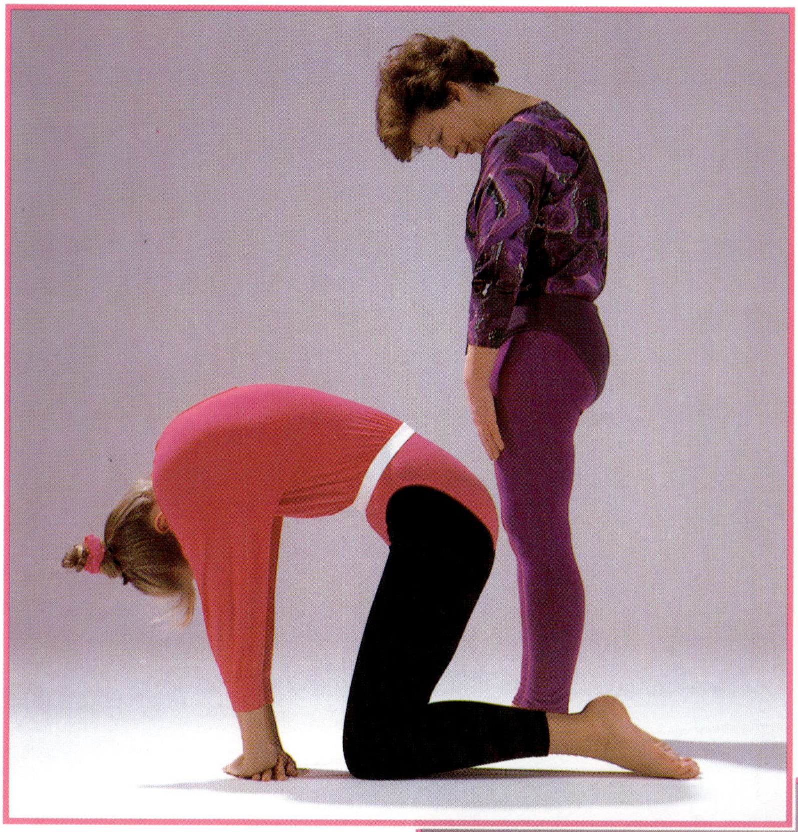

Übung 38: Im Wechsel den Oberkörper einrollen und nach hinten aufrichten. Wichtig: Nur die Brustwirbelsäule einrollen und aufrichten, nicht die Lendenwirbelsäule.

Übung 39: „Katzenbuckel"; nehmen Sie eine Bankstellung ein. Machen Sie nun einen hohen Rundrücken mit dem Kopf auf der Brust.

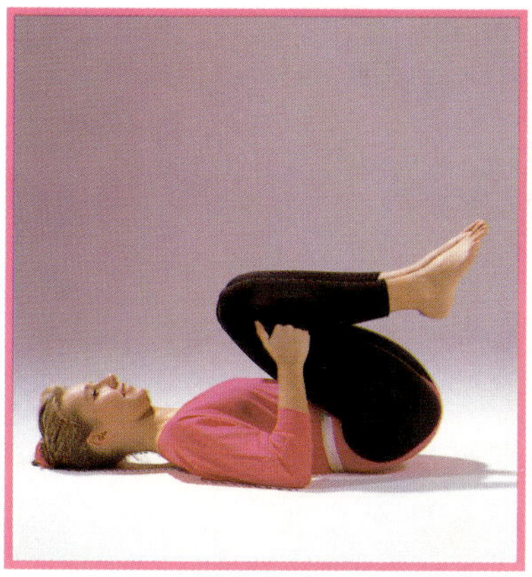

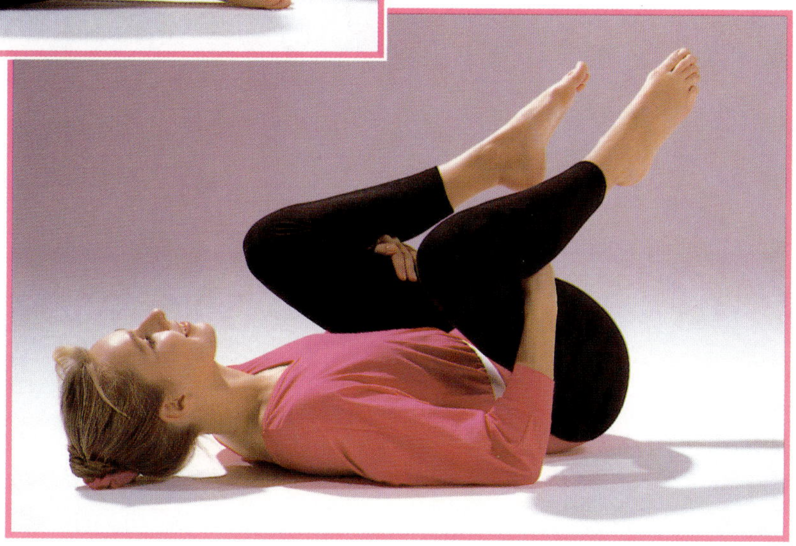

Übung 40: „Kugel"; legen Sie sich auf den Rücken, und ziehen Sie Ihre geschlossenen, gewinkelten Beine dicht auf den Oberkörper.

Übung 41: Wie Übung 40; diesmal die leicht geöffneten Beine sanft am Körper vorbeiziehen.

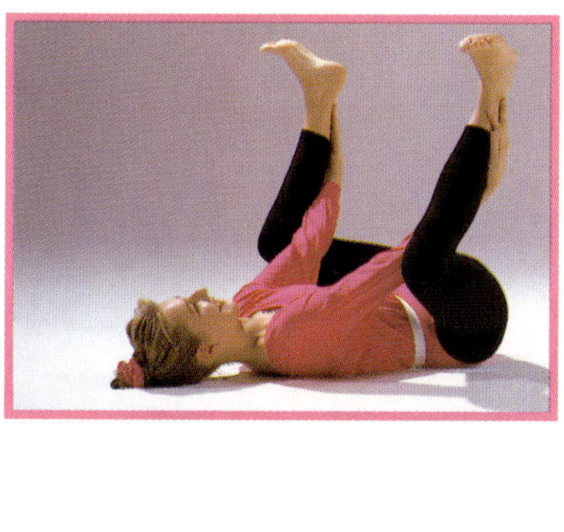

Übung 42: Wie Übung 40; als Steigerung die Arme von innen zwischen die Beine nehmen, und die Oberschenkel stark am Oberkörper vorbeiziehen wollen. Den Kopf hierbei auf die Brust nehmen. Unterschenkel und Oberschenkel stehen im rechten Winkel zueinander, und die Füße werden im Fußgelenk nach hinten gezogen.

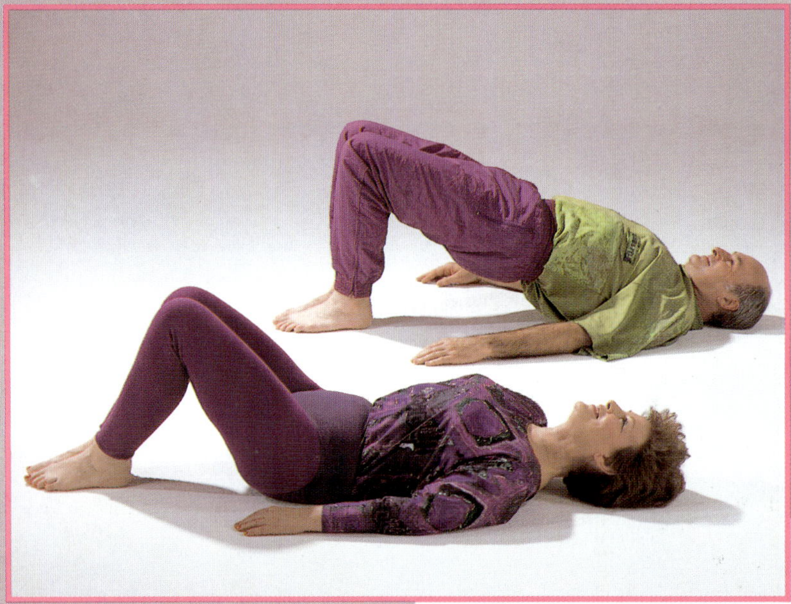

Übung 43: Rückenlage; Beine angestellt, die Hüfte strecken, so daß die Oberschenkel mit dem Oberkörper eine Linie bilden. Beim Einatmen die Bauchdecke weit dehnen. Wichtig: kein Hohlkreuz!

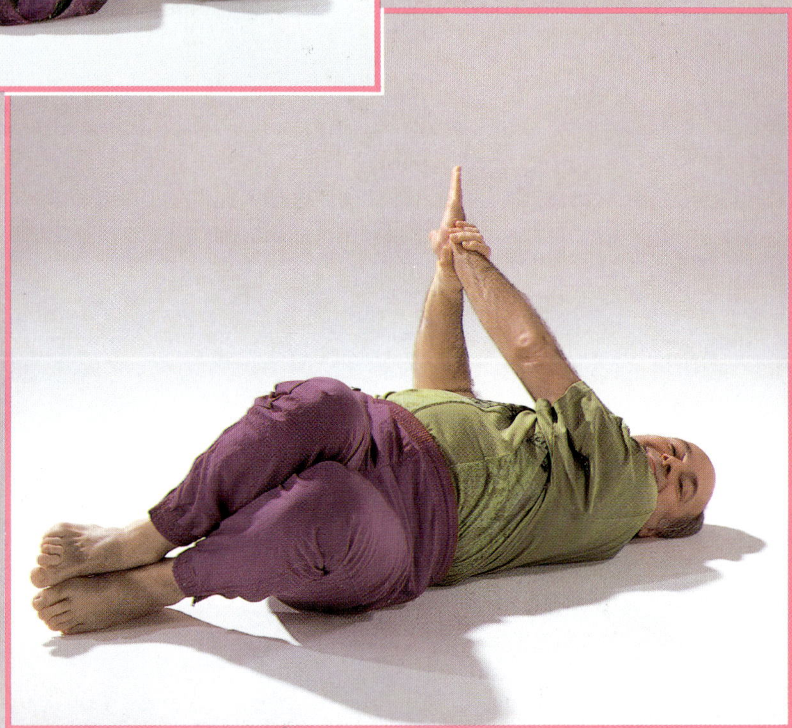

Übung 44: Rückenlage; Beine angestellt, Arme senkrecht nach oben; die geschlossenen Beine nach links legen, den linken Arm nach rechts ziehen und den Kopf nach links neigen. Wichtig hierbei: Beide Schulterblätter fest am Boden, die Knie und die Fersen fest geschlossen halten.

Übung 45: Wie Übung 44; gegengleich (ohne Abb.).

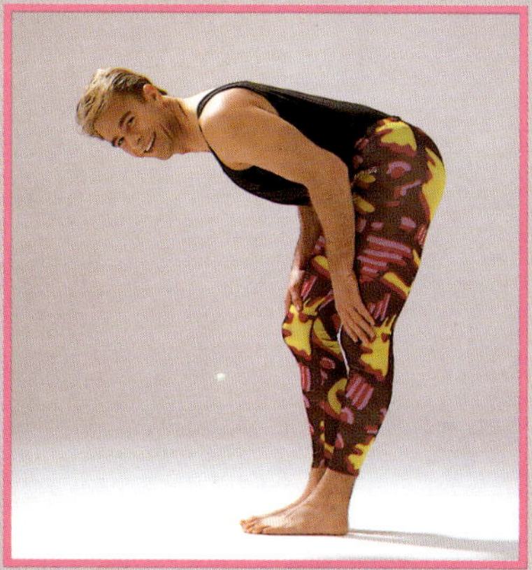

Übung 46: Beugen Sie im Stand leicht Ihre geschlossenen Beine, und beugen Sie Ihre Hüfte. Stützen Sie sich auf Ihren Oberschenkeln ab, und strecken Sie langsam im Wechsel mal das linke, mal das rechte Bein. Wichtig: Oberkörper nur so tief absenken, daß der Rücken „brettgerade" ist.

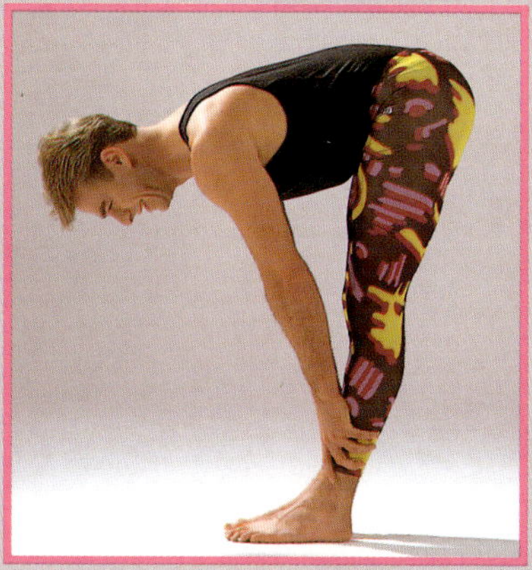

Übung 47: Im Stand; Beine geschlossen und leicht gebeugt. Greifen Sie Ihre Schienbeine, und strecken Sie langsam Ihre Beine. Ziel ist es, mit geradem Rücken (s. oben) die Beine zu strecken.

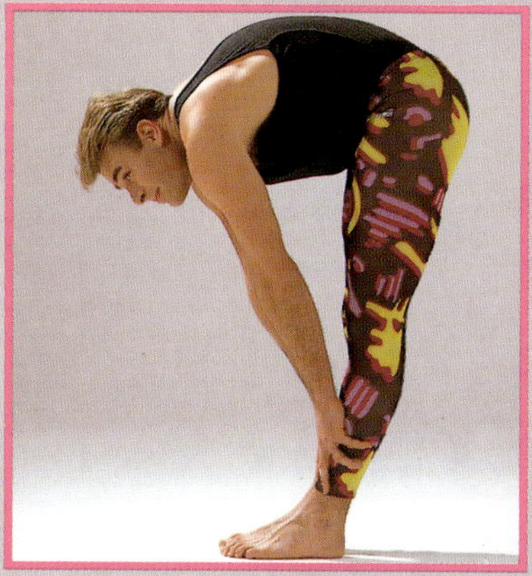

So sollten Sie es nicht machen!

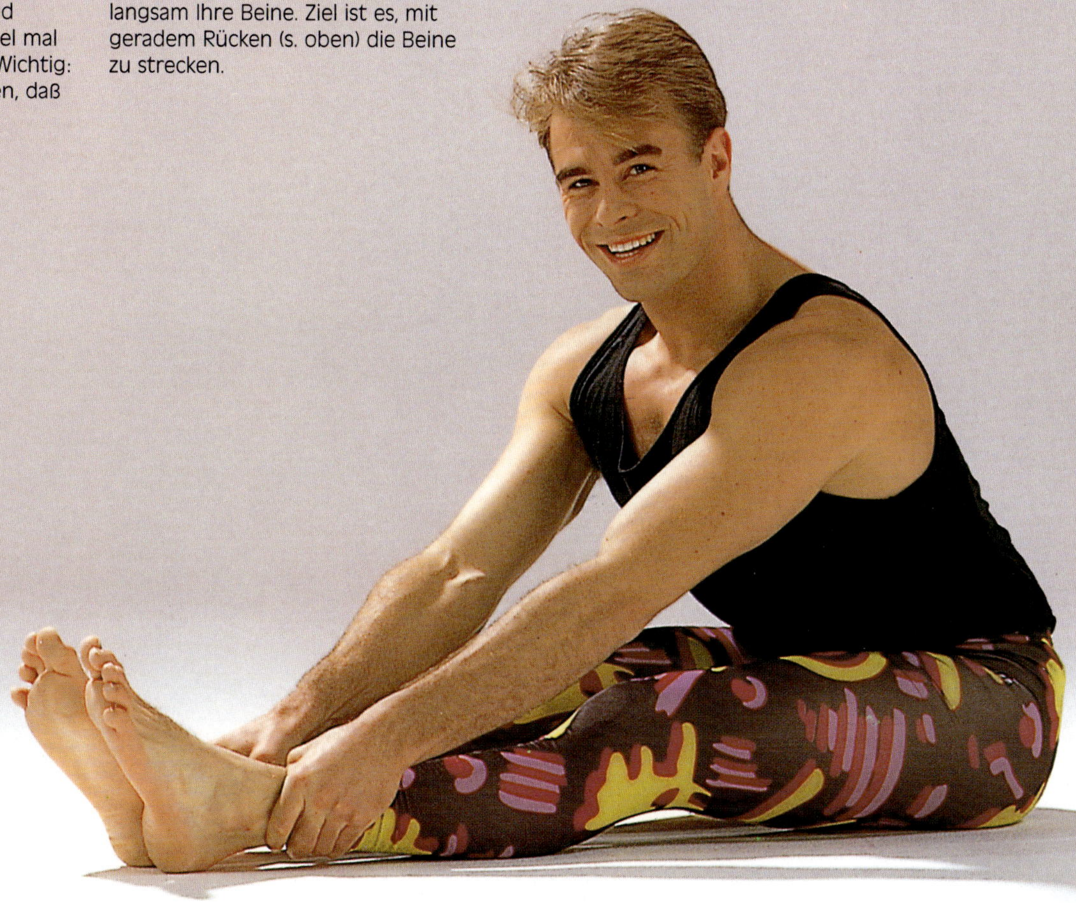

Übung 48: Im Sitzen, mit gestreckten und geschlossenen Beinen den Oberkörper nach vorne beugen. Achtung: Nur soweit, wie der Rücken „brettgerade" bleibt.

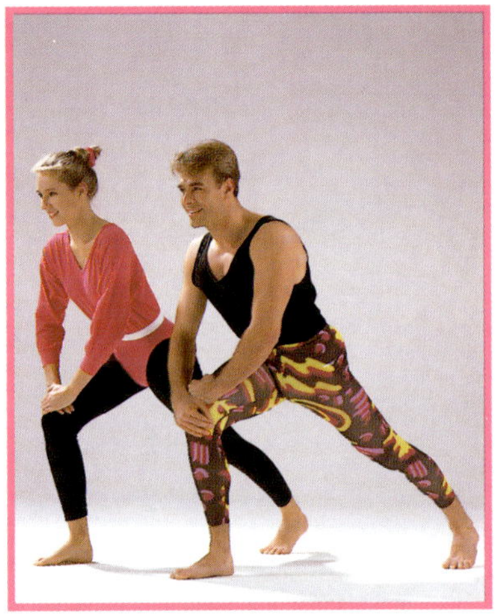

Übung 50: Im Stand; Ausfallschritt nach vorne. Legen Sie hierbei Ihren Oberkörper gestreckt auf den vorderen Oberschenkel, und lassen Sie das hintere Bein ganz gestreckt. Nun das vordere Knie langsam nach vorne bewegen. Beide Seiten im Wechsel.

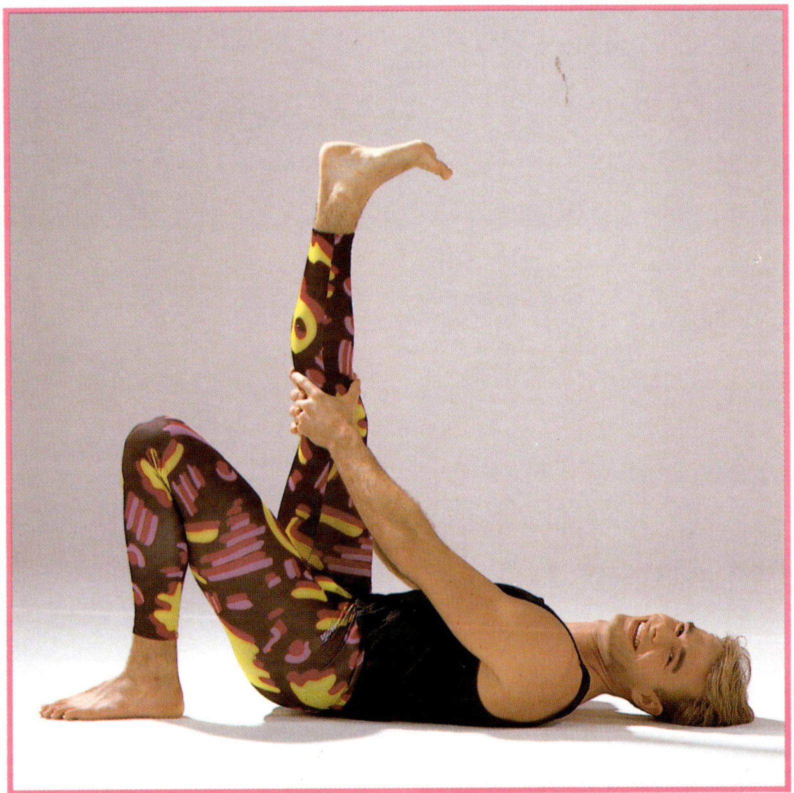

Übung 49: Rückenlage; ein Bein angestellt, das andere im rechten Winkel zum Oberkörper gestreckt halten und zum Oberkörper dehnen. Wichtig: Der ganze Rücken muß fest am Boden liegen. Danach mit dem anderen Bein.

Übung 51: Im Stand; Ausfallschritt zur Seite; Fußspitzen zeigen zur Seite nach außen. Hierbei unbedingt den Fuß des gebeugten Beines ganz am Boden belassen, und das Knie des gebeugten Beines nach außen-hinten ziehen. Nicht mit Gewalt, sondern langsam tiefer gehen. Mit beiden Beinen im Wechsel durchführen.

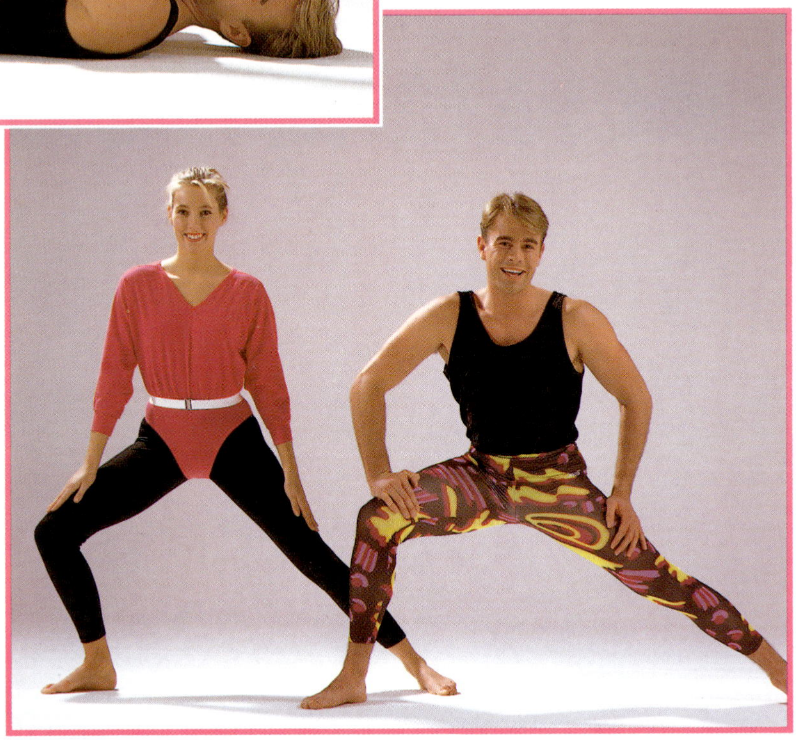

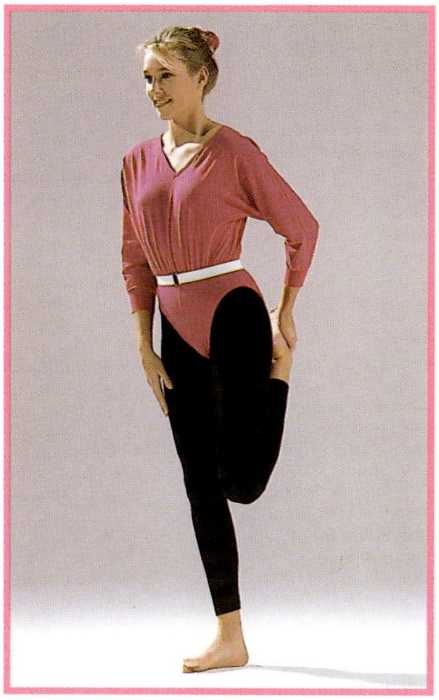

Übung 53: Im Stand; greifen Sie den linken oder rechten Fußrist, und ziehen Sie ihn zum Gesäß. Dabei sollen beide Oberschenkel parallel nebeneinander sein, das Standbein vollständig gestreckt. Wichtig: kein Hohlkreuz!

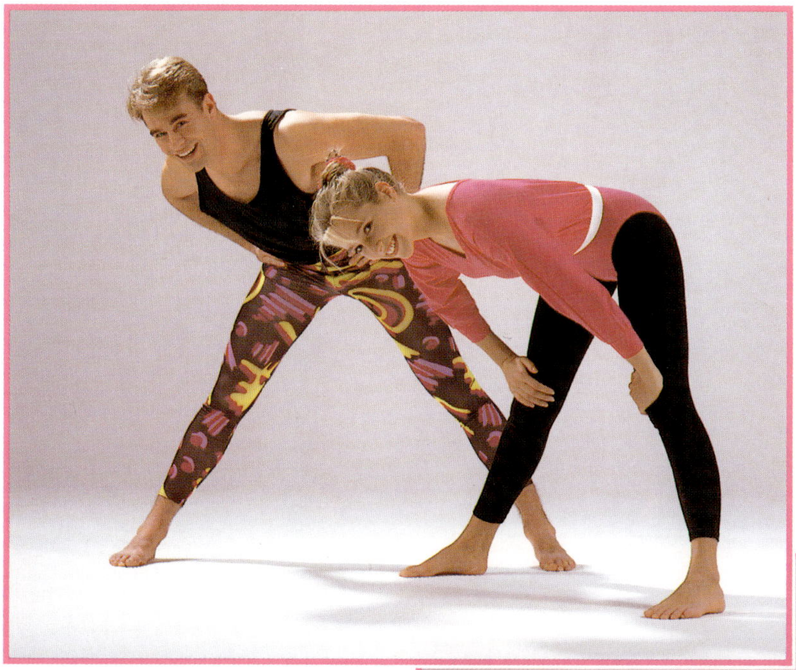

Übung 52: Mit gegrätschten, gestreckten Beinen im Stand den gestreckten Oberkörper im Wechsel nach rechts, zur Mitte und nach links dehnen.

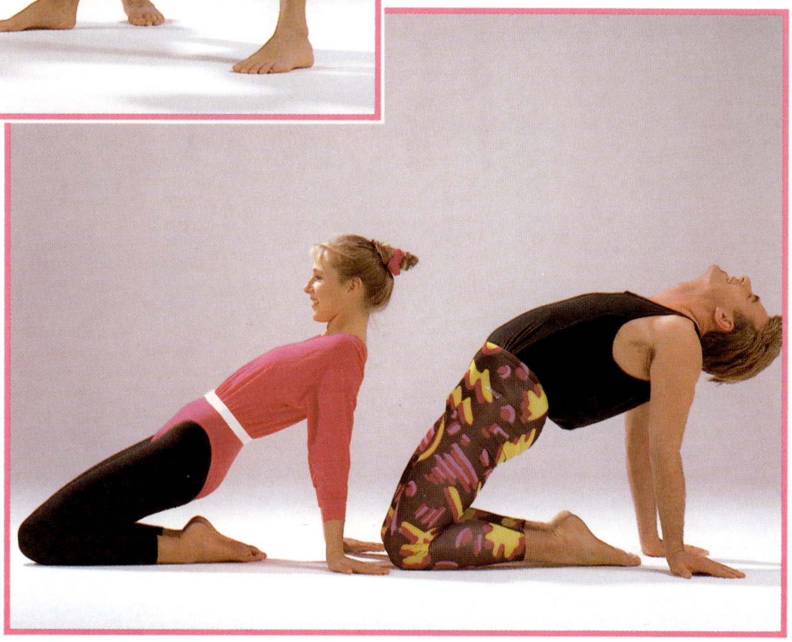

Übung 54: Fersensitz; stützen Sie sich nach hinten ab, und dehnen Sie das Becken nach vorne-oben. Wichtig: kein Hohlkreuz!

Übung 55: Rückenlage; ein Bein liegt gestreckt am Boden, das andere wird gewinkelt und mit Griff an der Rückseite des Oberschenkels zum Oberkörper gezogen. Wichtig: Die Fußspitzen beider Füße anziehen. Beide Beine im Wechsel.

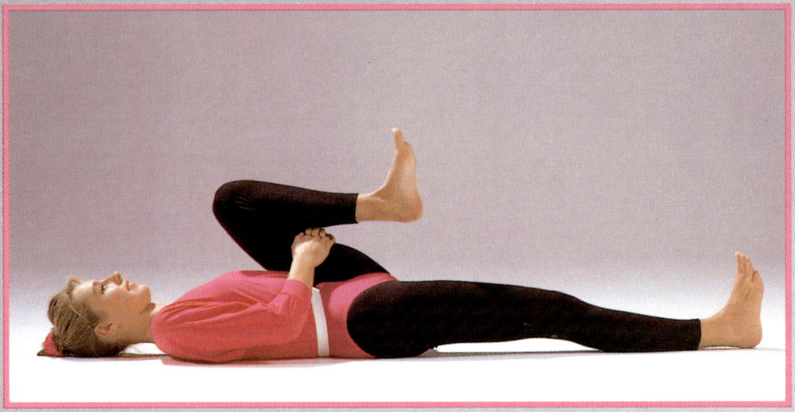

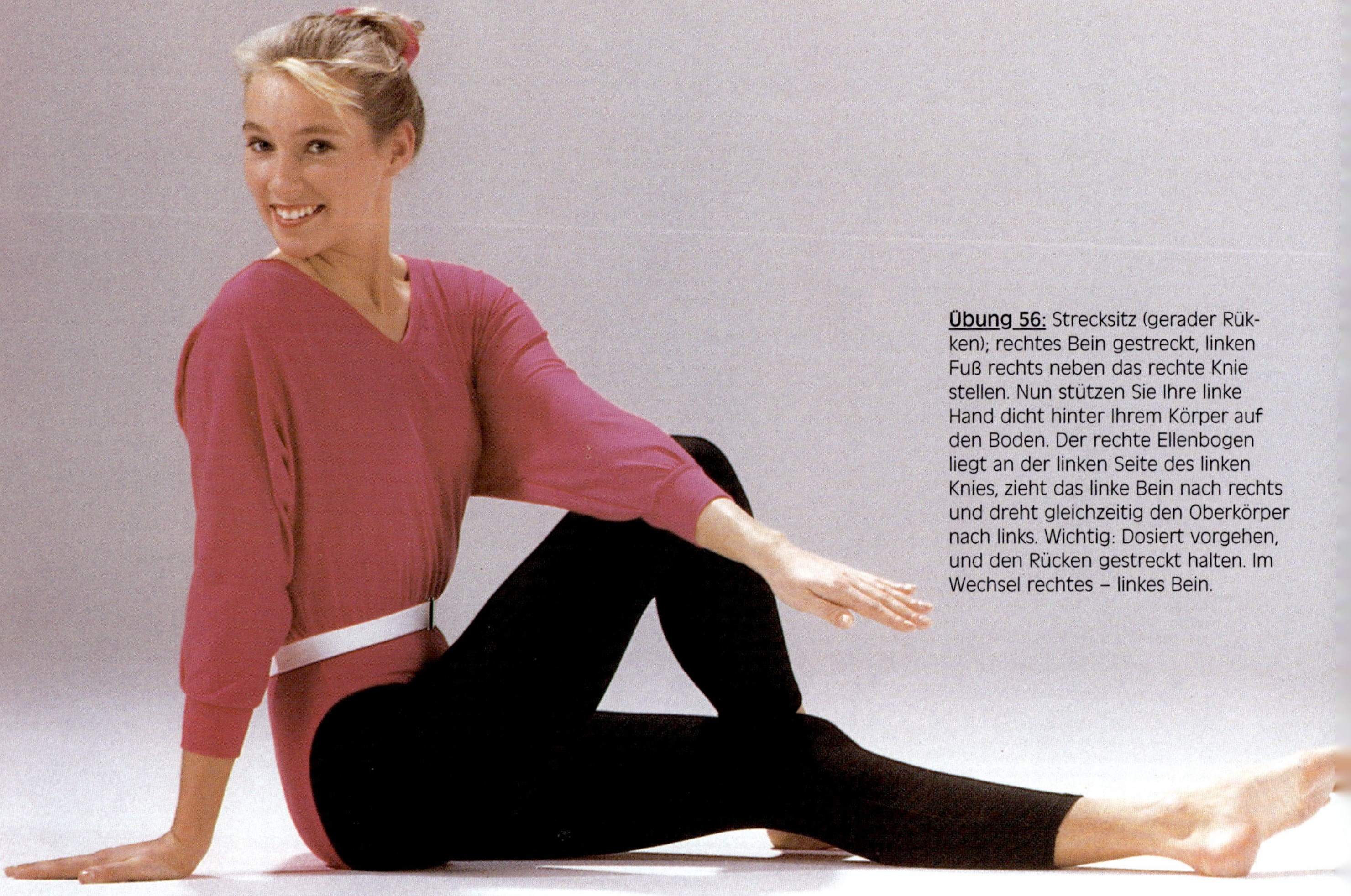

Übung 56: Strecksitz (gerader Rükken); rechtes Bein gestreckt, linken Fuß rechts neben das rechte Knie stellen. Nun stützen Sie Ihre linke Hand dicht hinter Ihrem Körper auf den Boden. Der rechte Ellenbogen liegt an der linken Seite des linken Knies, zieht das linke Bein nach rechts und dreht gleichzeitig den Oberkörper nach links. Wichtig: Dosiert vorgehen, und den Rücken gestreckt halten. Im Wechsel rechtes – linkes Bein.

Übung 58: Grätschstand; langsam die Beine weiter grätschen. Als Unterstützung legen Sie Ihre Hände nach vorne auf den Boden. Wichtig: Nicht mit Gewalt vorgehen, und den Rücken geradehalten.

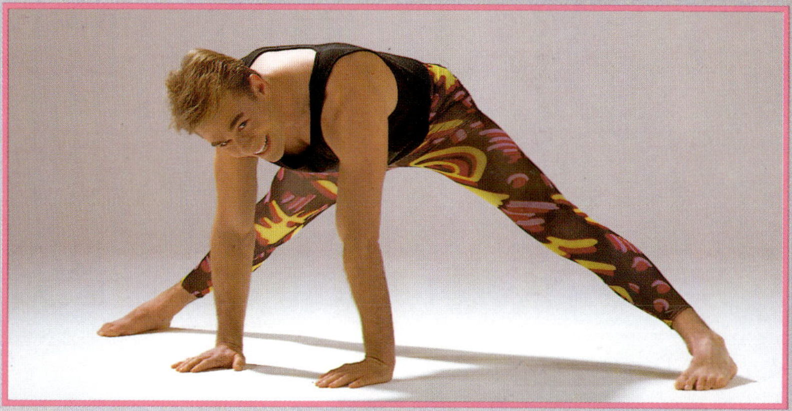

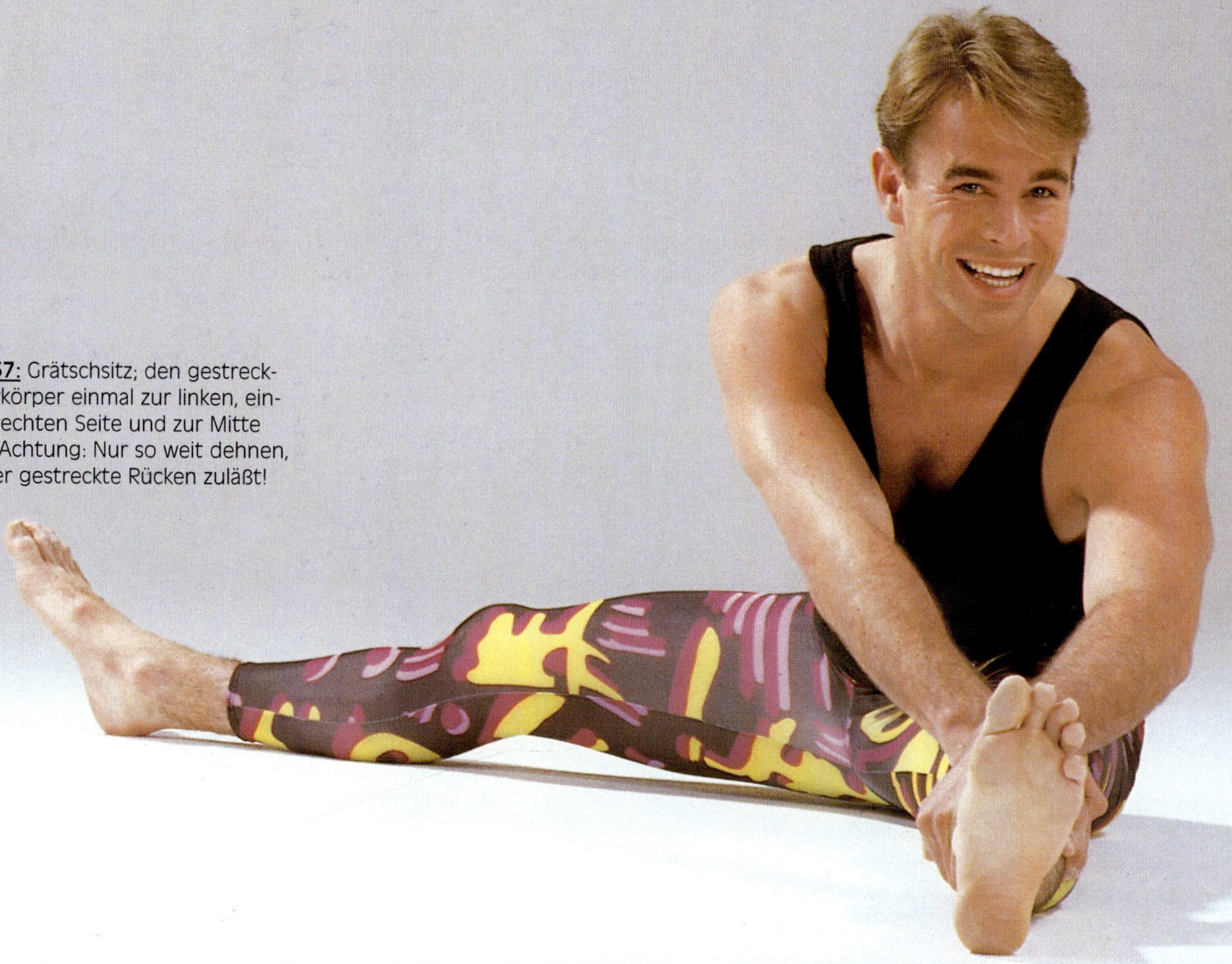

Übung 57: Grätschsitz; den gestreckten Oberkörper einmal zur linken, einmal zur rechten Seite und zur Mitte dehnen. Achtung: Nur so weit dehnen, wie es der gestreckte Rücken zuläßt!

Unterschenkel- und Fußmuskulatur

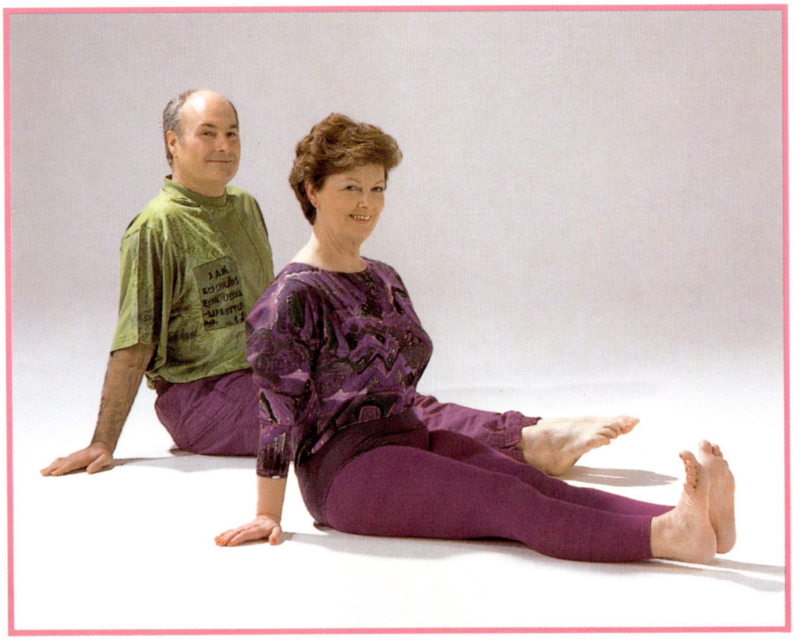

Übung 59: Strecksitz, hinter dem Körper abstützen; im Wechsel die Füße strecken und zurückziehen. Die Spannung bei beiden Bewegungen langsam steigern und einhalten. Krampfbildung signalisiert Ihnen eine starke Verkürzung der jeweiligen Muskulatur.

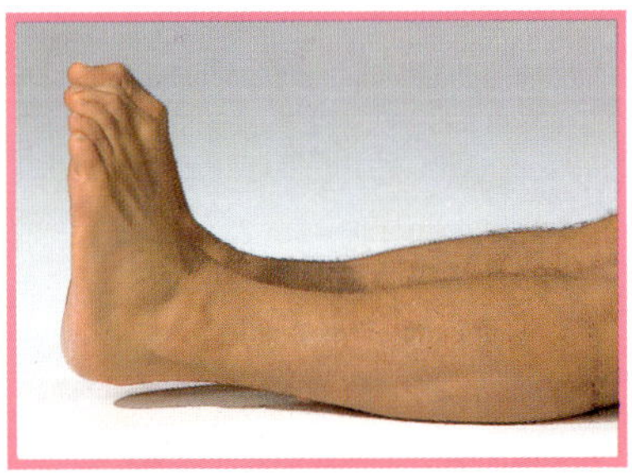

Übung 60: Strecksitz; ziehen Sie Ihre Fußspitzen an, und krallen Sie gleichzeitig Ihre Zehen ein.

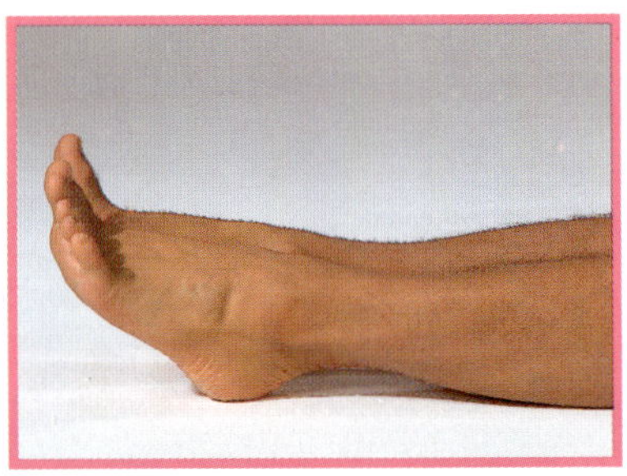

Übung 61: Strecksitz; strecken Sie Ihre Füße, und ziehen Sie gleichzeitig Ihre Zehen zurück.

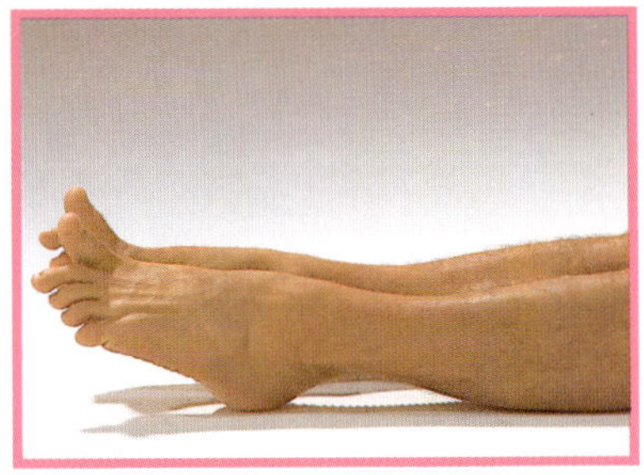

Übung 62: Strecksitz; strecken Sie Ihre Füße, und ziehen Sie nur Ihre Großzehen zurück.

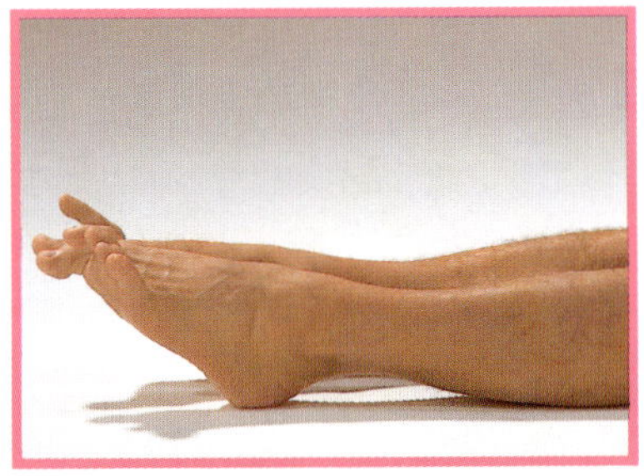

Übung 63: Strecksitz; strecken Sie Ihre Füße, und ziehen Sie nur Ihre 8 Kleinzehen zurück.

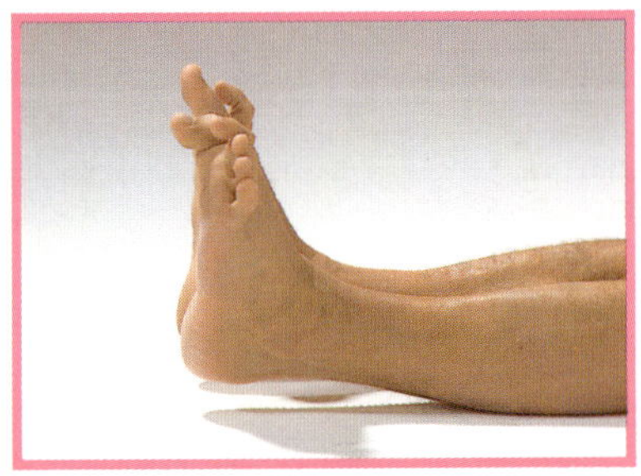

Übung 64: Strecksitz; ziehen Sie Ihre Fußspitzen an, und krallen Sie nur Ihre Großzehen ein.

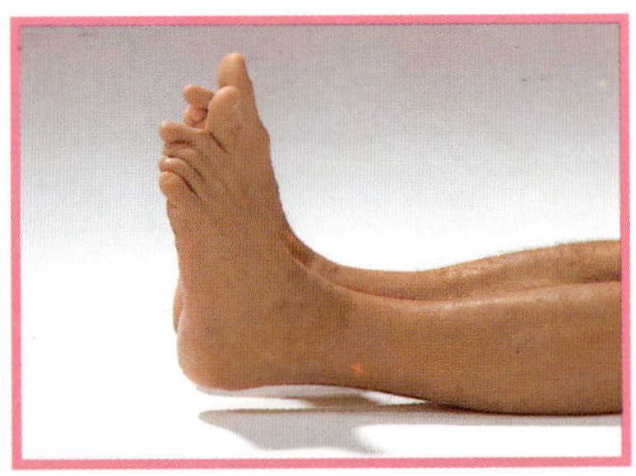

Übung 65: Strecksitz; ziehen Sie Ihre Fußspitzen an, und krallen Sie Ihre 8 Kleinzehen ein.

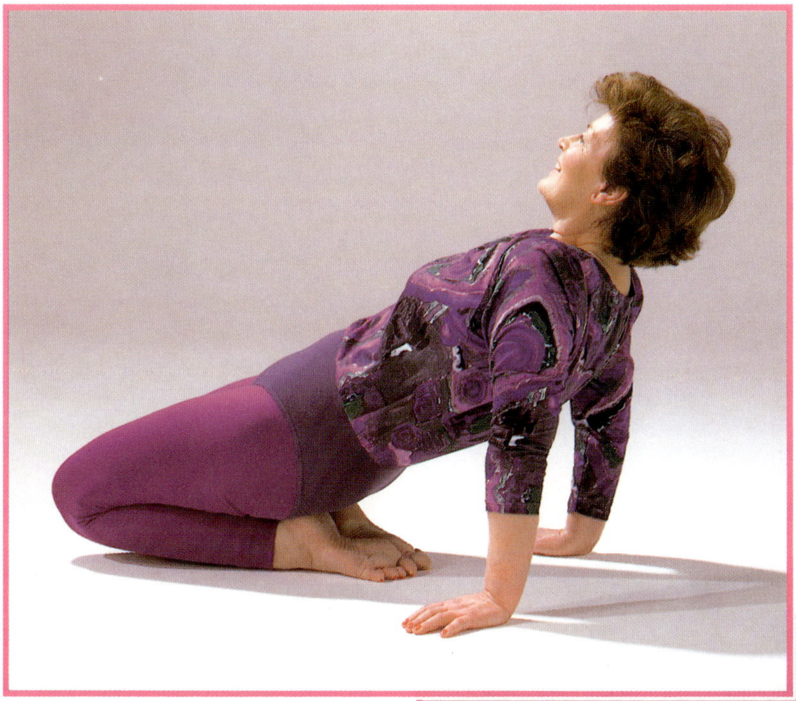

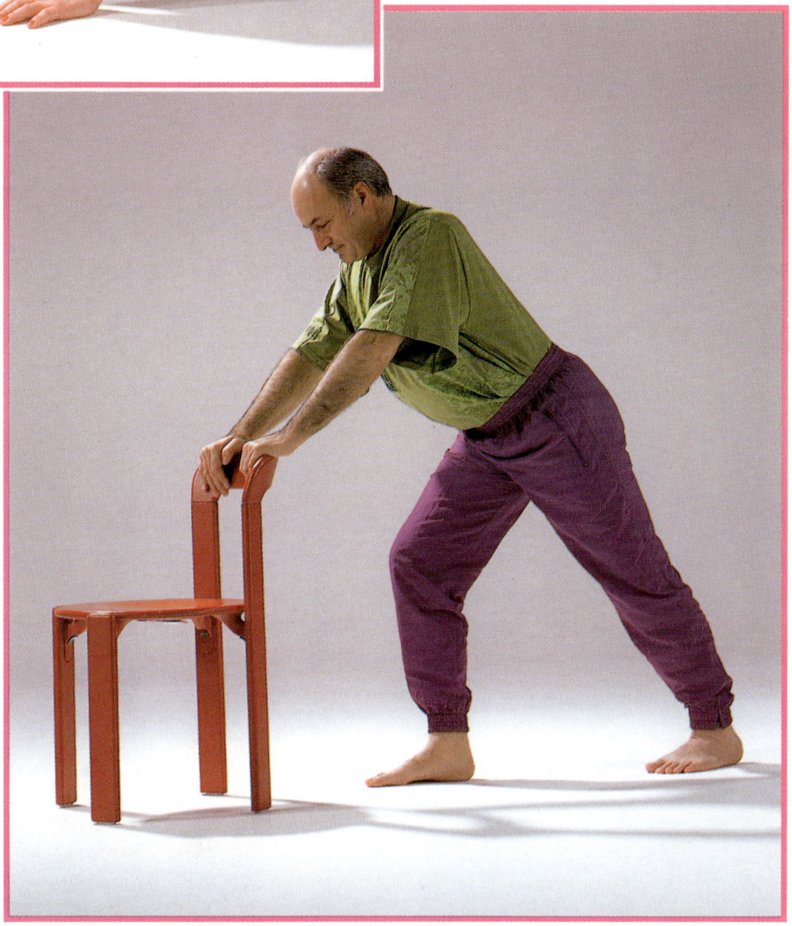

Übung 66: Fersensitz; langsam mit Stütz der Hände auf dem Boden die Knie abheben und somit den Druck auf den Fußrist dosiert einsetzen.

Übung 67: Stand; halten Sie sich zum Beispiel an einem Stuhl fest; stellen Sie nun einen Fuß weiter hinten auf den Boden, und beugen Sie langsam das vordere Bein, ohne daß der hintere Fuß den Boden verläßt. Wichtig: Kein Hohlkreuz, und das hintere Bein gestreckt halten. Beide Beine im Wechsel.

3. Wirbelsäulengymnastik

Bedeutung für Sport und Alltag

Haben Sie auch schon einmal Rükkenbeschwerden gehabt? Ein brennendes, beißendes, unangenehmes Ziehen im Schulter-, Brust- oder Lendenbereich, das vielleicht sogar in Beine oder Arme ausstrahlt? Dieses Erscheinungsbild ist in der heutigen Zeit leider keine Seltenheit mehr. Fast jeder zweite Mensch leidet an Beschwerden im Wirbelsäulenbereich. Die Ursache für diese traurige Bilanz liegt oftmals in der Berufs- und Freizeitgestaltung, es können aber auch angeborene Schädigungen vorliegen. Nicht selten unterliegen wir Zwangsfehlhaltungen am Arbeitsplatz, wie zum Beispiel bei Bürotätigkeiten, Fließbandarbeiten oder Schwerstarbeit. Hierbei handelt es sich um Berufssparten, in denen solche Beschwerdebilder häufig anzutreffen sind. Bei der Freizeitgestaltung können solche Beschwerden entweder entstehen, weil man gar nicht, zu wenig oder zu einseitig Sport treibt. „Nur" Waldlauf schadet der Wirbelsäule mehr, als es dem Herz-Kreislauf-System nutzt. Leistungssportler akzeptieren in großem Umfang diese Beschwerden, um weiterhin höchstleistungsbezogen trainieren zu können. Ganz unabhängig davon, ob derartige Beschwerden beruflich oder freizeitlich zu begründen sind, kann und sollte man ihnen mit einem Ausgleichstraining begegnen, um keine Schäden wie zum Beispiel einen Bandscheibenvorfall zu riskieren. Jeden Tag einige wenige Minuten Wirbelsäulengymnastik im Rahmen der „funktionellen Gymnastik", und Sie werden nach kurzer Zeit spüren, wie sehr es Ihnen Ihre Wirbelsäule danken wird. Vorbeugende Gymnastik ist angenehmer und wirkungsvoller als Spritzen!

Verfahrensweise

Da sich Wirbelsäulenbeschwerden in den meisten Fällen aus zu schwacher Muskulatur rund um die Wirbelsäule ergeben, richtet sich auch die Gymnastik überwiegend auf die Kräftigung dieser Muskelgruppen aus. Im Schulterbereich überwiegt die Kräftigung der oberen Rückenmuskelpartie und somit die Dehnung der Brustmuskulatur. Im Lendenwirbelsäulenabschnitt dagegen dominiert die Kräftigung der Bauchmuskulatur und die Dehnung der unteren Rückenstrecker. Ziel ist es, das Gleichgewicht zwischen der vorderen und hinteren Rumpfmuskulatur wieder herzustellen, so daß der Körper seine gesunde, aufrechte Haltung wiedergewinnt. Um dies zu erreichen, muß man eventuell zu kleineren Zusatzgewichten greifen, damit die Kräftigung sinnvoll gesteuert werden kann (vgl. S. 69).
Die Art der Durchführung der nachfolgenden Übungen erfolgt, sofern nicht gesondert beschrieben, nach dem gleichen Prinzip wie es im Abschnitt Stretching („S-H-R-S"- oder „C-H-R-S"-Methode) erläutert wurde (vgl. S. 38).

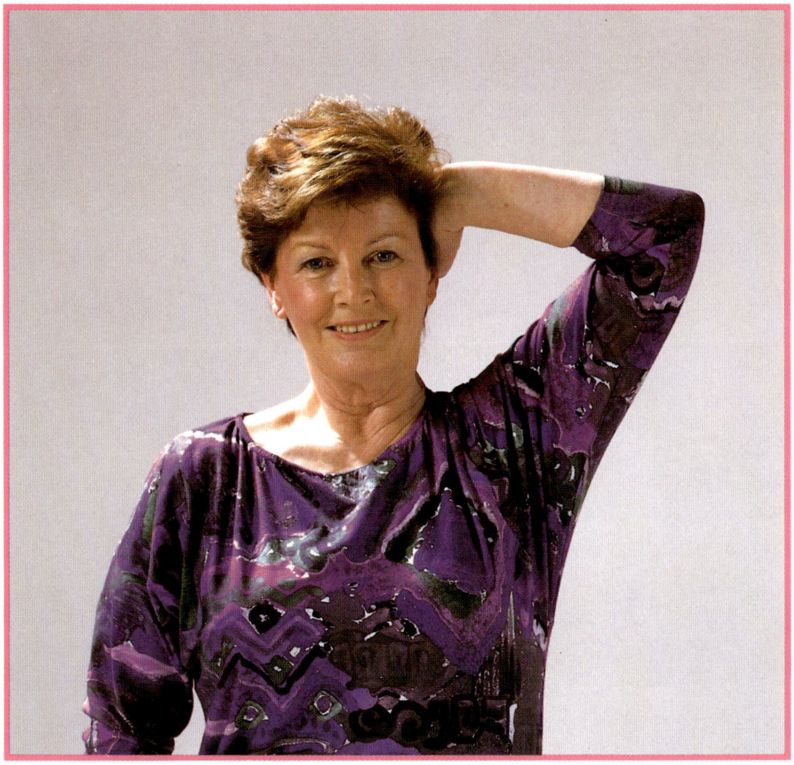

Übung 68: Legen Sie die rechte Hand flach auf die rechte Gesichtshälfte. Nun drücken Sie Ihren Kopf gegen die Hand, ohne daß er sich bewegt (statisch). Zur Dehnung neigen Sie den Kopf zur Gegenseite.

Übung 69: Wie Übung 68; diesmal zur anderen Seite (ohne Abb.).

Halswirbelsäulenmuskulatur

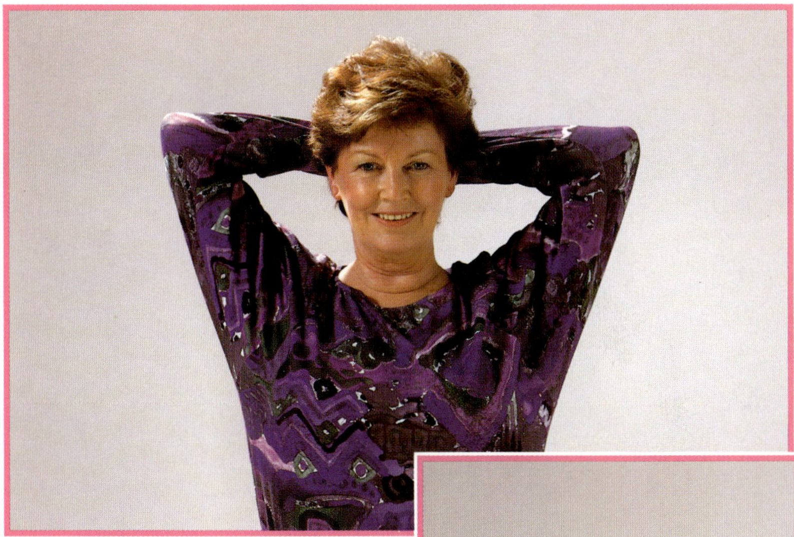

Übung 70: Greifen Sie mit beiden Händen hinter Ihren Kopf, und erzeugen Sie eine Spannung, indem Sie den Kopf in Ihre Hände drücken (statisch). Dehnung: Kopf sanft nach vorne-unten ziehen.

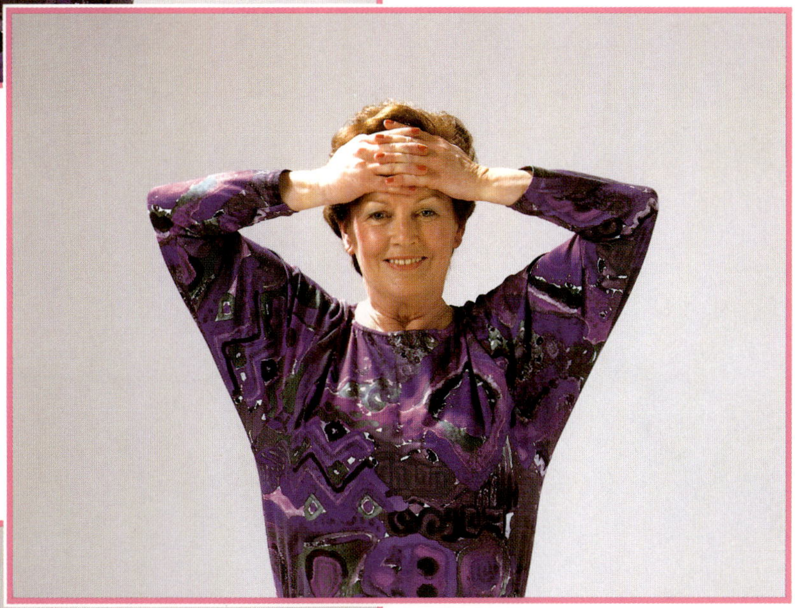

Übung 71: Legen Sie beide Hände vorne auf die Stirn, und erzeugen Sie wiederum eine statische Spannung. Dehnung: Den Kopf vorsichtig nach vorne-oben ziehen. Achtung: Den Kopf nicht nach hinten-unten kippen, da dies Ihre Halswirbelsäule gefährden würde.

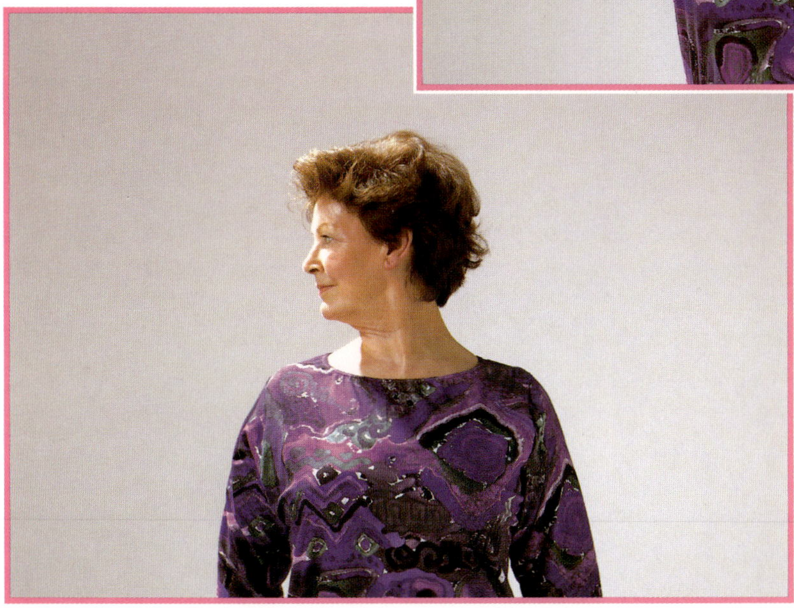

Übung 72: Wenden Sie im Wechsel Ihren Kopf nach links und rechts. Steigern bis zur maximalen Bewegungsweite.

Brustwirbelsäulenmuskulatur

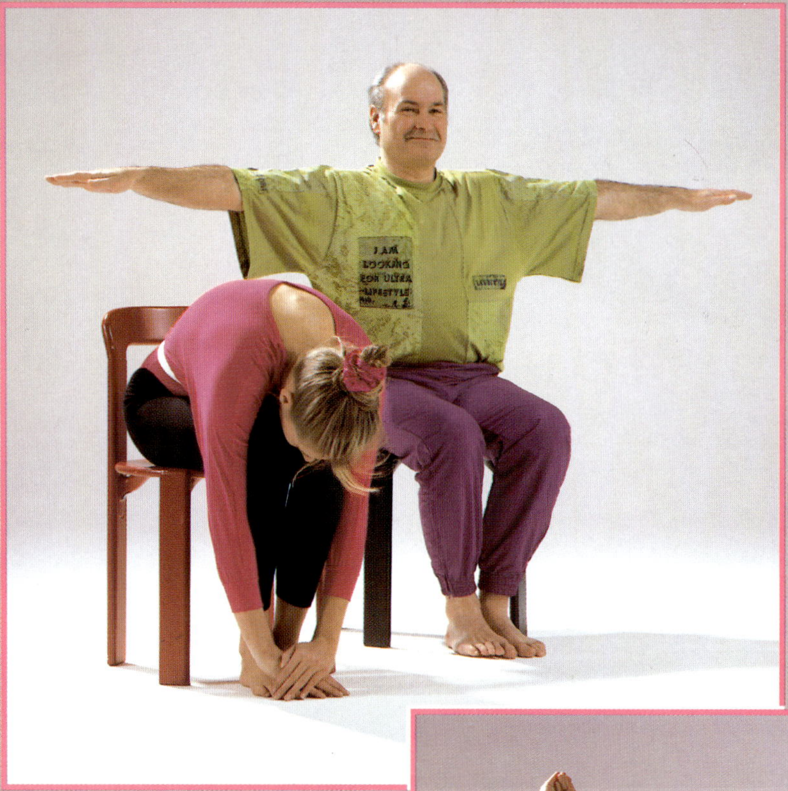

Übung 73: Strecksitz auf einem Stuhl; halten Sie Ihre gestreckten Arme circa 30 Sekunden lang in waagrechter Seithalte. Dehnung hierfür ist der Rundrücken.

Übung 74: Wie Übung 73; die Arme in waagrechter Vorhalte.

Übung 75: Wie Übung 73; diesmal die Arme maximal nach hinten-oben ziehen. Vorsicht: Bei dieser Übung den ganzen Rücken fest an der Stuhllehne halten!

Übung 76: Nehmen Sie ein kleines Gewicht (zwischen 1 und 5 kg, zum Beispiel ein Buch) in jede Hand, und heben Sie die Hände gleichzeitig mit gestreckten Armen nach vorne bis zur Waagrechten an. 10 langsame Wiederholungen, und mit dem Rundrücken dehnen (s. rechts).

Übung 77: Wie Übung 76; Arme zur Seite anheben (s. rechts).

Übung 78: Wie Übung 76; Arme nach hinten anheben. Achtung: Rücken an der Lehne lassen (s. rechts).

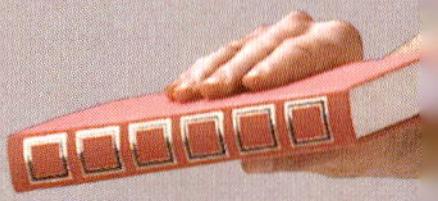

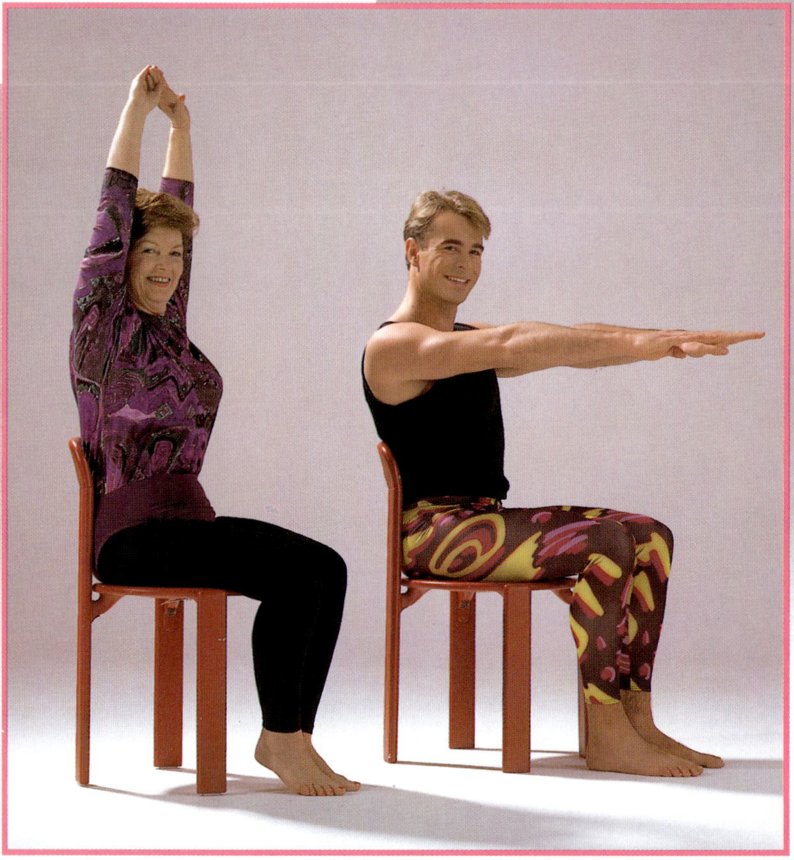

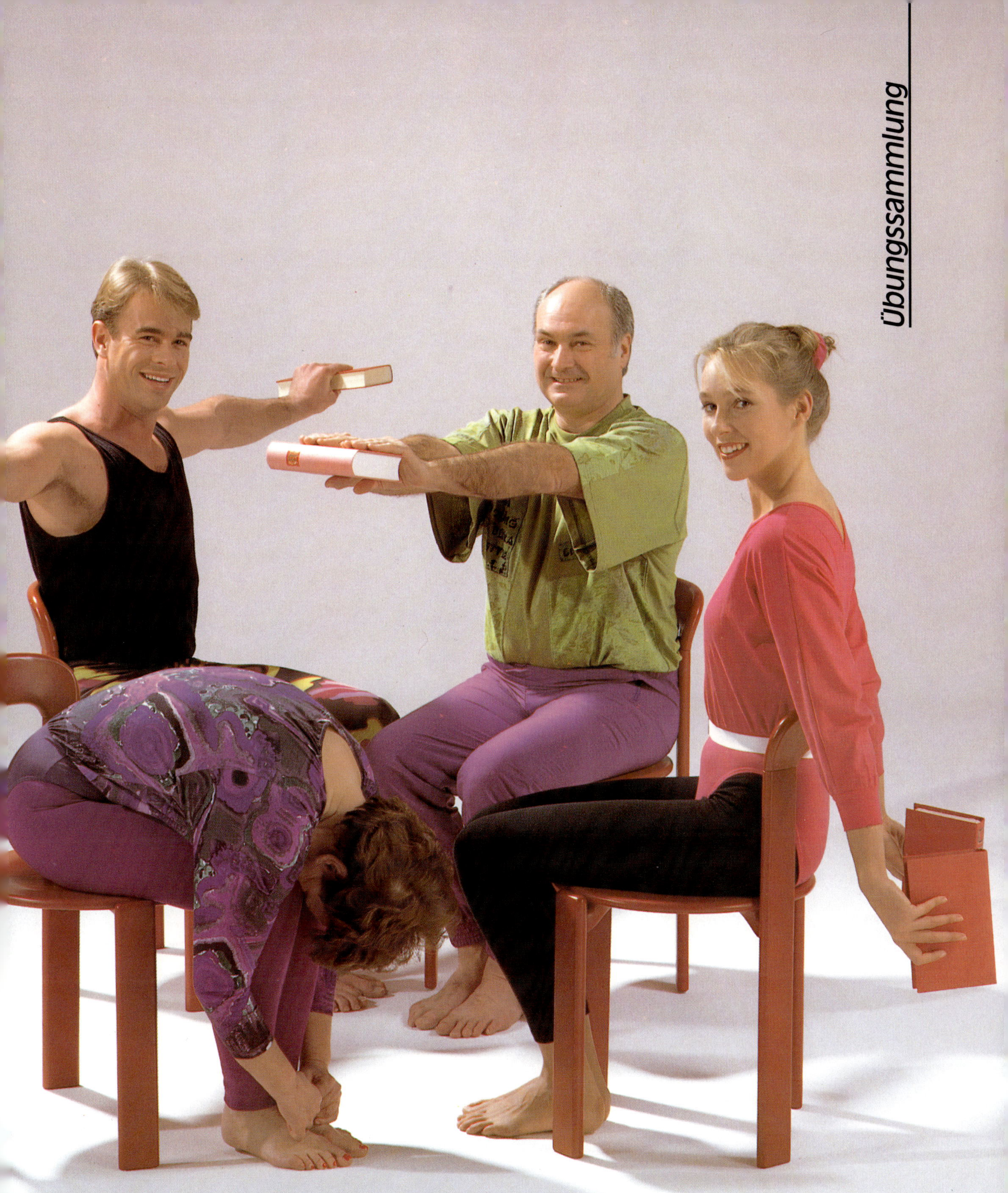

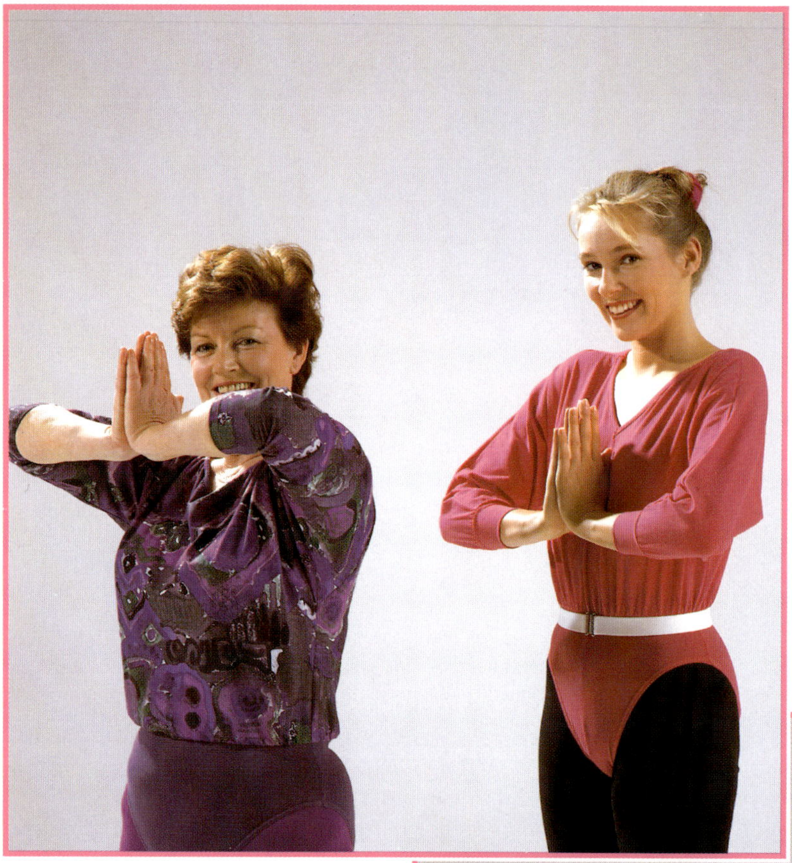

Übung 79: Legen Sie Ihre Handflächen in Brusthöhe aufeinander; drükken Sie die Ellenbogen nach vorne und die Handflächen circa 10–20 Sekunden maximal gegeneinander. Gleichmäßig weiteratmen! Als Dehnung ziehen Sie Ihre Schultern 7 Sekunden (ohne Hohlkreuz!) zurück.

Übung 80: Wie Übung 79; die Hände in Höhe des Gesichts und die Ellenbogen nach oben ziehen.

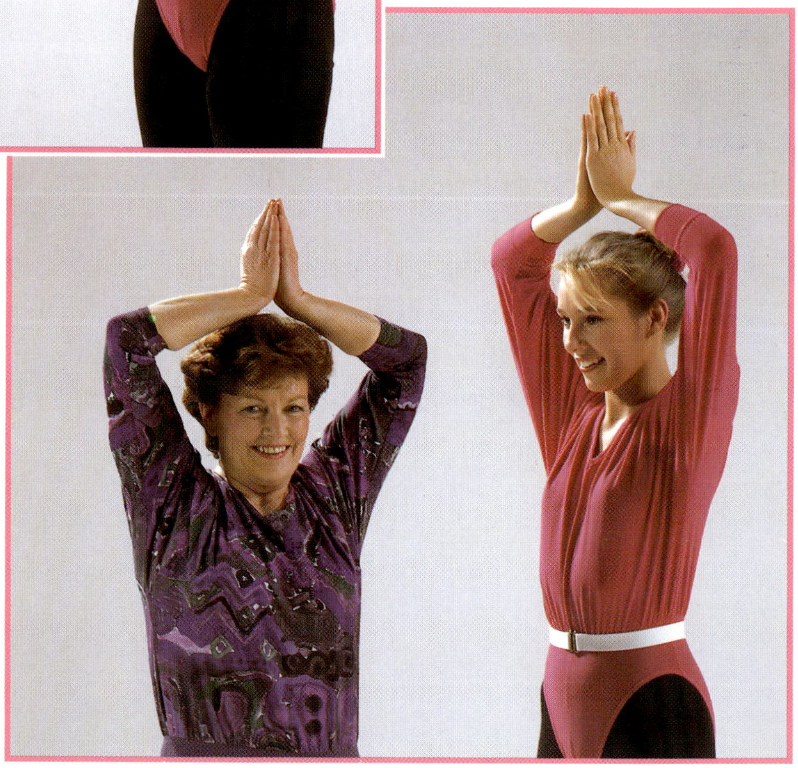

Übung 81: Wie Übung 79; Hände über Kopf und Ellenbogen nun nach hinten ziehen.

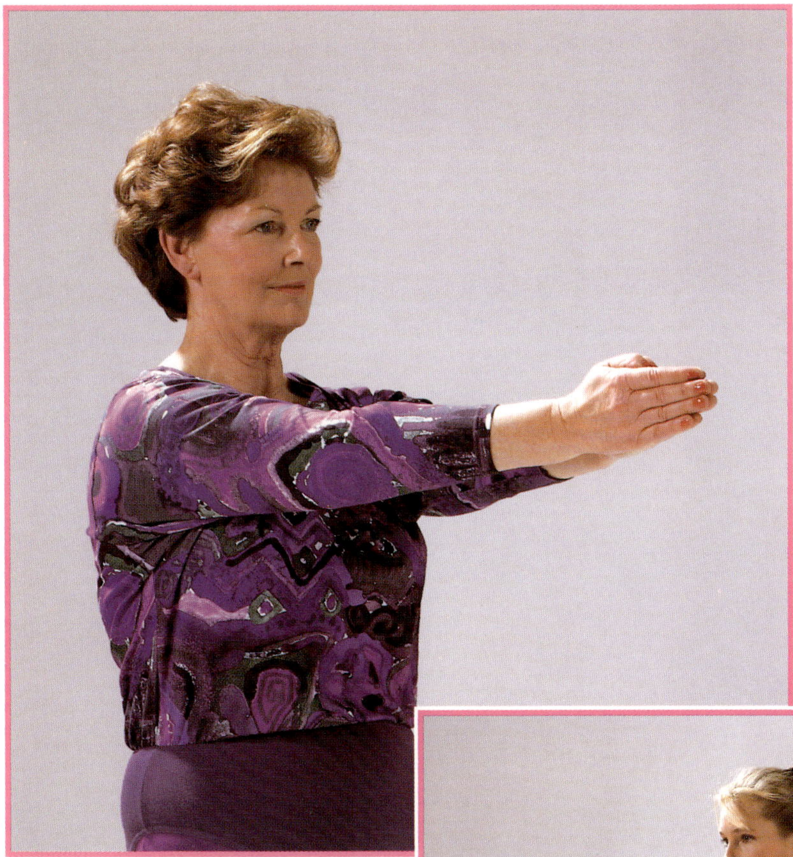

Übung 82: Wie Übung 79; die Arme gestreckt nach vorne halten.

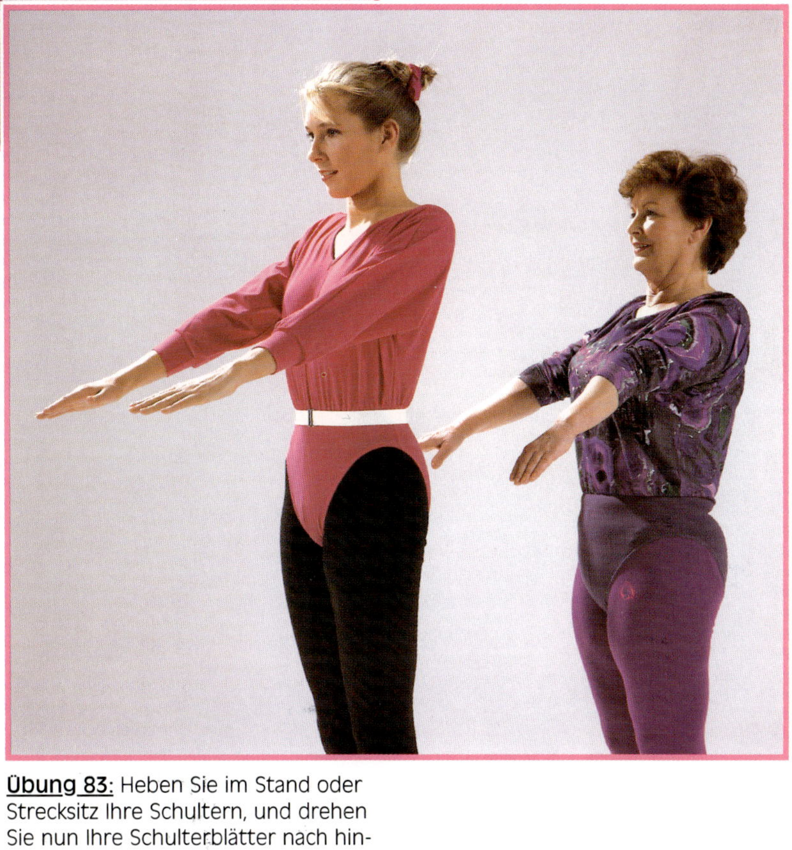

Übung 83: Heben Sie im Stand oder Strecksitz Ihre Schultern, und drehen Sie nun Ihre Schulterblätter nach hinten-unten. Beachte: kein Hohlkreuz!

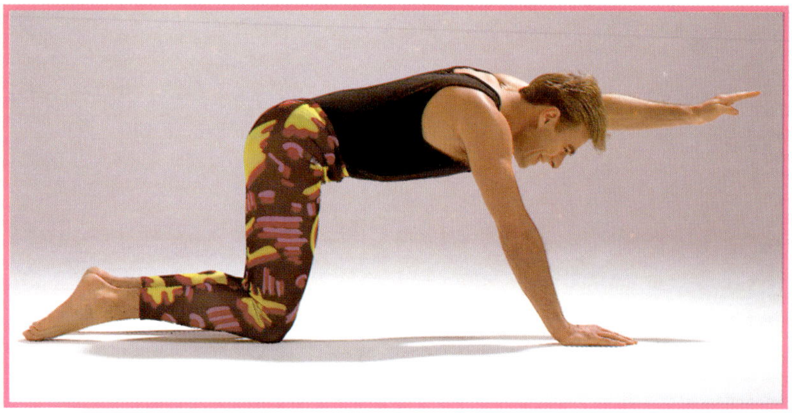

Übung 84: Bankstellung; halten Sie Ihren Rücken und den Kopf ganz gerade, und ziehen Sie erst den linken, dann den rechten Arm nach vorne-oben. Jeweils 10 Sekunden halten. Beachten Sie, daß sich Ihre Schulterachse nicht aufdreht, sondern bodenparallel gehalten wird. Die Dehnung („Katzenbuckel" mit dicht vor den Knien gekreuzten Armen) erfolgt nach einem Links-rechts-Durchgang.

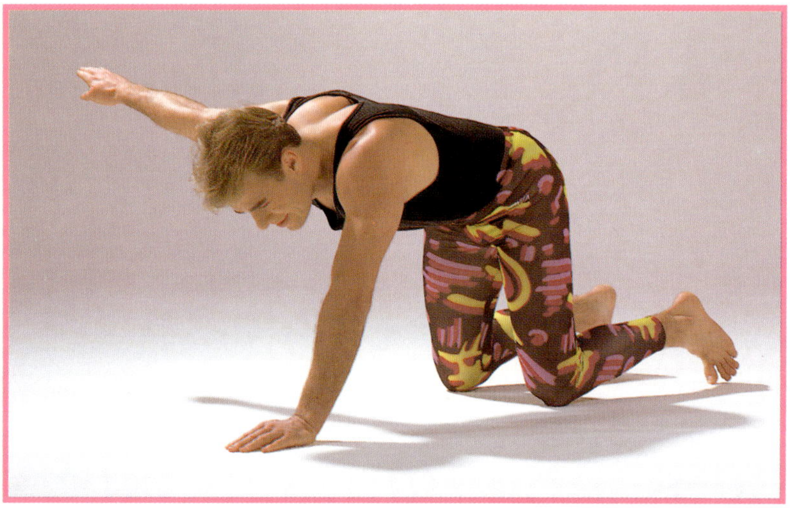

Übung 85: Wie Übung 84; die Arme zur Seite hochziehen.

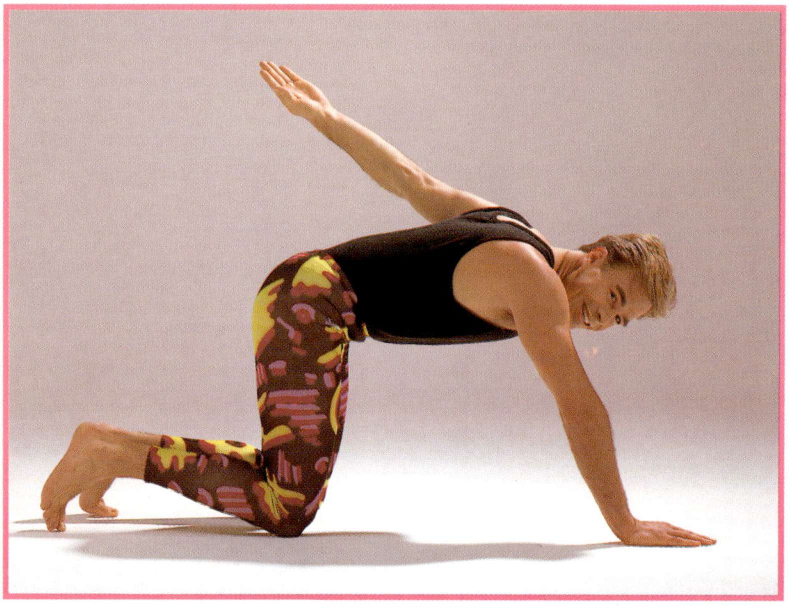

Übung 86: Wie Übung 84; diesmal die Arme nach hinten-oben ziehen.

Übung 87: Wie Übungen 84 bis 86; jedoch in der Bauchlage mit der Stirn am Boden (s. Abb. rechts).

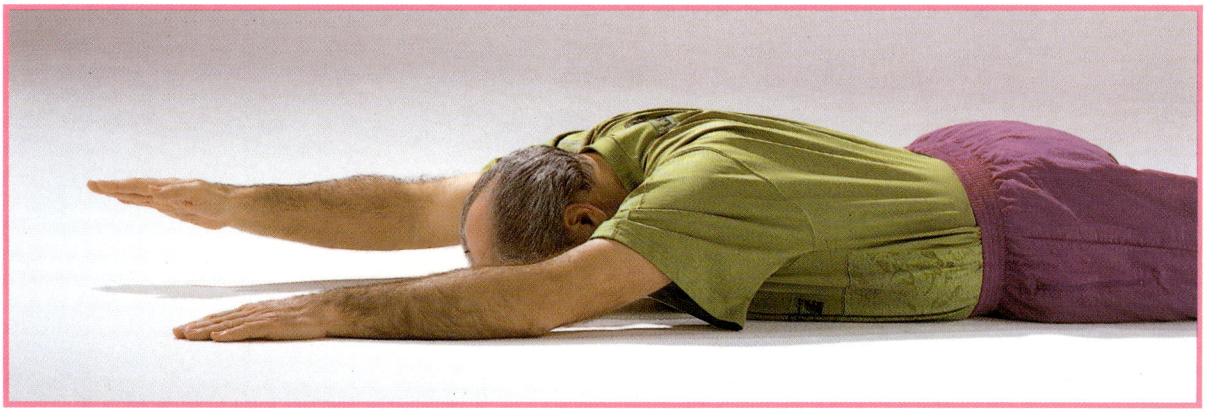

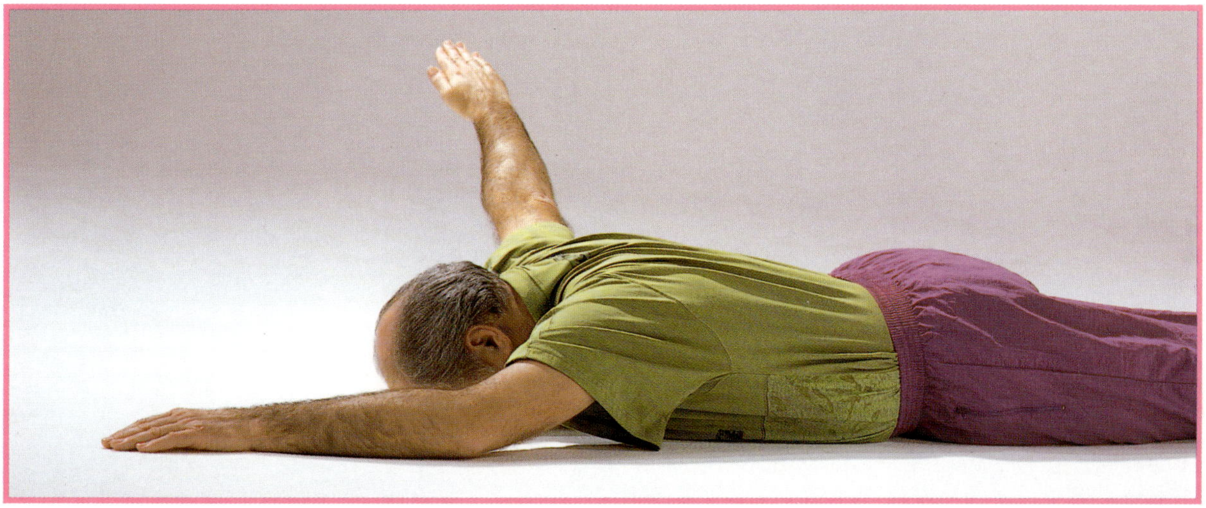

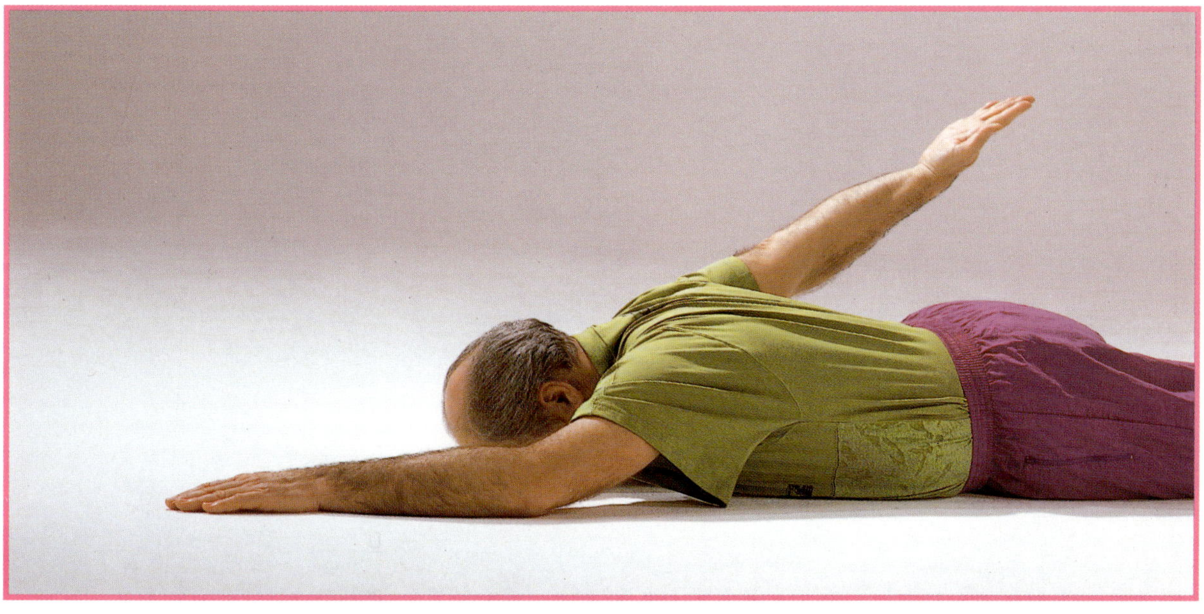

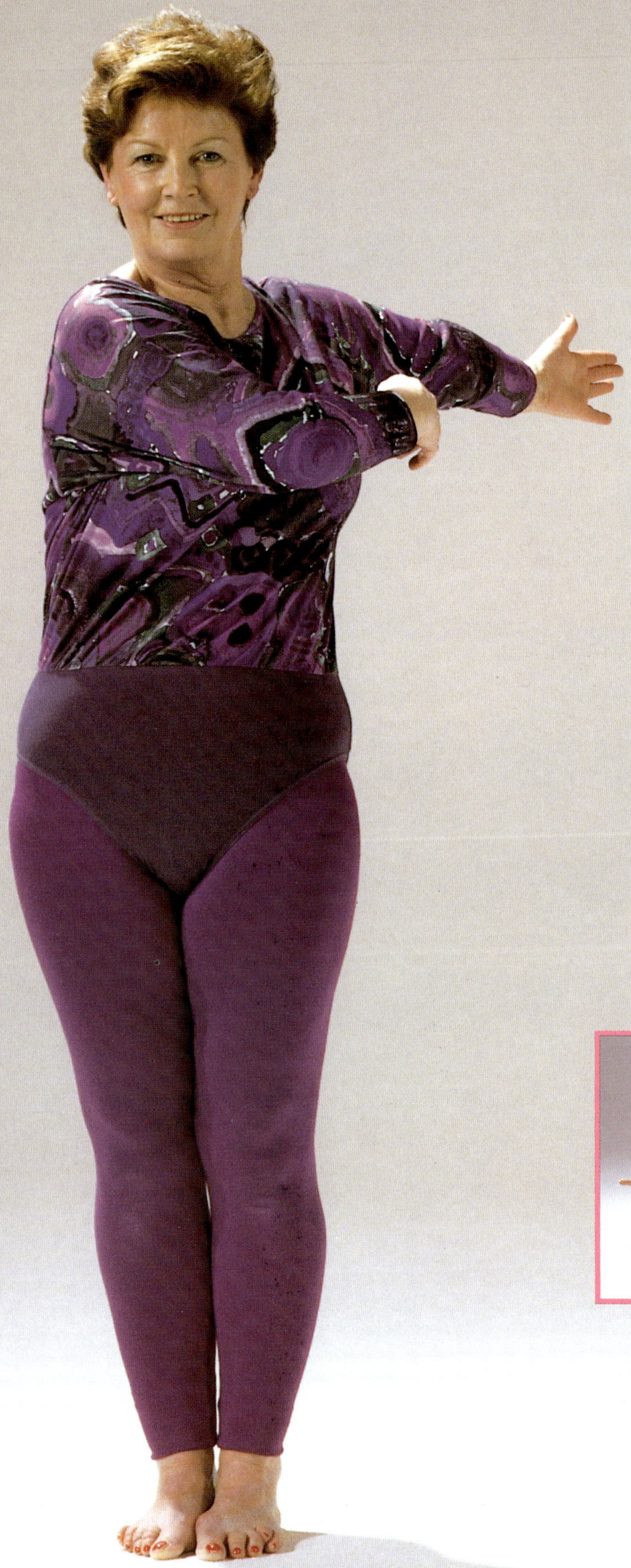

Übung 88: Im Stand den Oberkörper je 10 Sekunden nach rechts und links drehen, wobei die Hüfte gegengedreht werden muß. Dehnung ist hierbei in der Übungsausführung bereits enthalten.

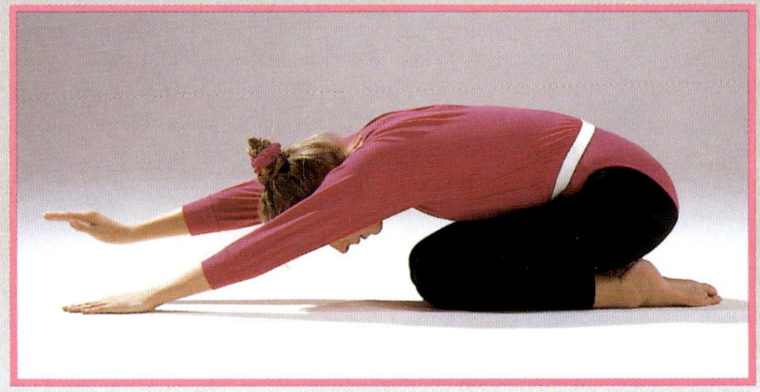

Übung 89: Fersensitz; den Oberkörper mit gestreckten Armen nach vorne ablegen. Ziehen Sie nun im Wechsel je 10 Sekunden den rechten oder linken Arm nach oben, ohne daß die Schulter gedreht wird. Der andere Arm verbleibt am Boden. Dehnung ist wiederum der „Katzenbuckel" mit gekreuzten Armen.

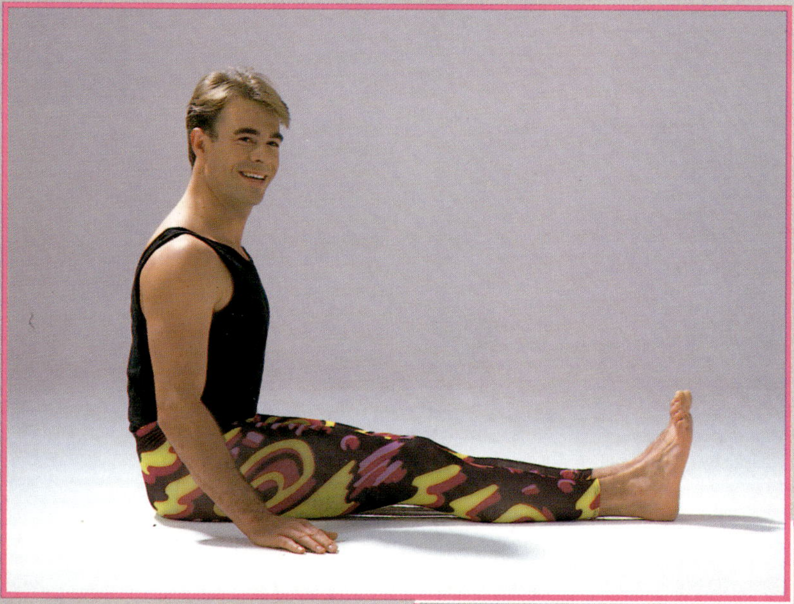

Übung 90: Strecksitz mit gestreckten Beinen (Abb. oben). Halten Sie Ihren Rücken „brettgerade", und ziehen Sie langsam Ihre Fersen über den Boden zum Gesäß (Abb. rechts). Im Maximalbereich 10 Sekunden halten, danach mit „Katzenbuckel" dehnen (Abb. unten).

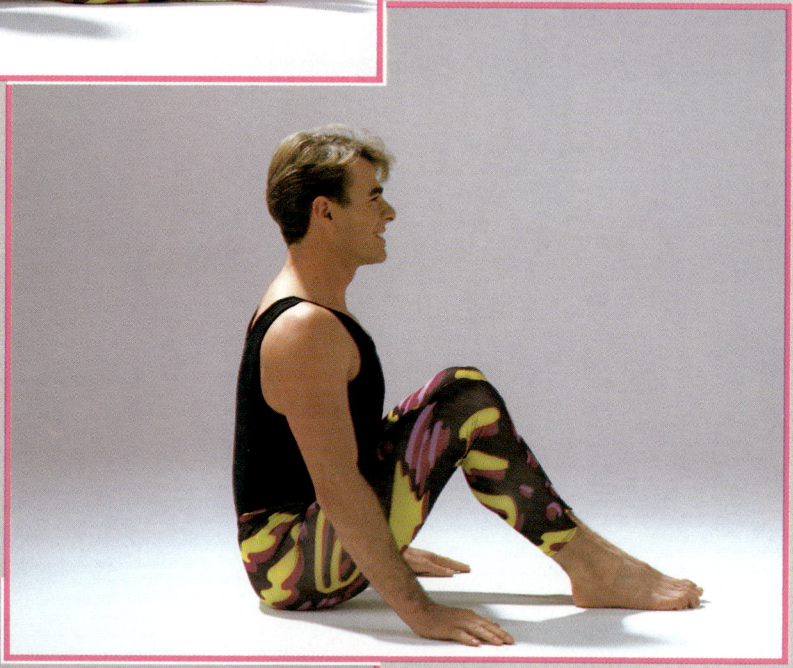

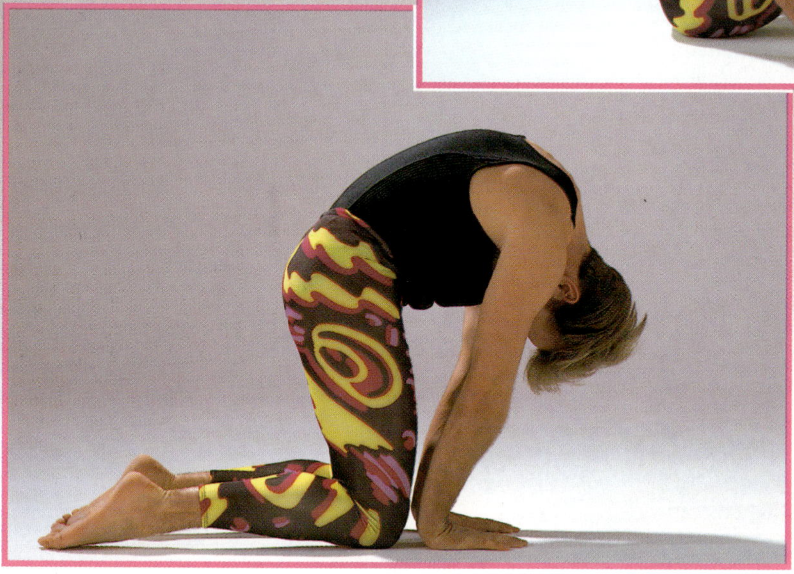

Lendenwirbelsäulenmuskulatur

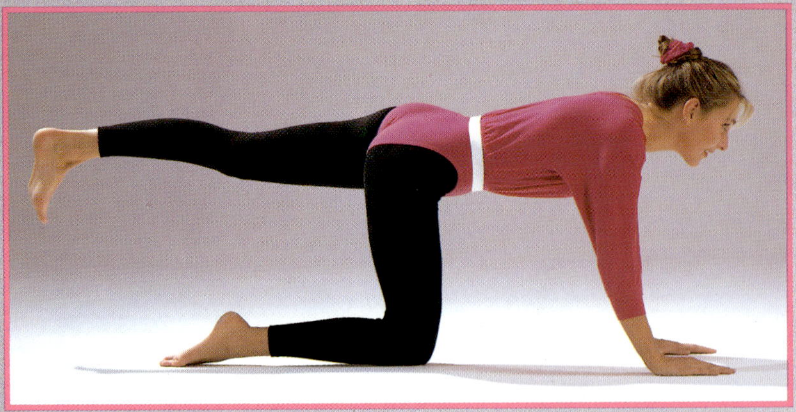

Übung 91: Bankstellung; strecken Sie im Wechsel je 10 Sekunden Ihr rechtes oder linkes Bein nach hinten aus. Ziehen Sie die Fußspitzen zu den Knien, und halten Sie das jeweilige Bein nur ganz knapp über dem Boden. Achtung: Rücken gerade (= Bauch einziehen), und die Hüfte nicht aufdrehen. Zur Dehnung machen wir den „Katzenbuckel".

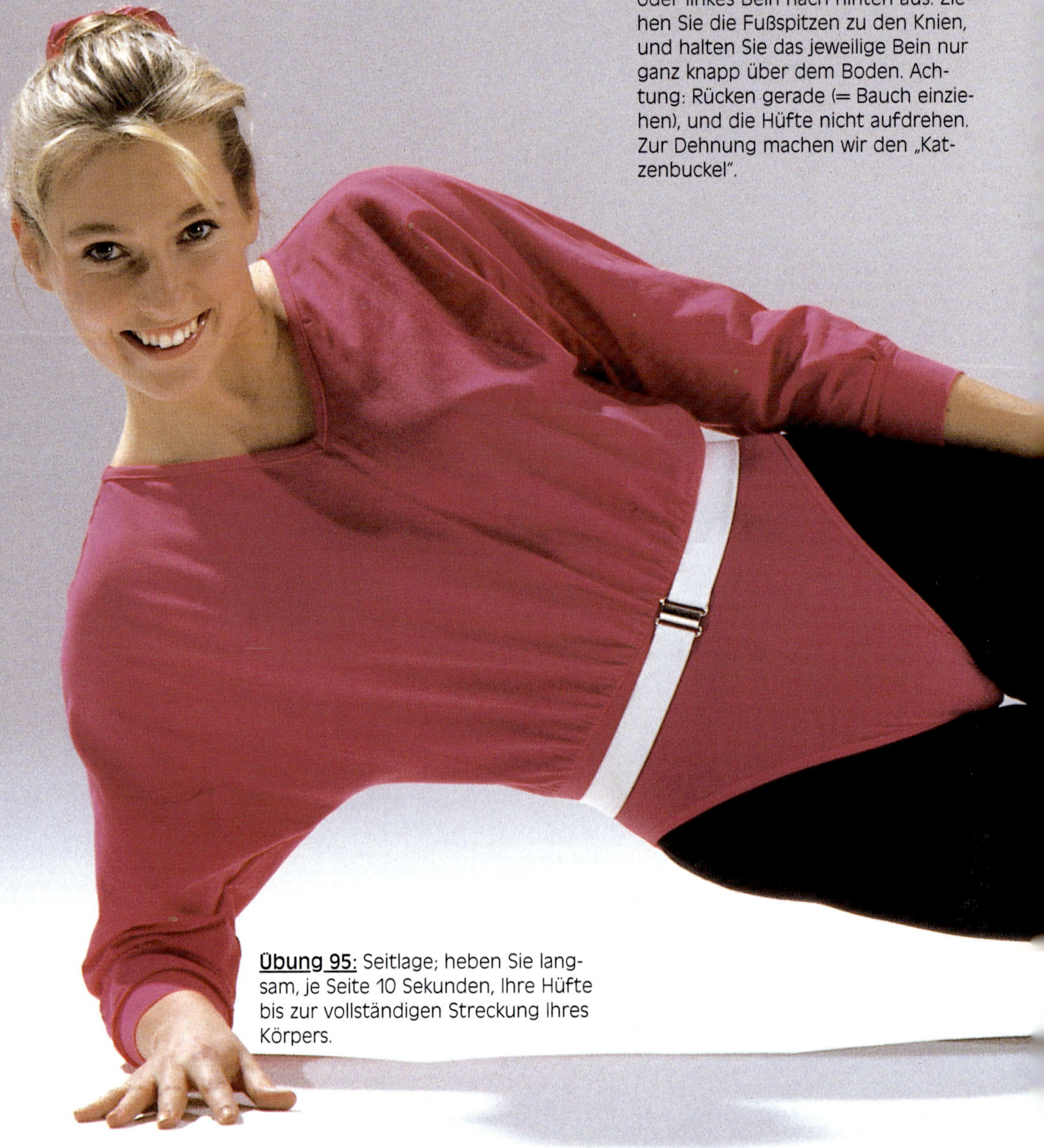

Übung 95: Seitlage; heben Sie langsam, je Seite 10 Sekunden, Ihre Hüfte bis zur vollständigen Streckung Ihres Körpers.

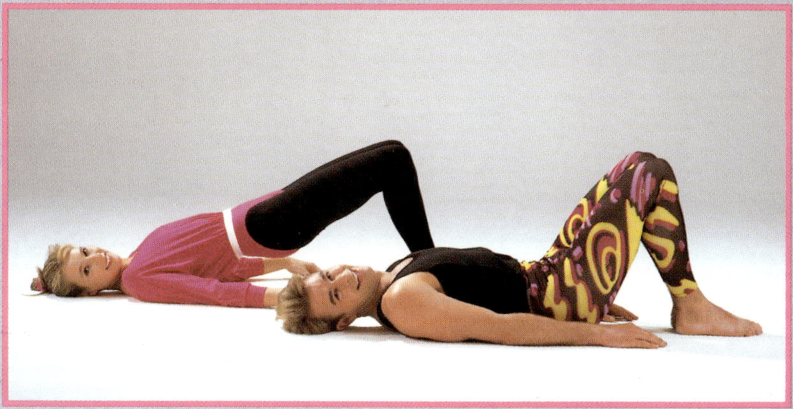

Übung 92: Rückenlage, Beine angestellt; strecken Sie langsam Ihre Hüfte nach oben (kein Hohlkreuz!). Dehnung: „Kugellage".

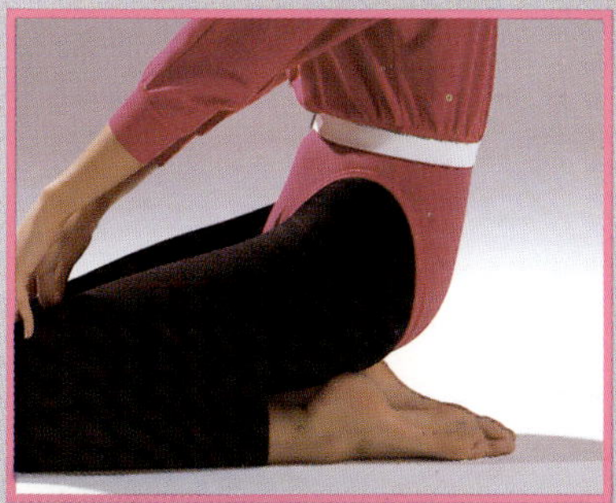

Übung 93: Fersensitz; spannen Sie gleichzeitig Ihre Gesäß- und Bauchmuskulatur an. Sie werden bemerken, daß sich Ihr Becken aufrichtet und Ihr Gesäß von den Fersen abhebt, ohne daß sich die Schulterachse hebt.
10 Sekunden halten, und wieder zur Dehnung auf die Fersen setzen.
Sollte sich Ihre Schulterachse heben, so läßt dies erkennen, daß Sie Ihr Gesäß mittels Beinstreckung gehoben haben.

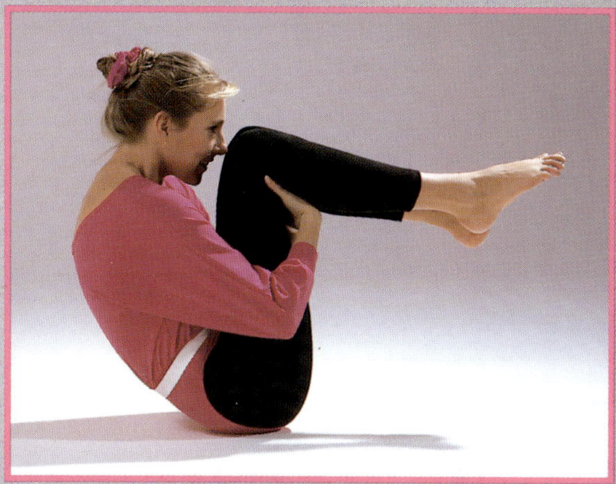

Übung 94: Rückenlage; ziehen Sie Ihre Beine gewinkelt dicht auf den Oberkörper, und versuchen Sie die „Rückenschaukel" nach vorne, hinten, rechts und links durchzuführen.

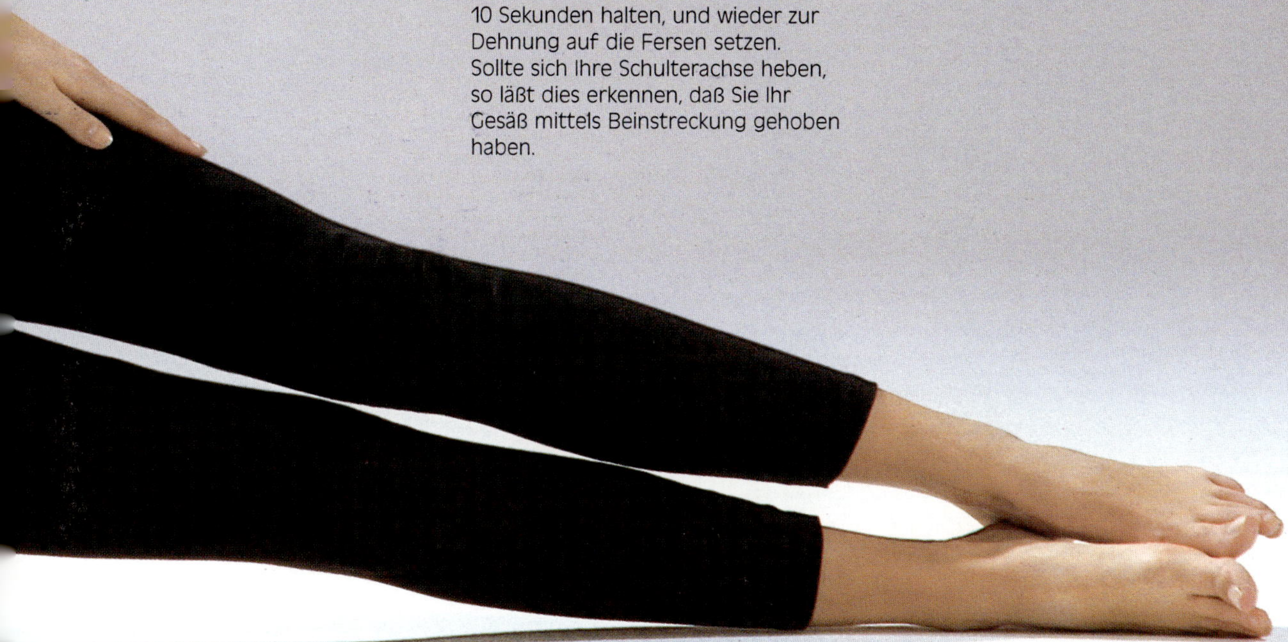

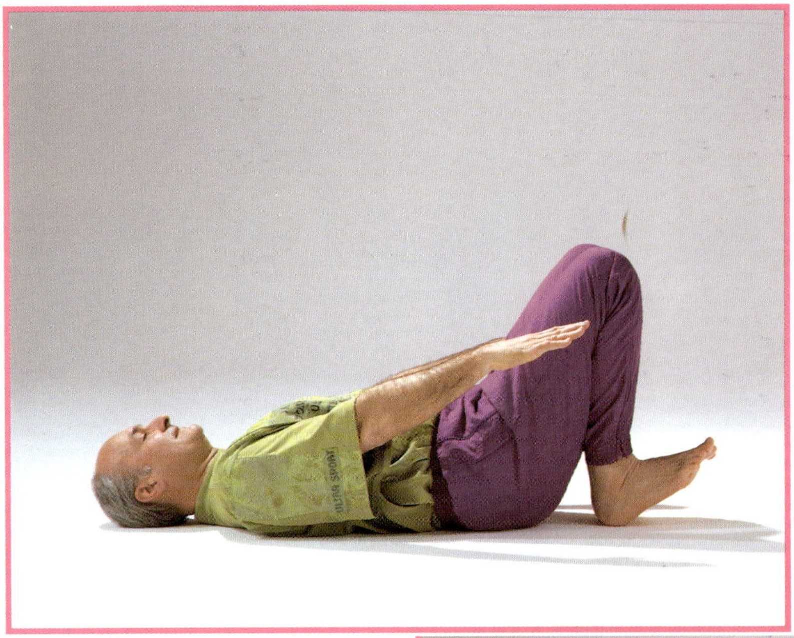

Übung 96: Rückenlage, Beine angestellt, Fersen dicht am Gesäß (s. links); heben Sie Ihre Fußspitzen ab (Fersen bleiben am Boden), und rollen Sie

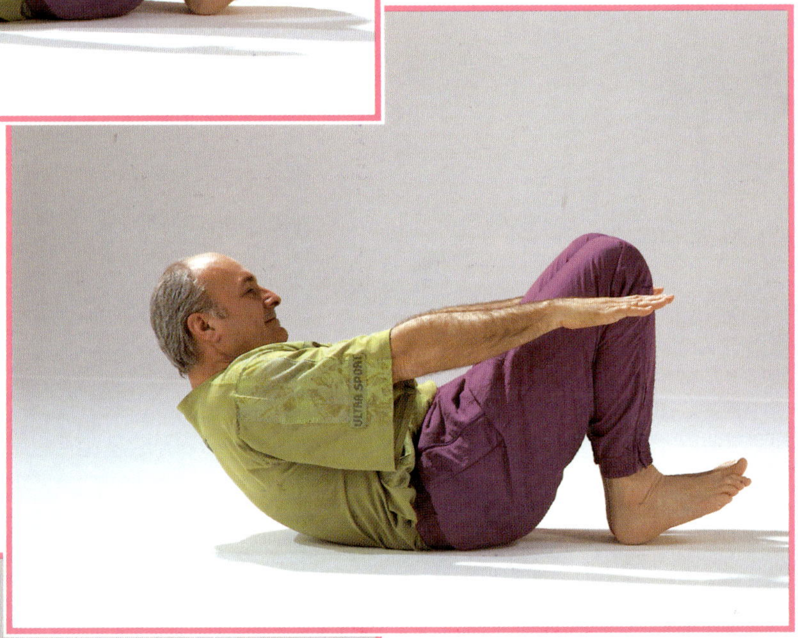

Ihren Oberkörper so weit wie möglich auf, ohne daß die Fersen den Boden verlassen. Die Arme befinden sich links und rechts neben den Beinen in der Luft (s. unten). Im höchsten Punkt 10 Sekunden halten. Als Dehnung beim Einatmen die Bauchdecke weit herausdrücken (= Bauchatmung). Achtung: unbedingt gleichmäßig weiteratmen!

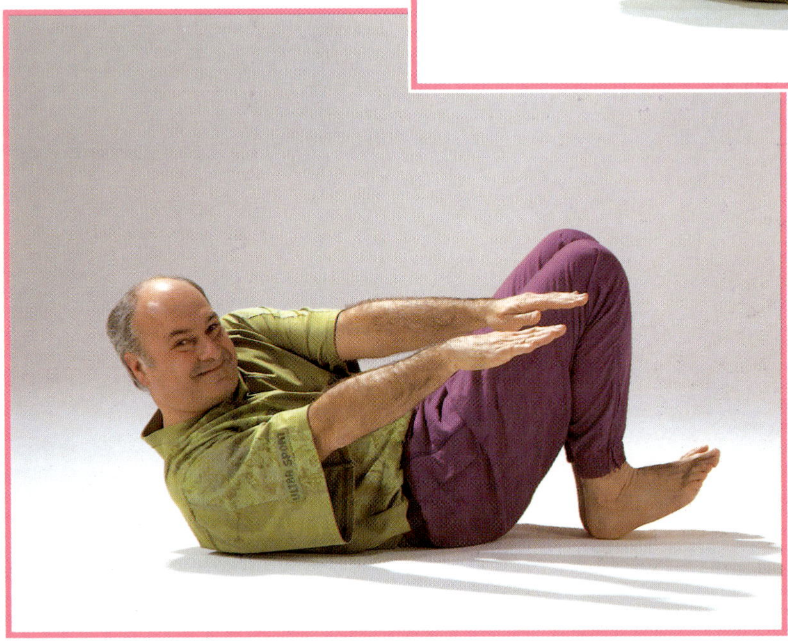

Übung 97: Wie Übung 96; diesmal im Oberkörper verdrehen, und beide Arme nebeneinander nach der einen oder anderen Seite an den Beinen vorbeischieben.

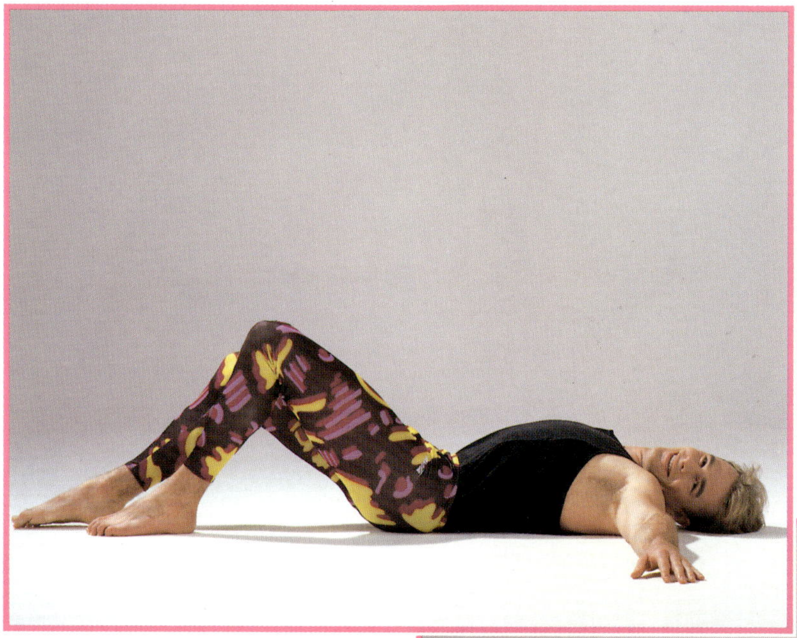

Übung 98: Rückenlage, Beine angestellt; richten Sie mit Anspannung der Bauch- und Gesäßmuskulatur Ihr Becken auf, ohne daß Sie mit Ihren Füßen Druck auf den Boden ausüben. Als Dehnung dient wieder die Bauchatmung.

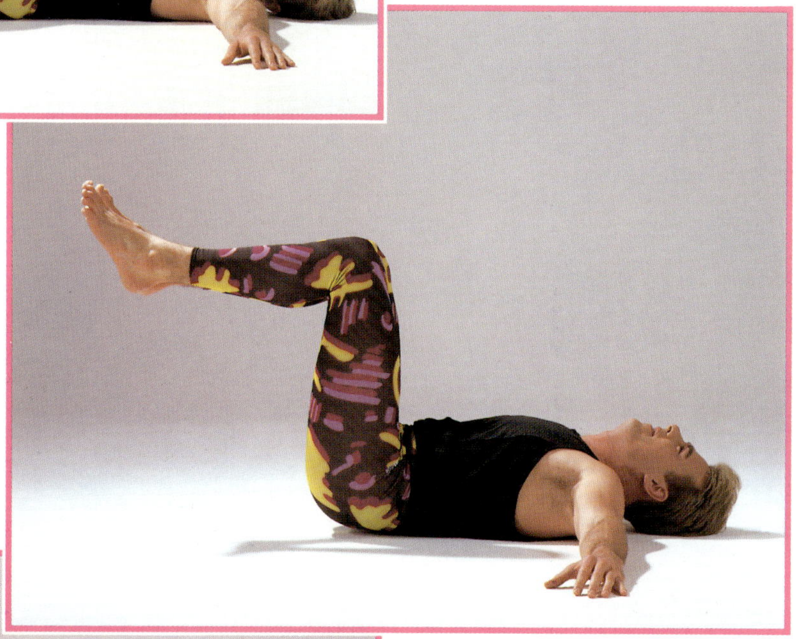

Übung 99: Wie Übung 98; diesmal die Beine in den rechten Winkel bringen.

Anmerkung: Die Übungen 96 bis 99 können auch dynamisch durchgeführt werden. Hierbei heben und senken Sie langsam Ihren Körper, ohne jedoch mit Schwung zu arbeiten. Nach 10 Wiederholungen dehnen!

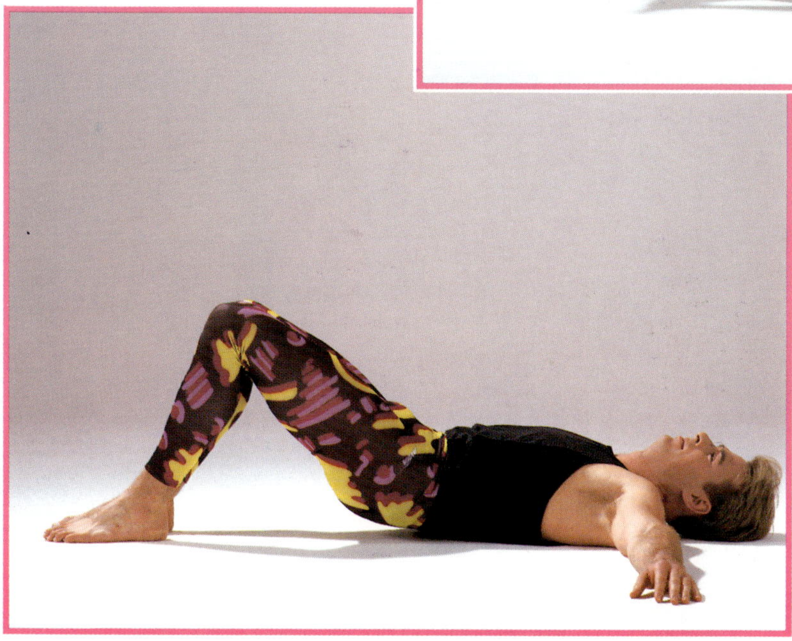

Übung 100: Wie Übung 98; strecken Sie unter Beibehaltung der aufgerichteten Beckenposition langsam nach und nach Ihre Beine. Optimal wäre es, wenn beide Beine vollständig durchgestreckt wären, ohne daß die Lendenwirbelsäule den Boden verläßt.

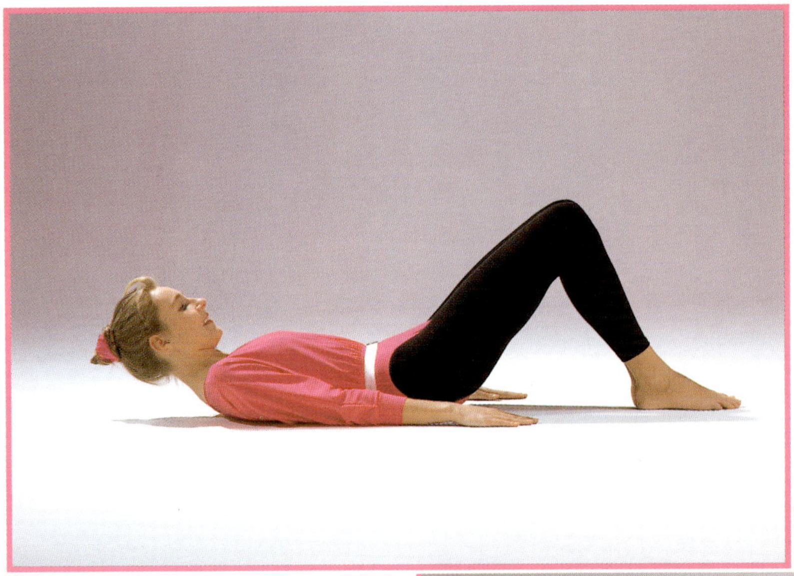

<u>Übung 101:</u> Rückenlage, Beine leicht angestellt; heben Sie Ihren Kopf, und drücken Sie Arme und Rücken (vor allem den Lendenwirbelsäulenbereich) fest auf den Boden. Sie müssen spüren, daß Ihre Bauchmuskulatur stark angespannt wird. Atmung nicht vergessen! Als Dehnung dient sodann wieder die tiefe Bauchatmung.

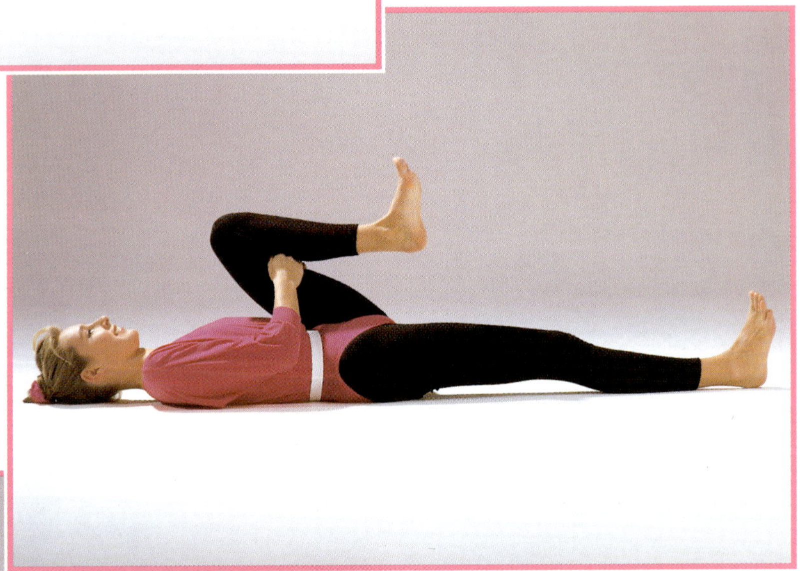

<u>Übung 102:</u> Rückenlage; greifen Sie einen Oberschenkel von hinten, und ziehen Sie langsam dieses abgewinkelte Bein auf den Oberkörper. Das andere Bein liegt gestreckt fest am Boden, und beide Füße werden angezogen. Je Bein 10 Sekunden halten.

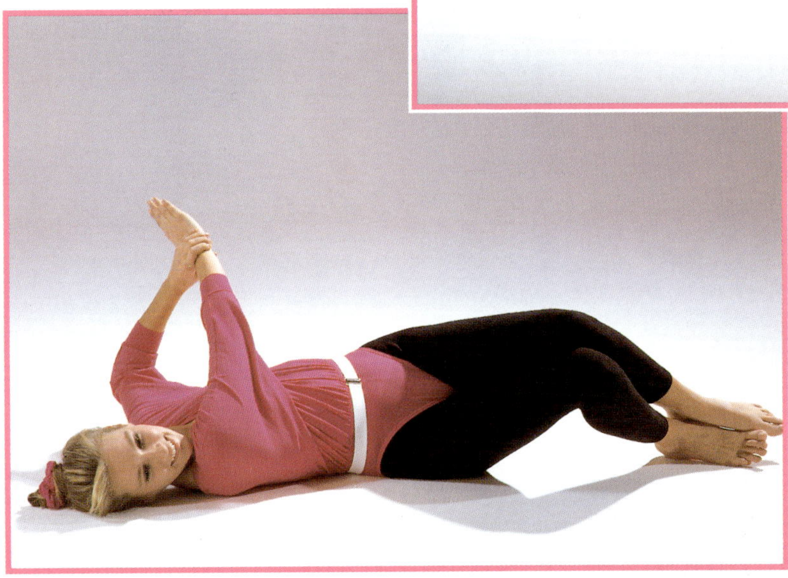

<u>Übung 103:</u> Rückenlage, Beine angestellt, Arme senkrecht nach oben; legen Sie nun die geschlossenen Beine nach rechts, die Arme nach links und den Kopf nach rechts. Beide Schulterblätter fest am Boden und die Beine ganz geschlossen lassen. Nach 10 Sekunden wechseln: Beine links, Arme rechts und Kopf links.

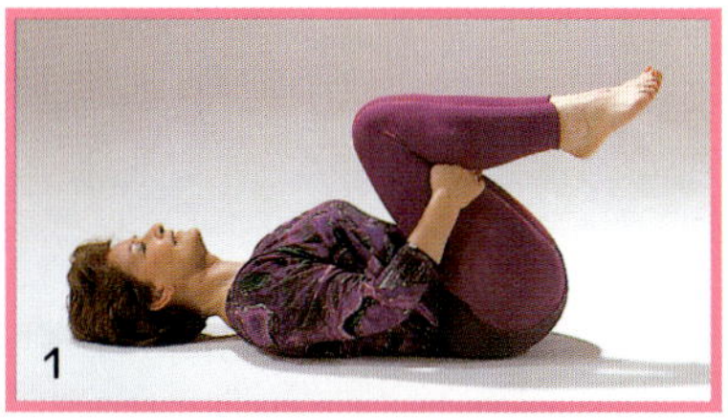
1

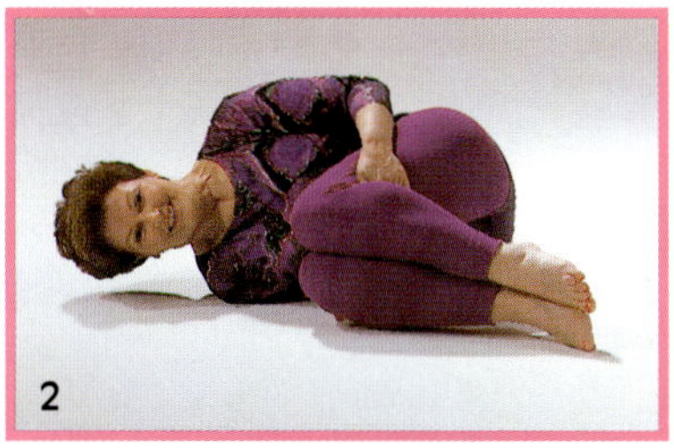
2

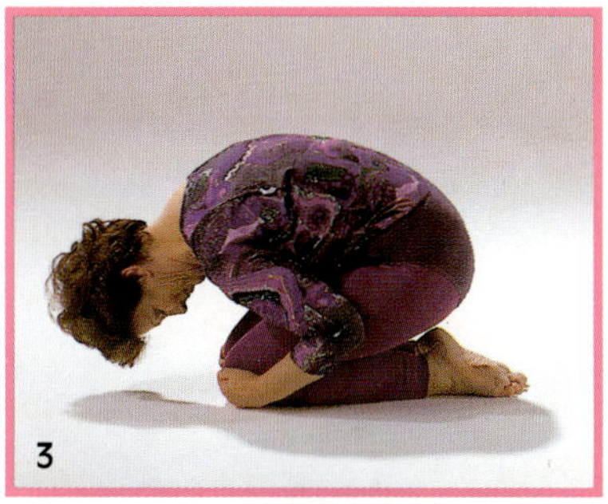
3

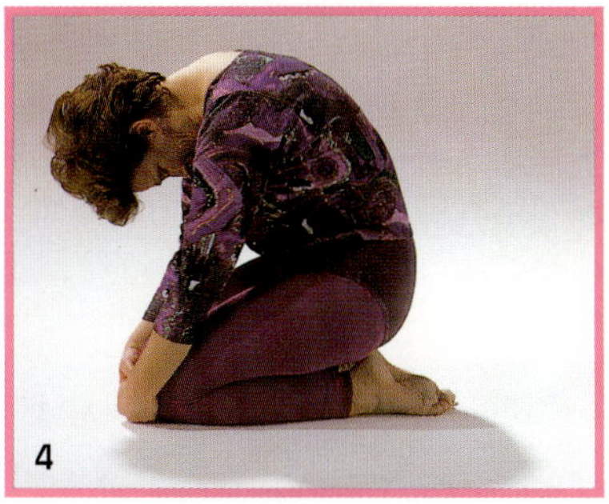
4

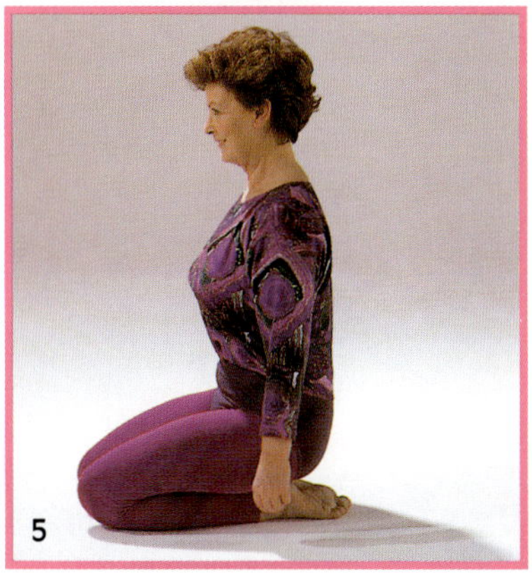
5

Korrektes Aufstehen

Wenn Sie aus einer Liegeposition aufstehen möchten, sollten Sie, um Ihre Wirbelsäule nicht wieder zu verspannen, folgenden Ablauf wählen:

- Aus der Rückenlage ziehen Sie Ihre Oberschenkel dicht auf den Oberkörper (1);
- nun drehen Sie sich in dieser Körperhaltung über die Seite auf die Unterschenkel (2);
- rollen Sie jetzt auf den Fersen sitzend Ihre Wirbelsäule Wirbel für Wirbel senkrecht auf, den Kopf zum Schluß (3 und 4);
- strecken Sie sich zum Kniestand auf, als ob Sie an einem Seil nach oben gezogen würden (5 und 6);
- stellen Sie einen Fuß auf, stützen Sie sich mit beiden Händen auf diesen Oberschenkel (7), und stehen Sie mit geradem Rücken auf (8).

Möglichkeit der Trainingssteigerung

Sollten Sie bei der einen oder anderen Übung das Gefühl haben, unterfordert zu sein, so können Sie relativ einfach die Intensität steigern, indem Sie ein Zusatzgewicht verwenden. Dies können sowohl Geräte und Dinge des Alltags (Bücher, Hammer, Mehltüte usw.) oder kleinere Sportgeräte (Hanteln, Sandsäckchen, Kugeln, Bälle usw.) sein. Doch bitte denken Sie daran: Nicht am Nachbarn orientieren und mehr Gewicht nehmen, nur weil der dies auch tut. Die korrekte Übungsausführung steht auch hier immer an erster Stelle.

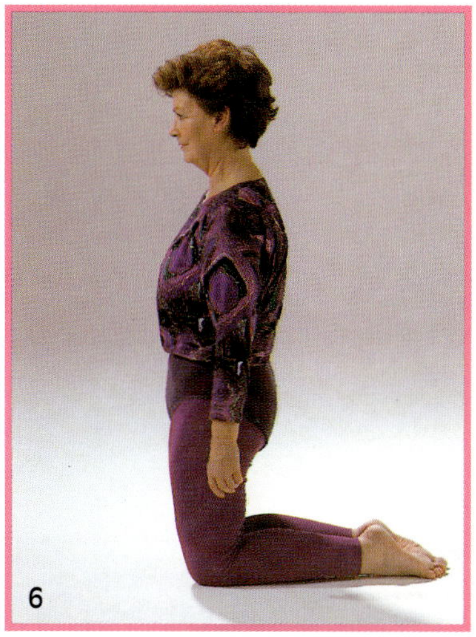
6

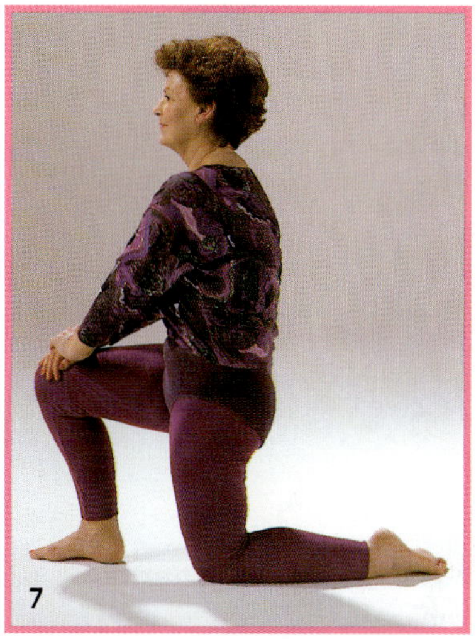
7

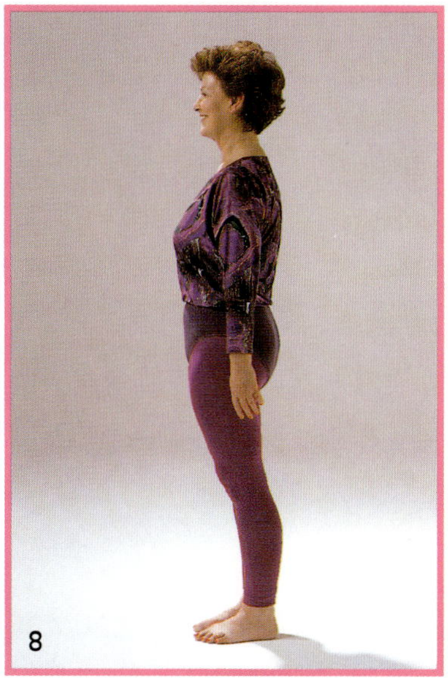
8

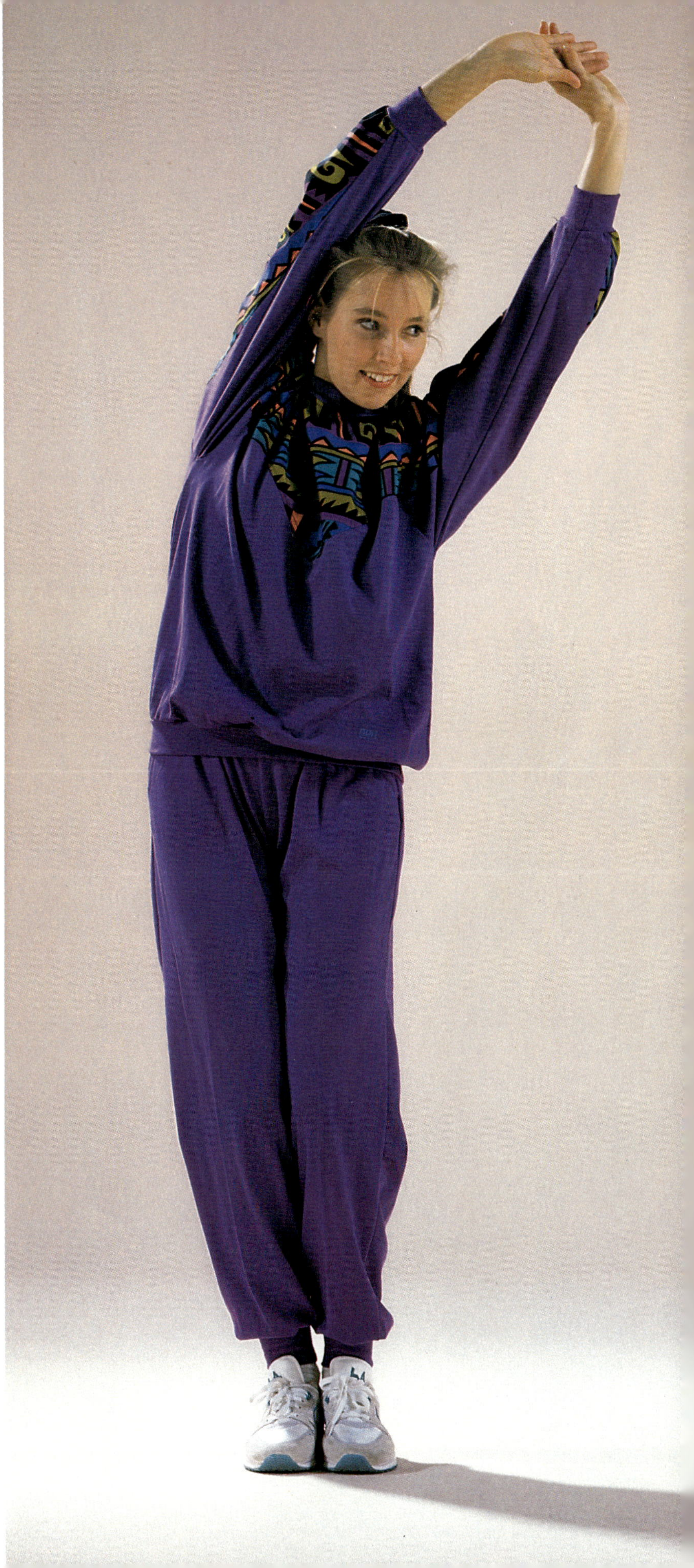

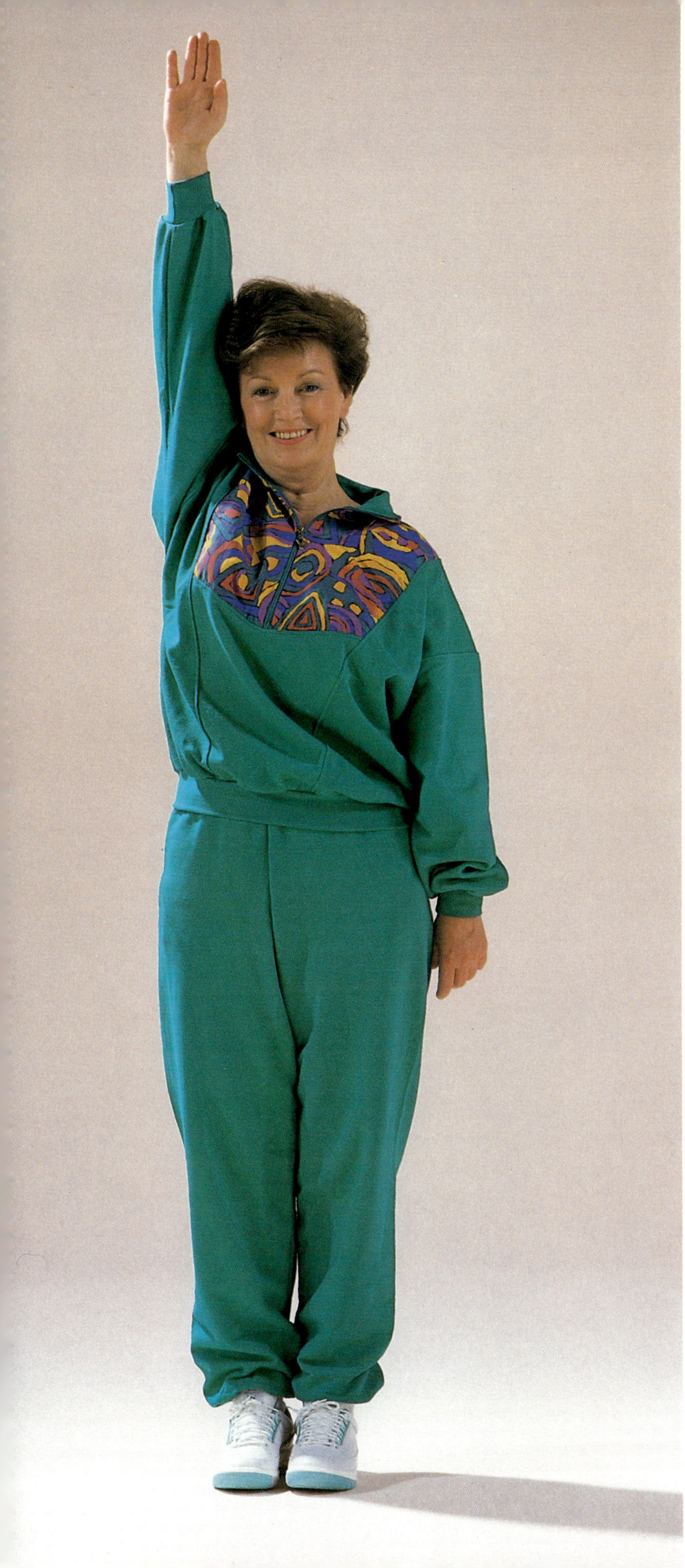

Gymnastikprogramme

Gymnastikprogramme

Die nachfolgenden Programme verstehen sich als Übungsvorschläge. Die einzelnen Übungen wurden aus der vorangegangenen Übungssammlung ausgewählt. Die genaue Beschreibung finden Sie unter der angegebenen Übungsnummer. Sie sind beliebig veränder- oder ergänzbar. Bevor Sie jedoch eigene Ideen einfließen lassen, vergleichen Sie diese mit den durch dieses Buch gewonnenen Erkenntnissen.

Morgengymnastik

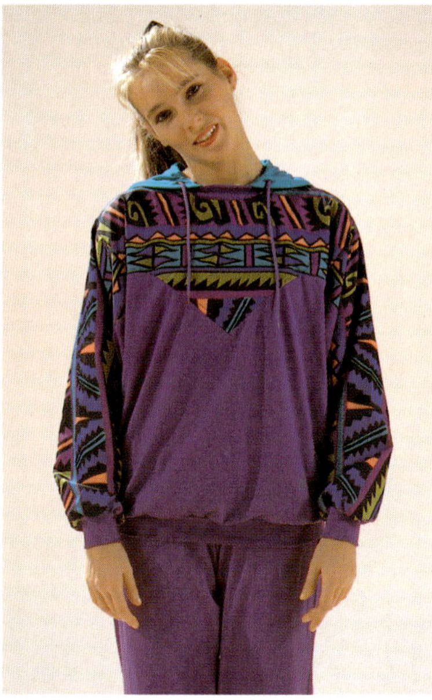

1. Übung 1: Mobilisation der Halswirbelsäule

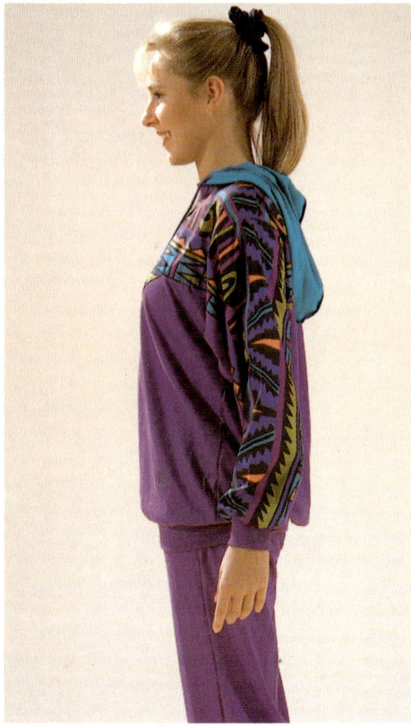

2. Übung 3: Mobilisation der Brustwirbelsäule und der Schultergelenke

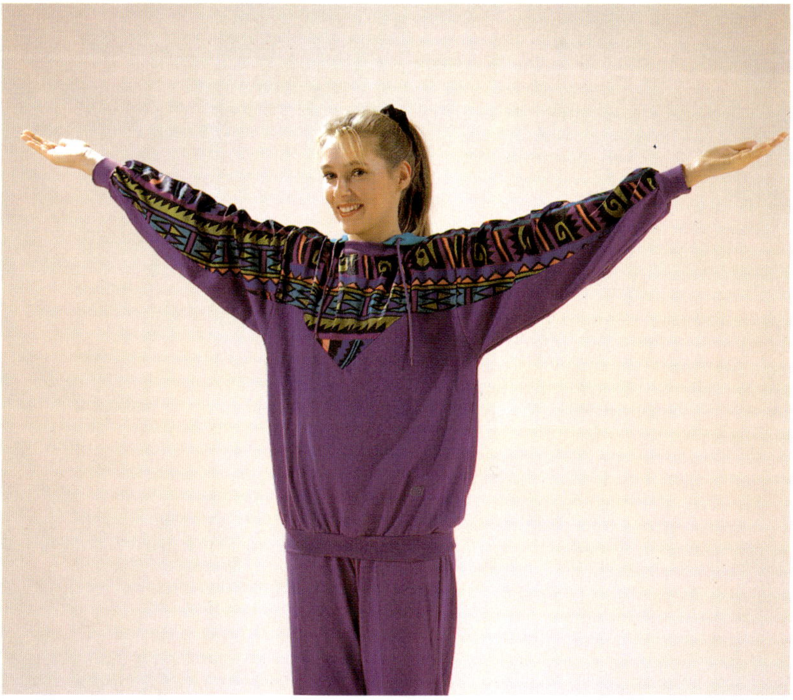

3. Übung 4: Mobilisation der Brustwirbelsäule und der Schultergelenke

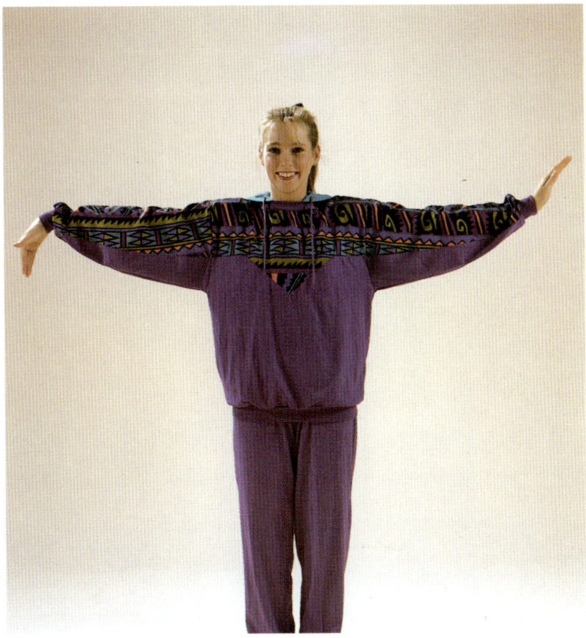

4. Übung 5: Mobilisation der Brustwirbelsäule und der Handgelenke

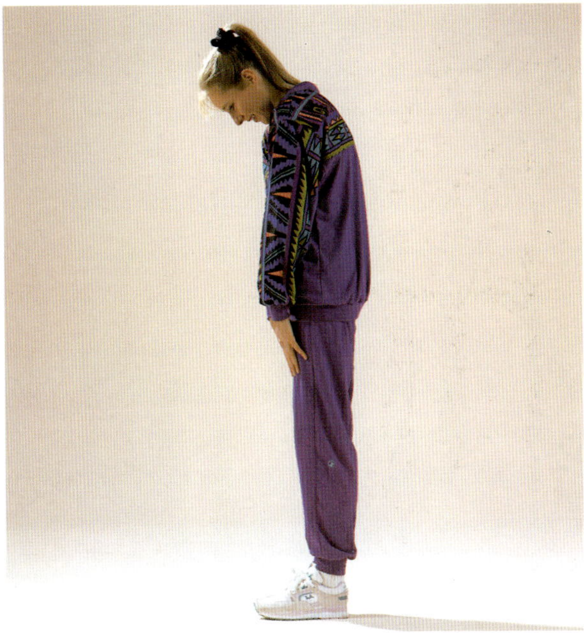

5. Übung 7: Mobilisation der Brustwirbelsäule

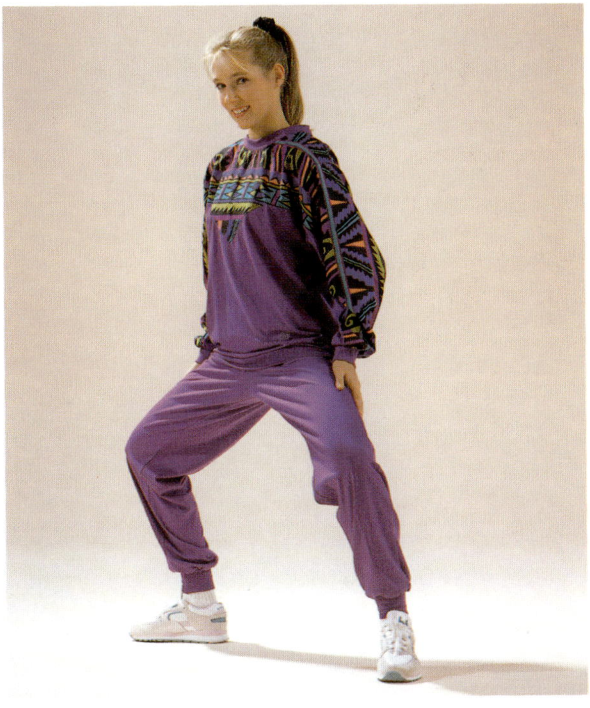

6. Übung 10: Mobilisation der Kniegelenke

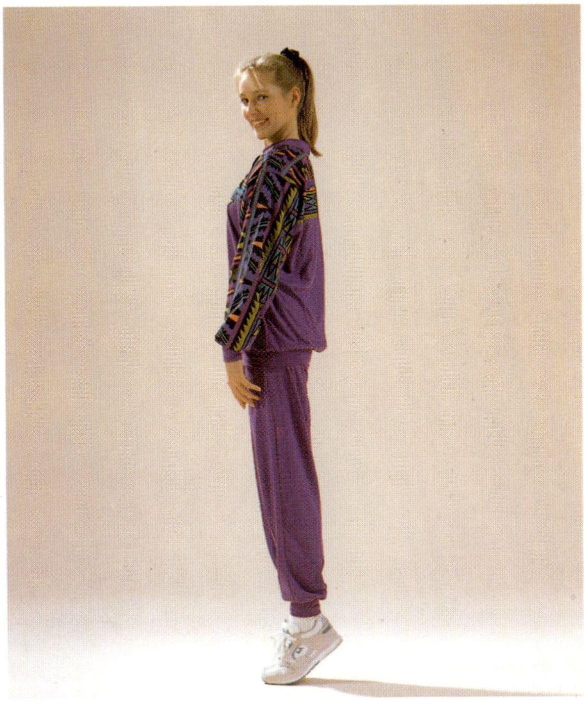

7. Übung 9: Mobilisation der Fußgelenke

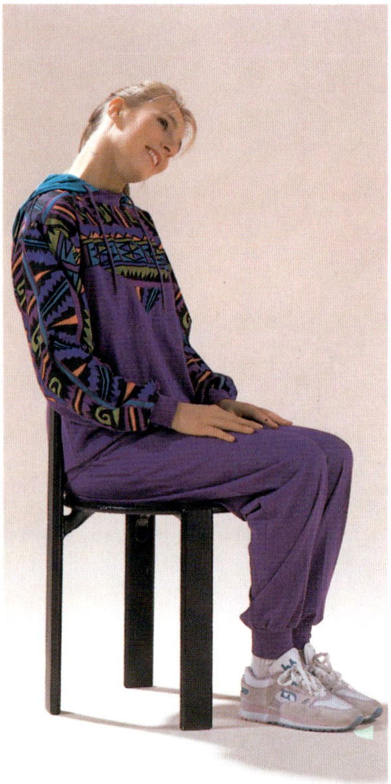

8. Übung 11: Dehnung der Halsmuskulatur

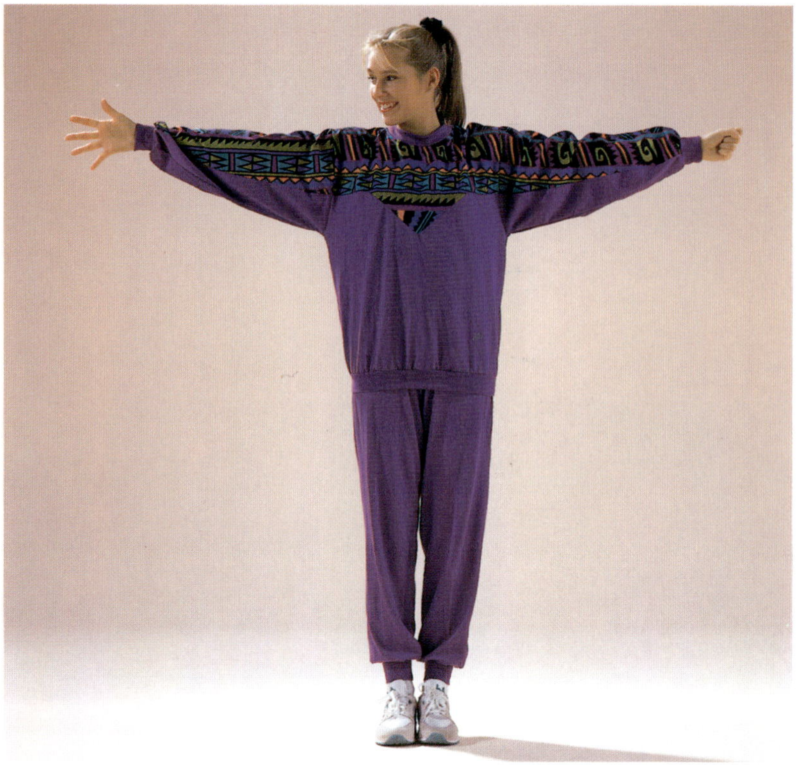

9. Übung 25: Dehnung der Unterarmmuskulatur

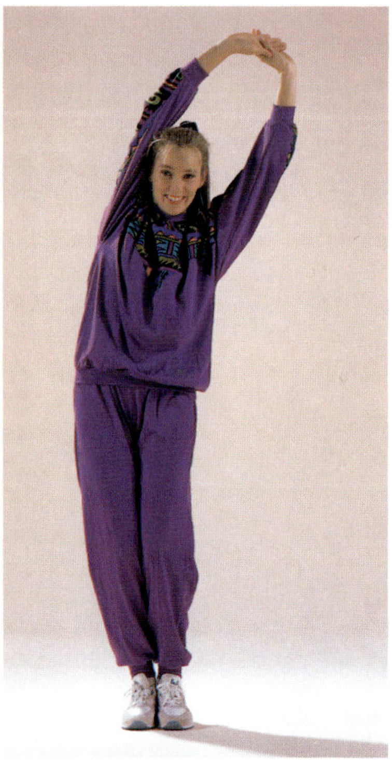

10. Übung 30: Dehnung der Flankenmuskulatur

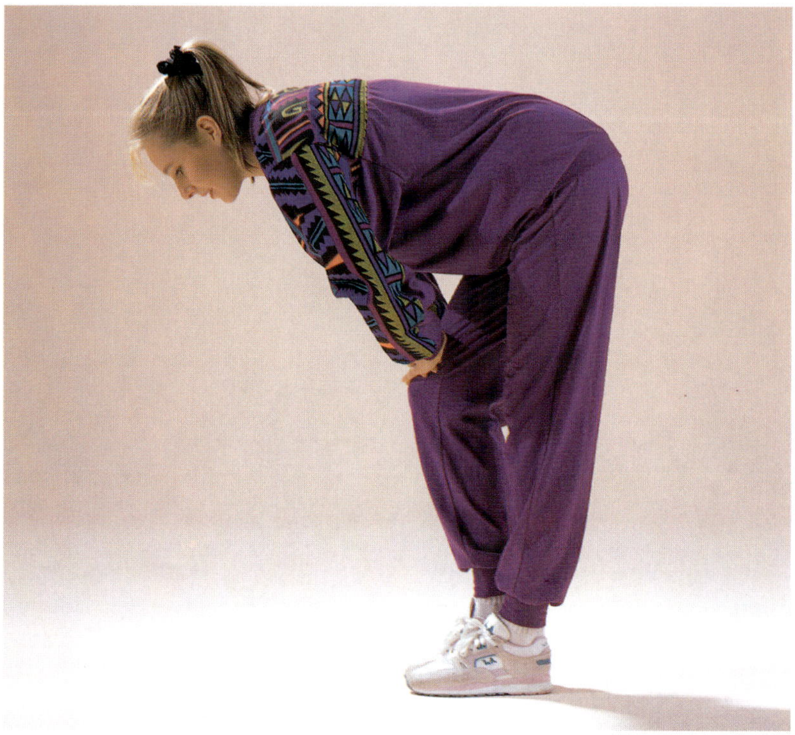

11. Übung 46: Dehnung der hinteren Oberschenkel- und Gesäßmuskulatur

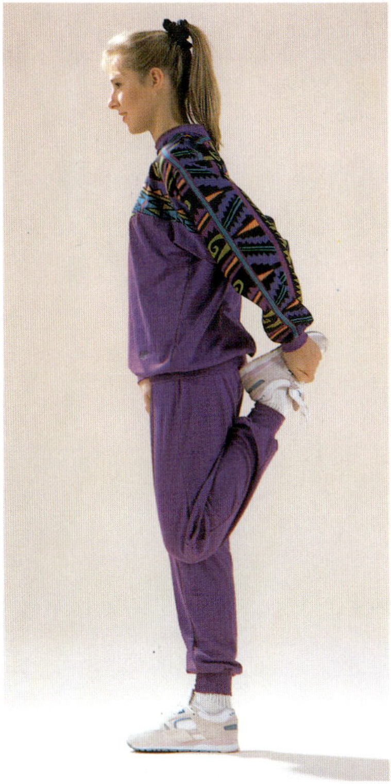

12. Übung 53: Dehnung der vorderen Oberschenkel- und Hüftbeugemuskulatur

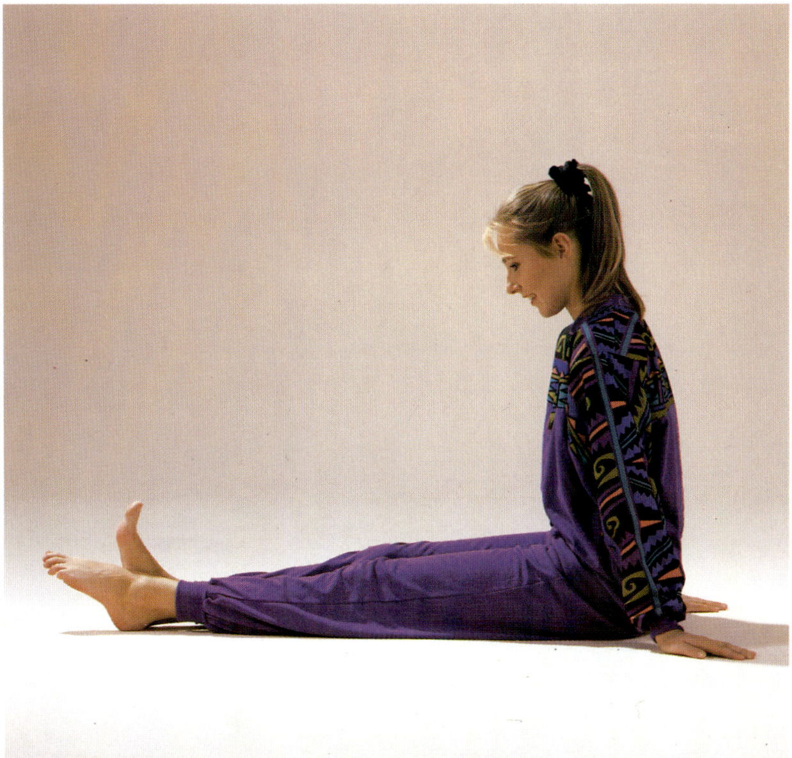

13. Übung 59: Dehnung der Unterschenkelmuskulatur

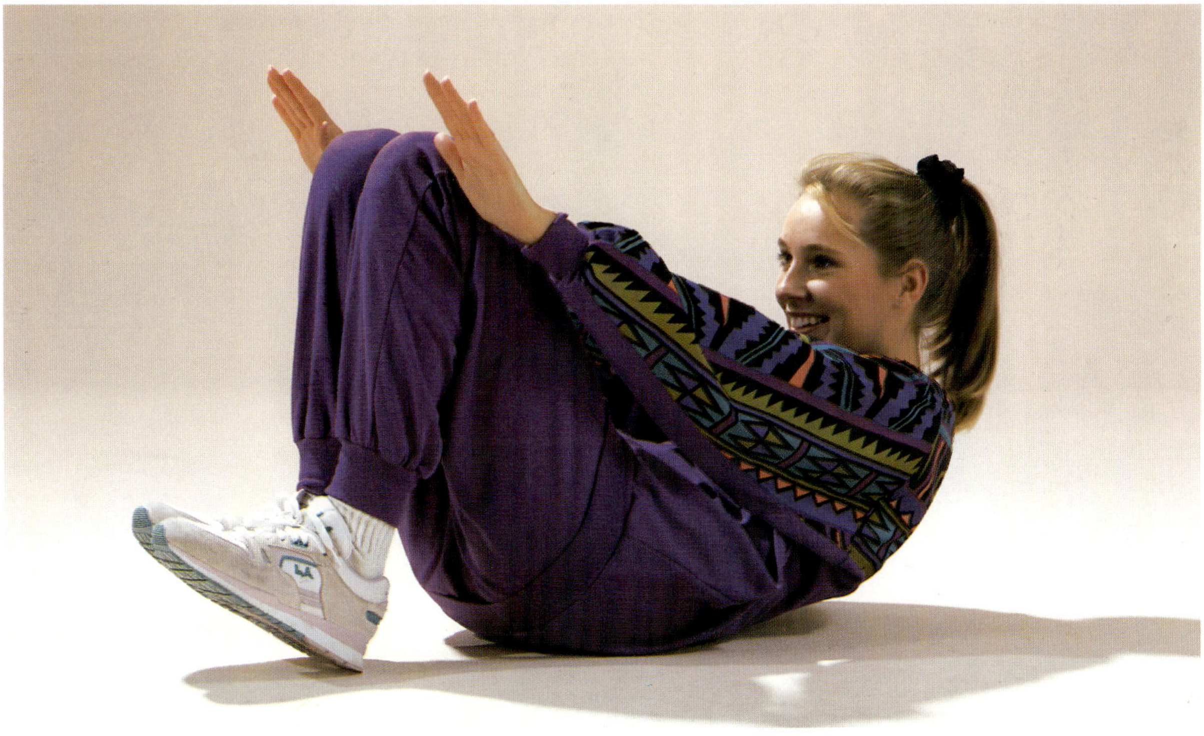

14. Übung 96: Dehnung der Rückenmuskulatur und Kräftigung der Bauchmuskulatur

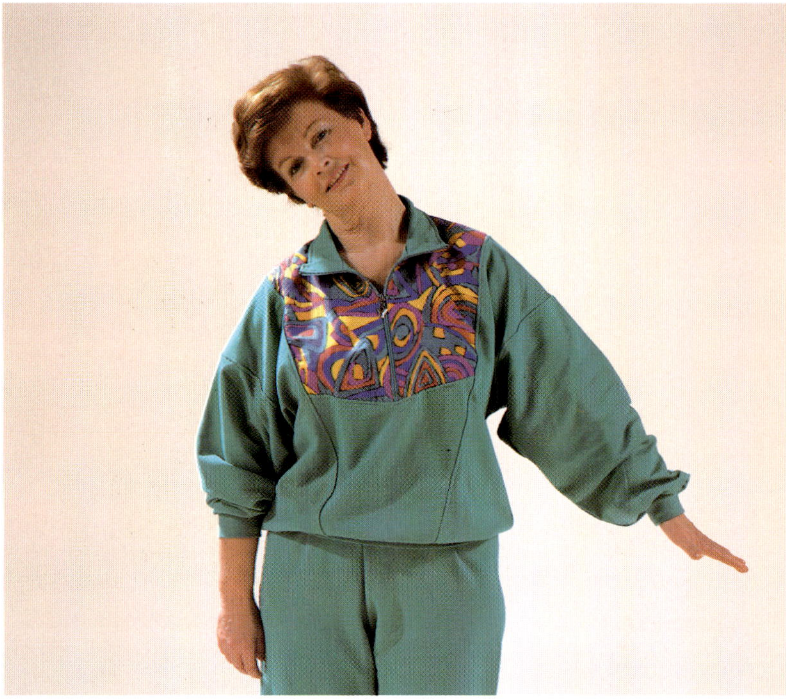

1. Übung 12: Dehnung der Halsmuskulatur

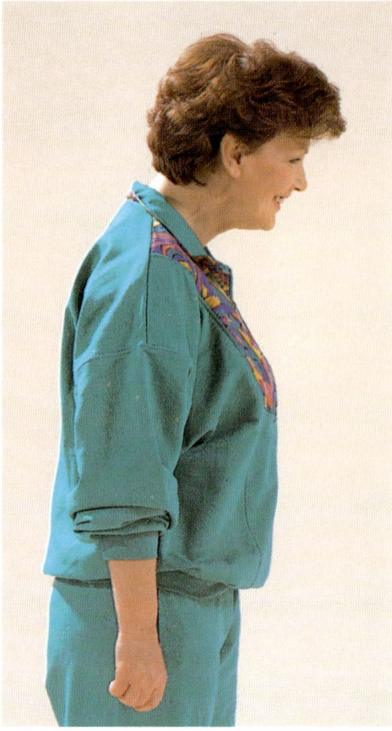

2. Übung 14: Dehnung der Nackenmuskulatur

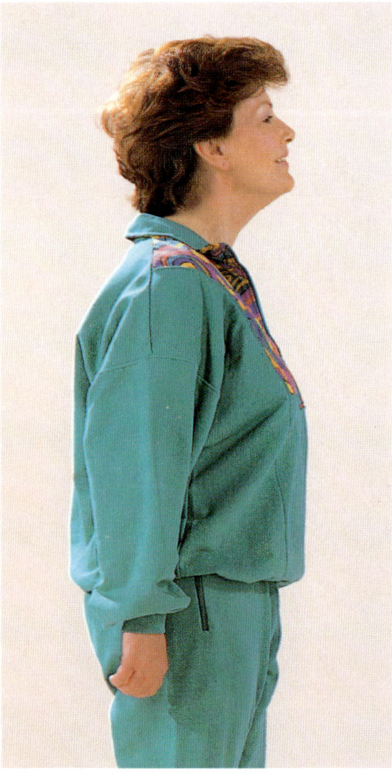

3. Übung 15: Dehnung der Halsmuskulatur

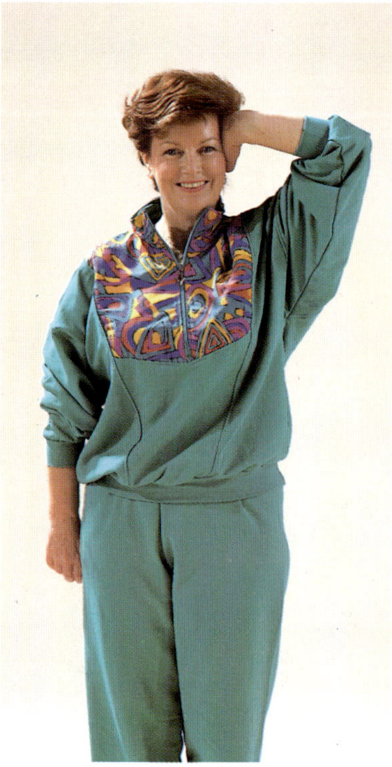

4. Übung 16: Dehnung und Kräftigung der Halsmuskulatur

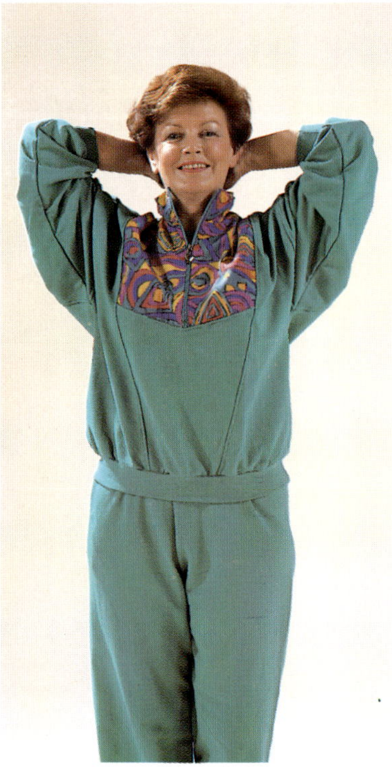

5. Übung 17: Dehnung und Kräftigung der Nackenmuskulatur

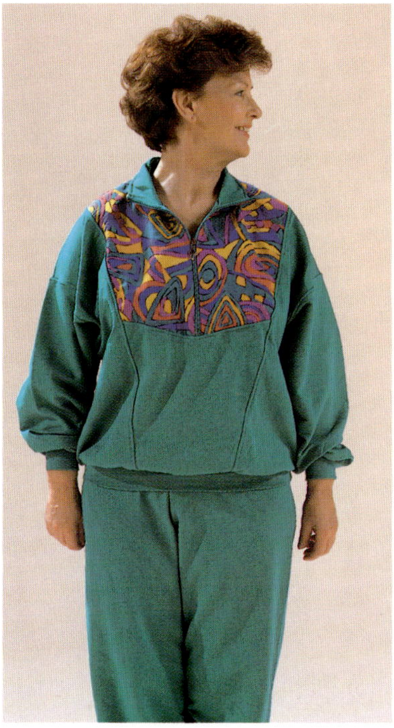

6. Übung 18: Dehnung und Kräftigung des Kopfwenders

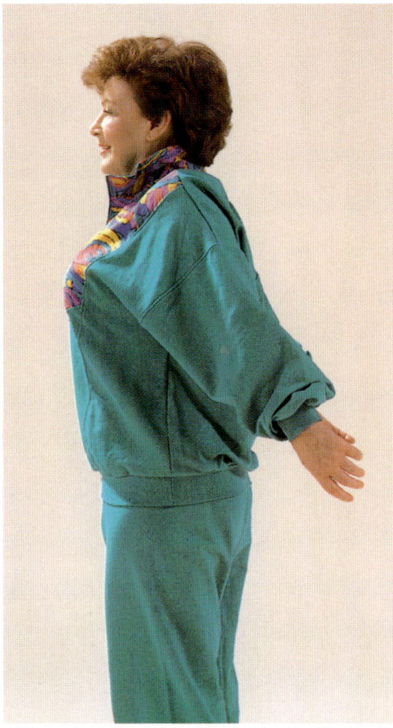

7. Übung 22: Kräftigung der Schultermuskulatur

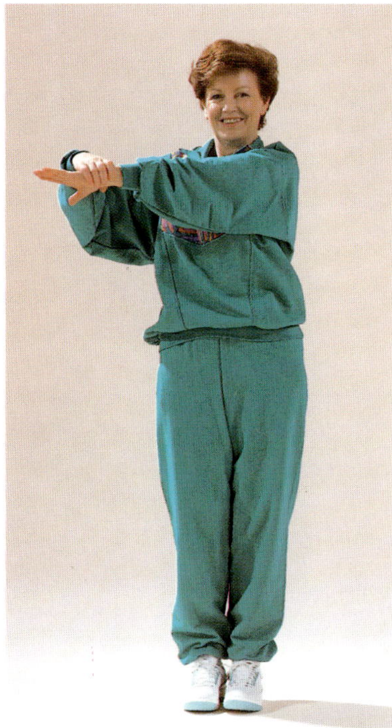

8. Übung 20: Dehnung der Schultermuskulatur

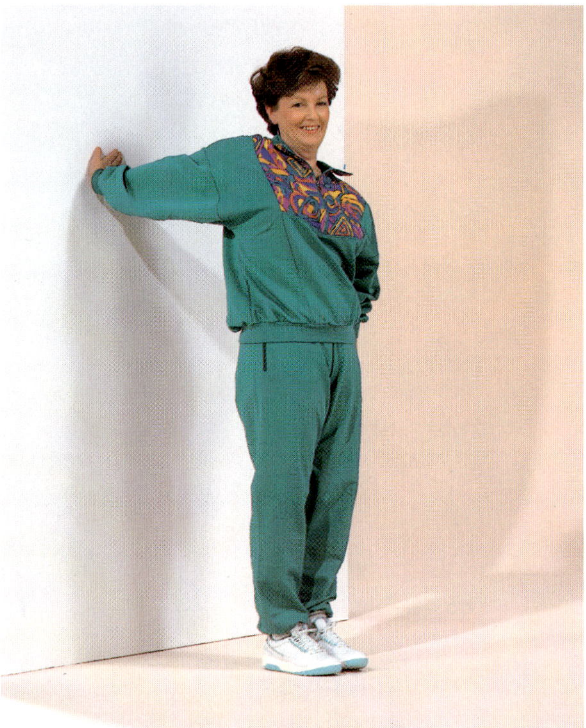

9. Übung 28: Dehnung der Brustmuskulatur

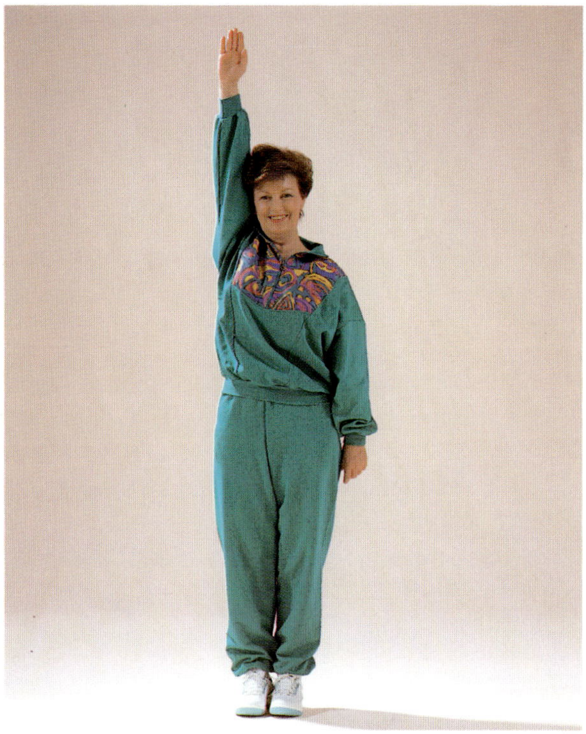

10. Übung 29: Dehnung der Flankenmuskulatur

Arbeitsplatzgymnastik für Stehberufe

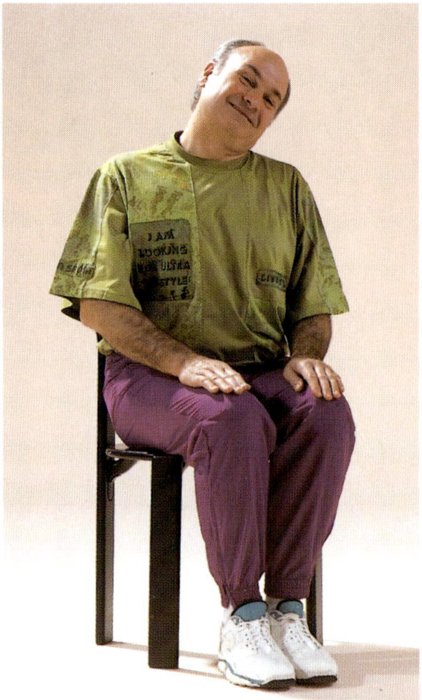

1. Übung 11: Dehnung der Halsmuskulatur

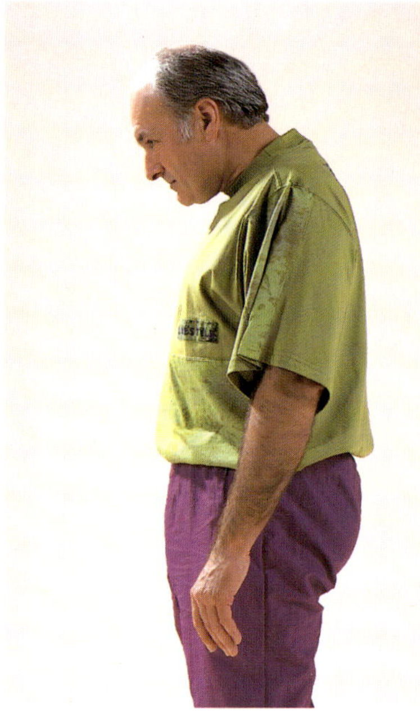

2. Übung 14: Dehnung der Nackenmuskulatur

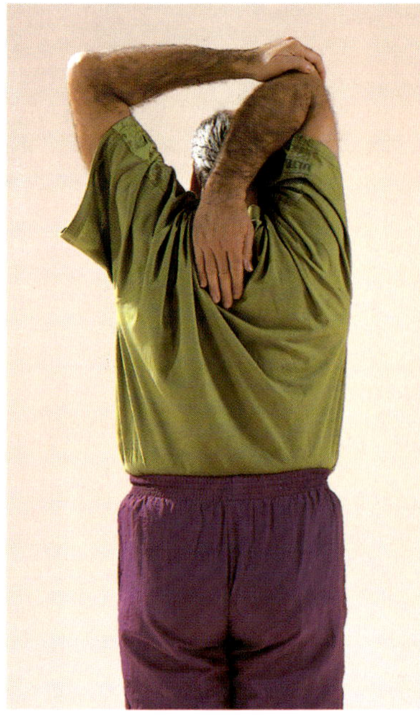

3. Übung 23: Dehnung der Schulter- und Flankenmuskulatur

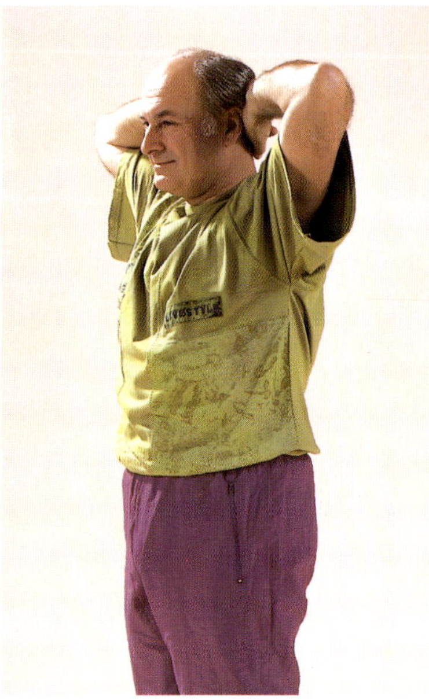

4. Übung 17: Dehnung und Kräftigung der Nackenmuskulatur

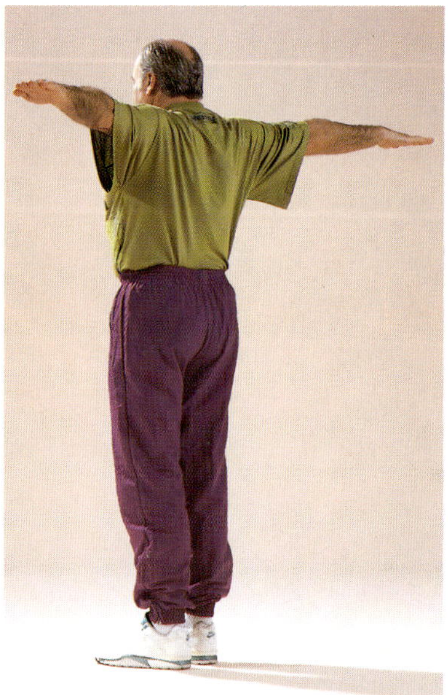

5. Übung 27: Kräftigung der Schultermuskulatur und Dehnung der Brustmuskulatur

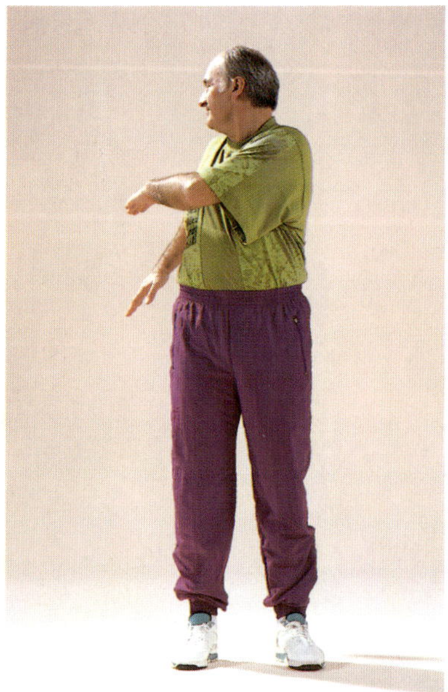

6. Übung 32: Dehnung und Kräftigung der Flankenmuskulatur

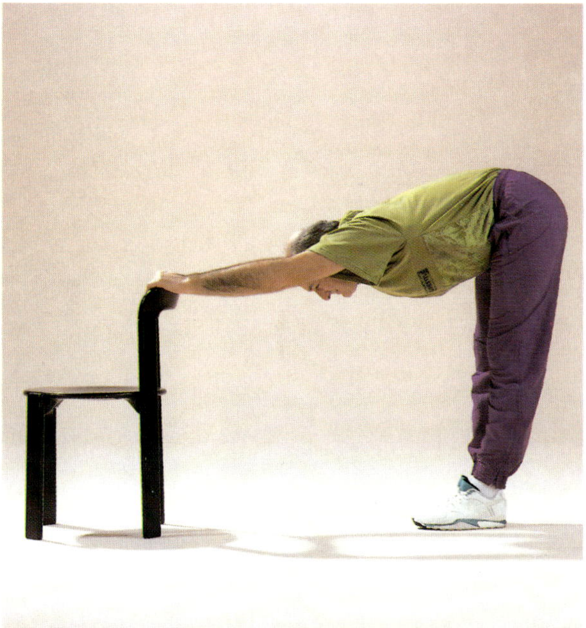

7. Übung 35: Dehnung der Rücken- und Gesäßmuskulatur

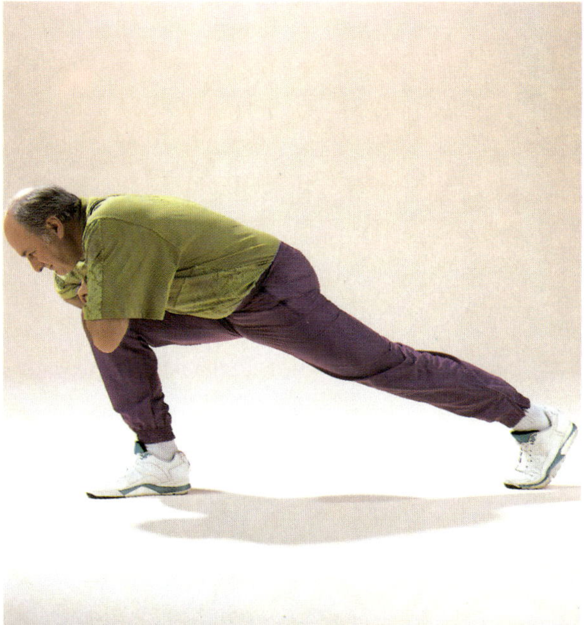

8. Übung 50: Dehnung der Hüftbeugemuskulatur

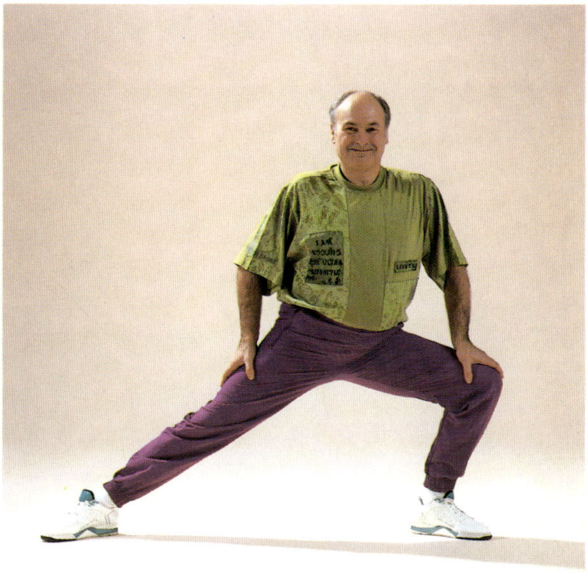

9. Übung 51: Dehnung der inneren Oberschenkelmuskulatur

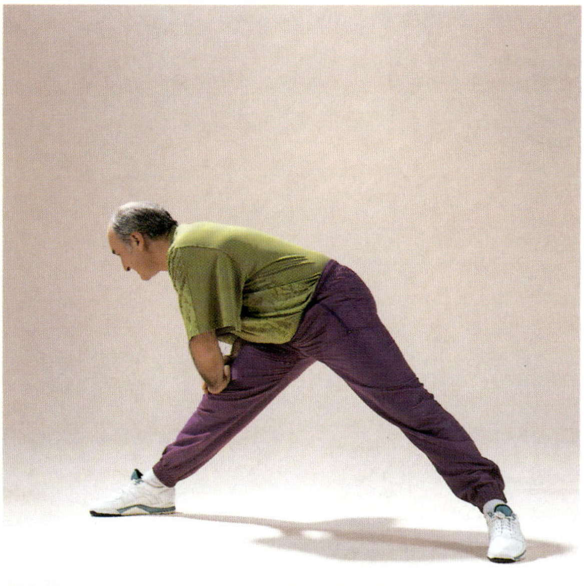

10. Übung 52: Dehnung der Rücken-, Gesäß- und hinteren Oberschenkelmuskulatur

Ausgleichsgymnastik für Autofahrer

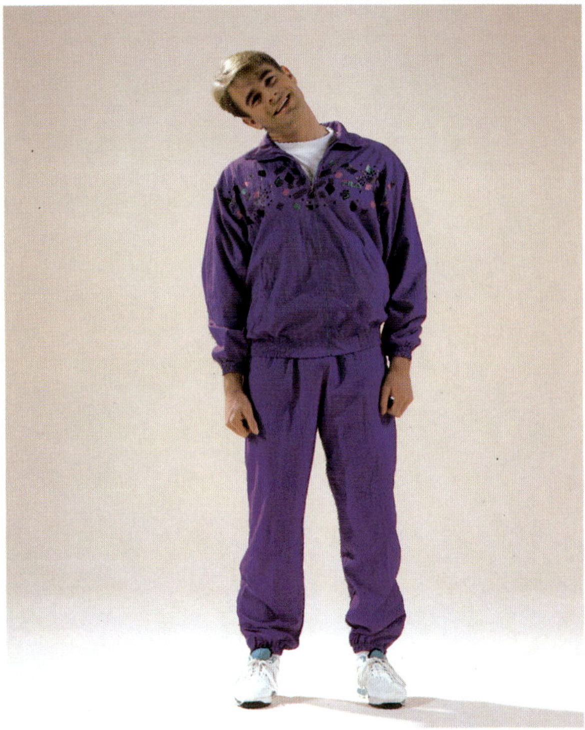

1. Übung 1: Mobilisation der Halswirbelsäule

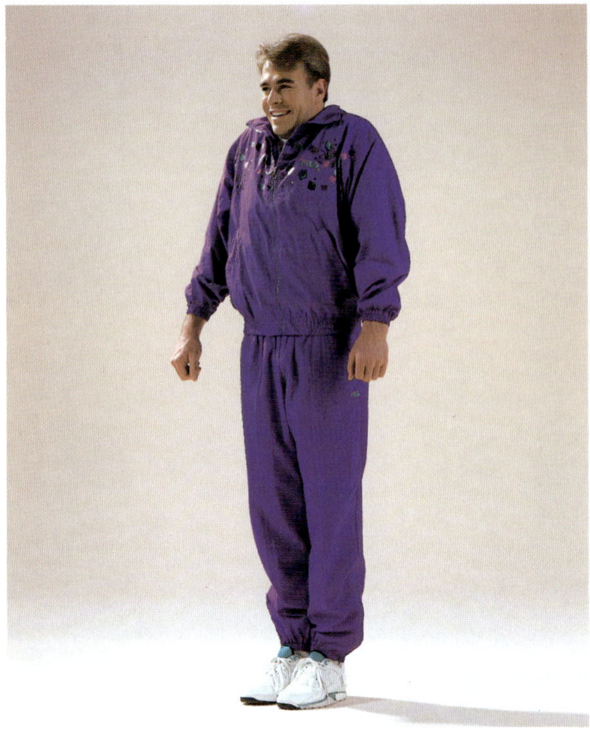

2. Übung 2: Mobilisation der Schultergelenke

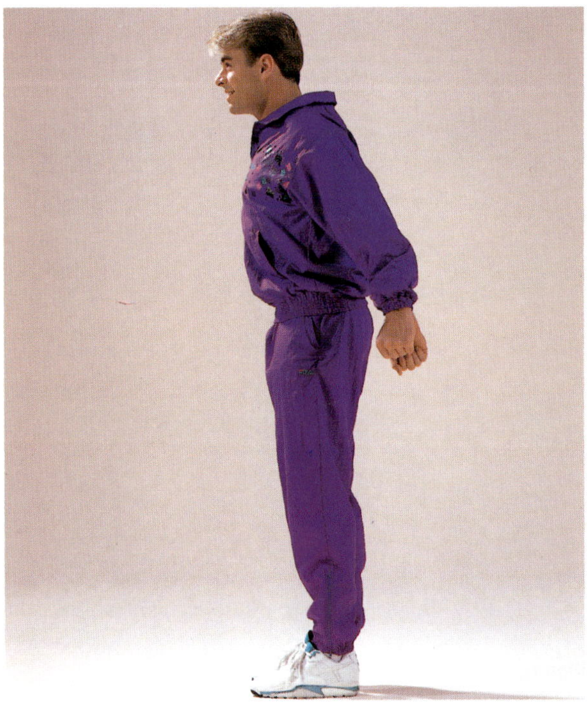

3. Übung 3: Mobilisation des Schultergürtels

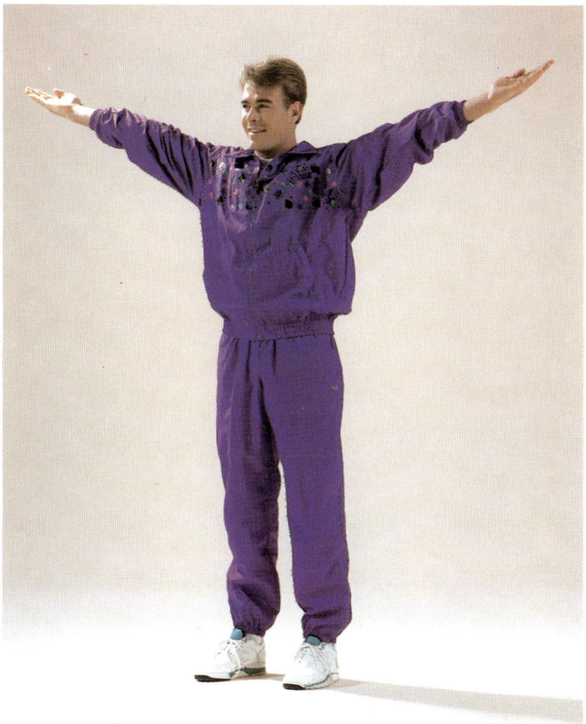

4. Übung 4: Mobilisation des Schultergürtels

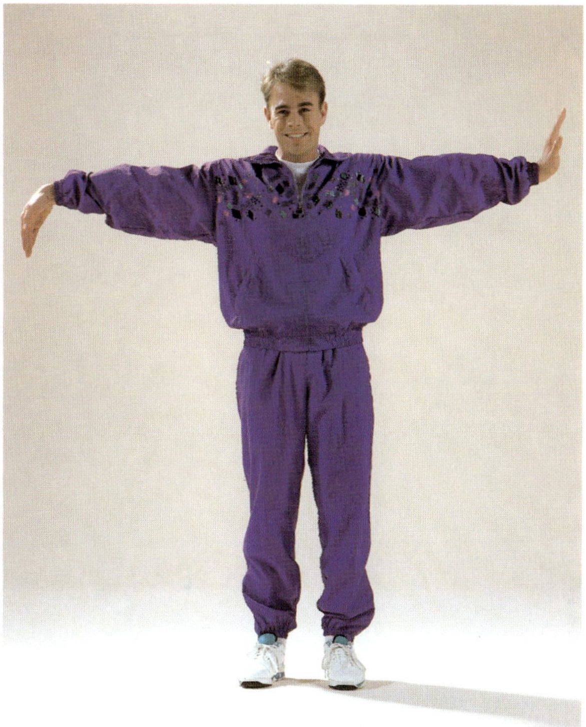

5. Übung 5: Mobilisation der Handgelenke

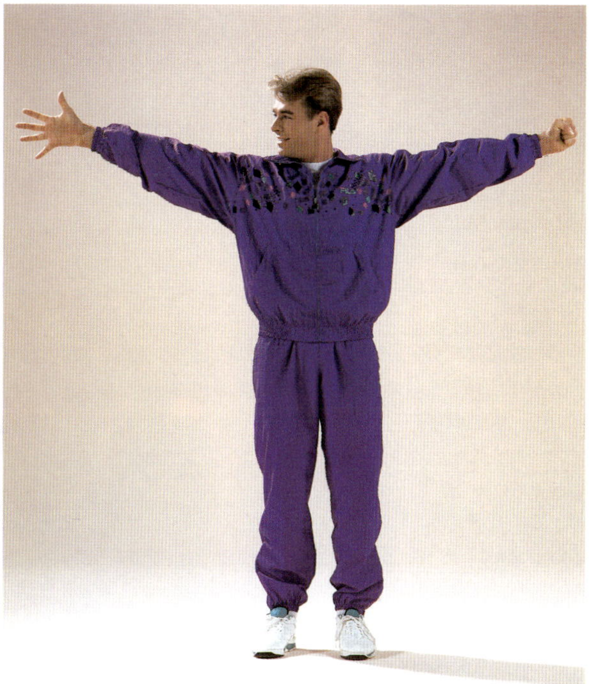

6. Übung 6: Mobilisation der Fingergelenke

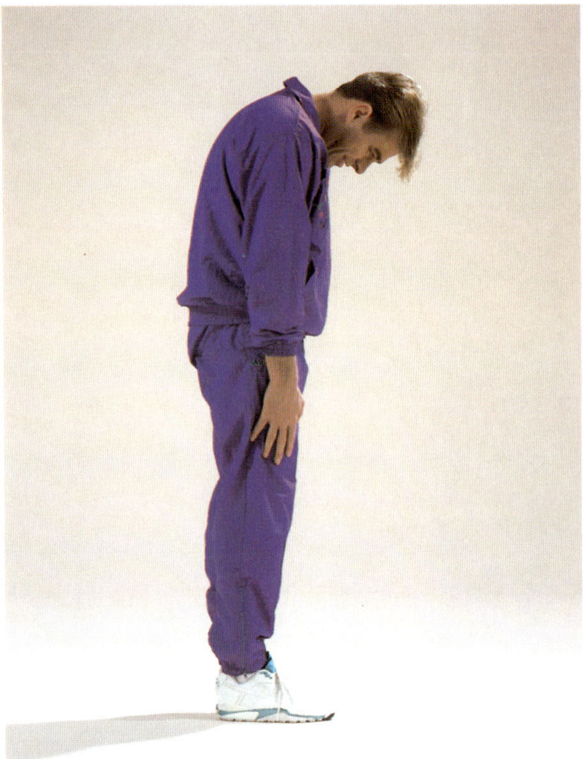

7. Übung 7: Mobilisation der Brustwirbelsäule

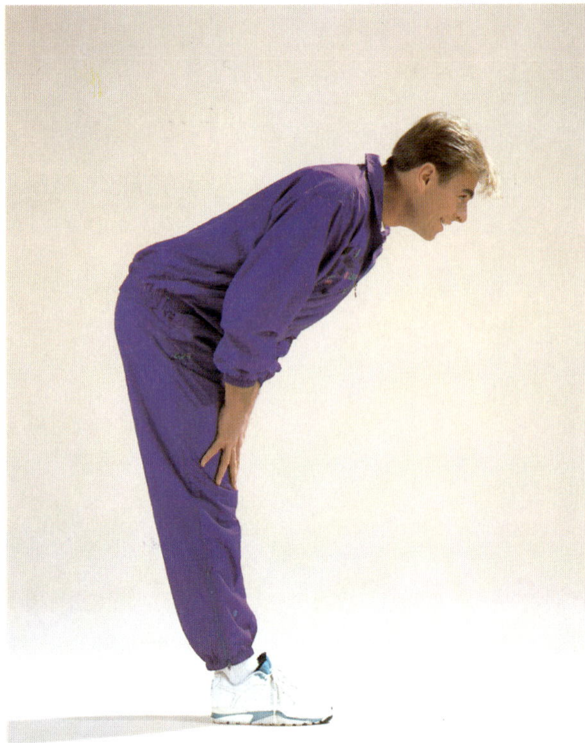

8. Übung 8: Mobilisation der Hüftgelenke

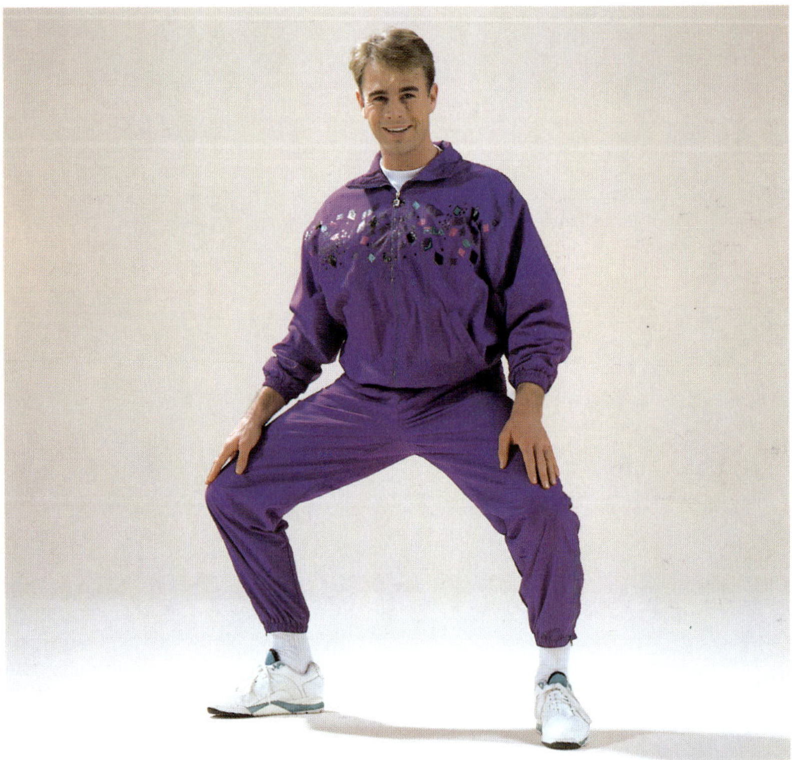

9. Übung 10: Mobilisation der Kniegelenke

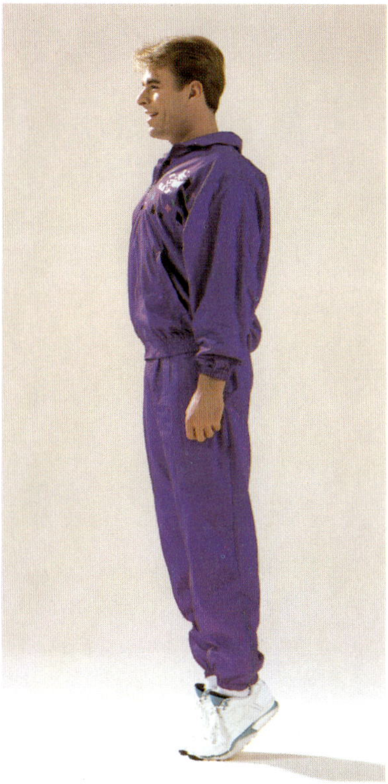

10. Übung 9: Mobilisation der Fußgelenke

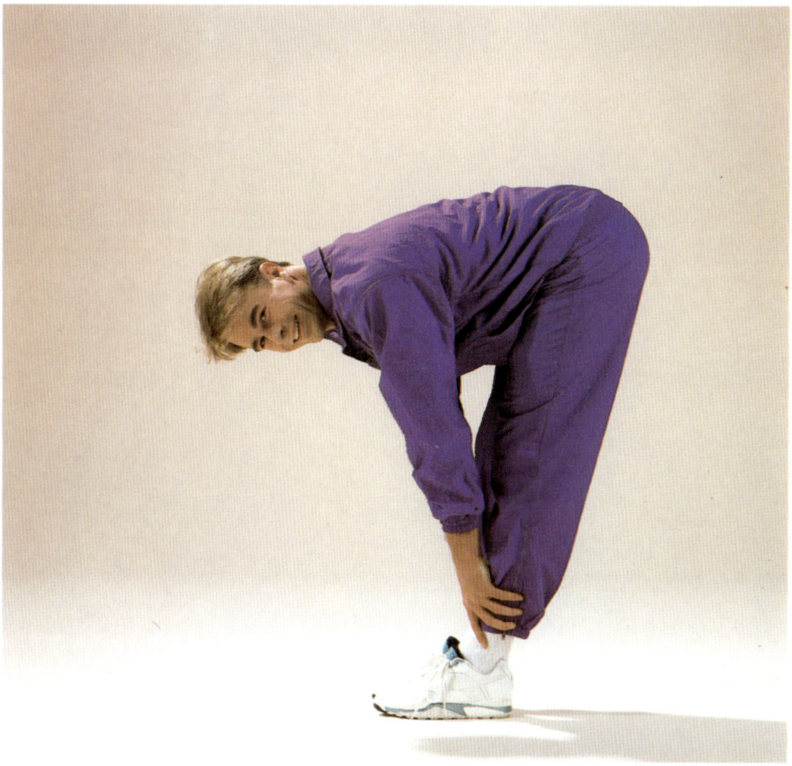

11. Übung 47: Dehnung der Gesäß- und hinteren Oberschenkelmuskulatur

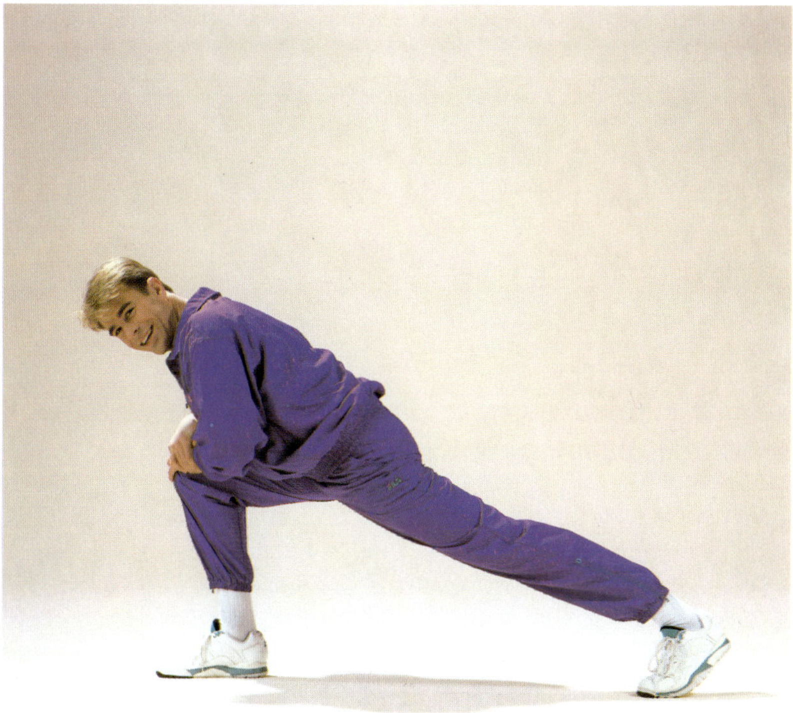

12. Übung 50: Dehnung der Hüftbeugemuskulatur

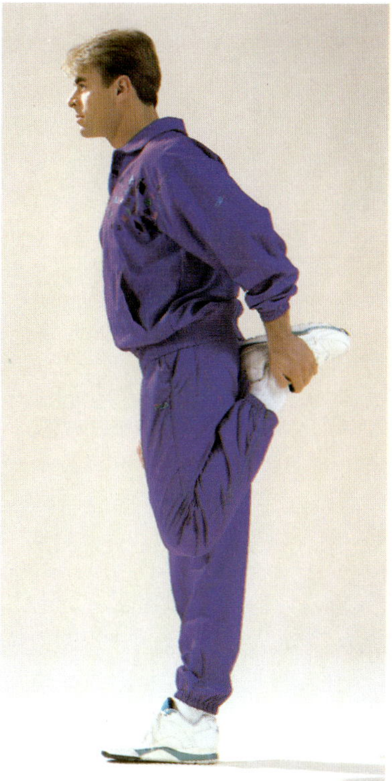

13. Übung 53: Dehnung der vorderen Oberschenkelmuskulatur

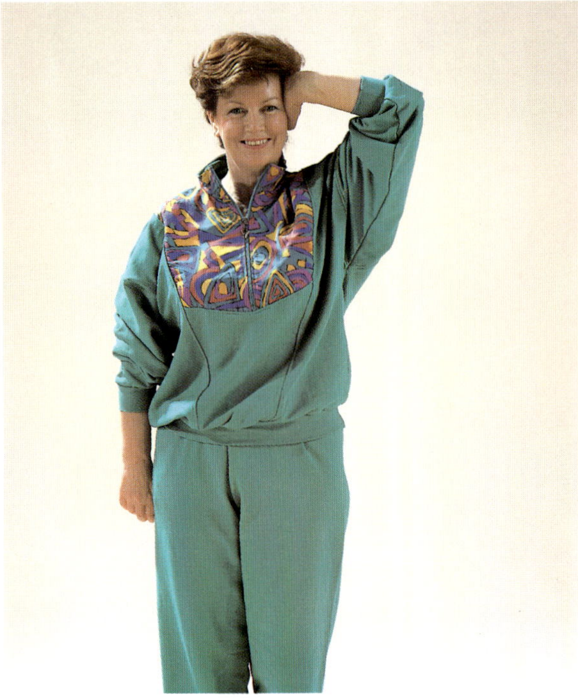

1. Übung 68: Kräftigung und Dehnung der Halsmuskulatur

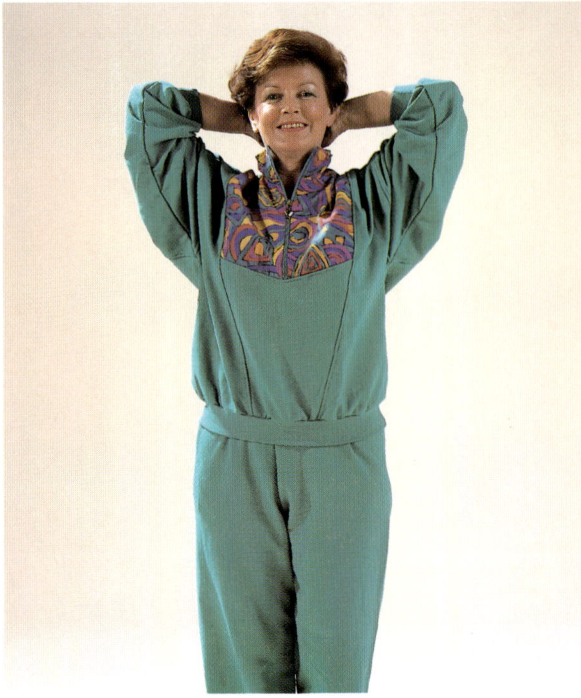

2. Übung 70: Kräftigung und Dehnung der Nackenmuskulatur

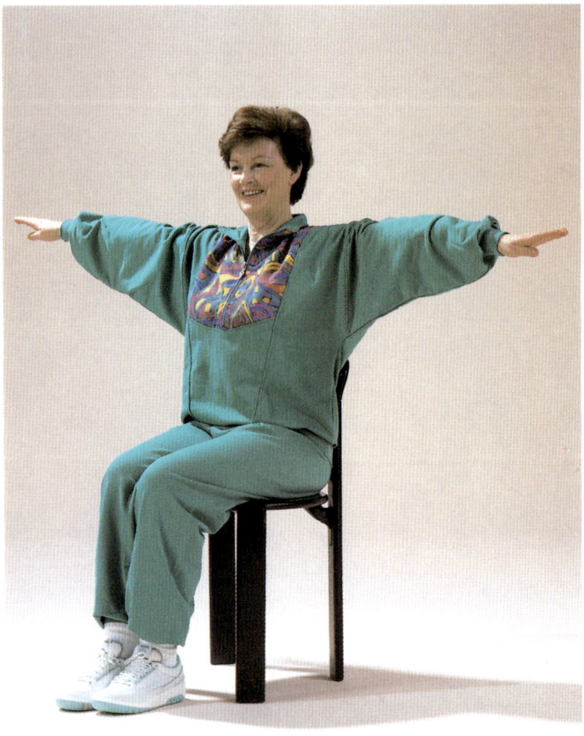

3. Übung 73: Kräftigung und Dehnung der Schultermuskulatur

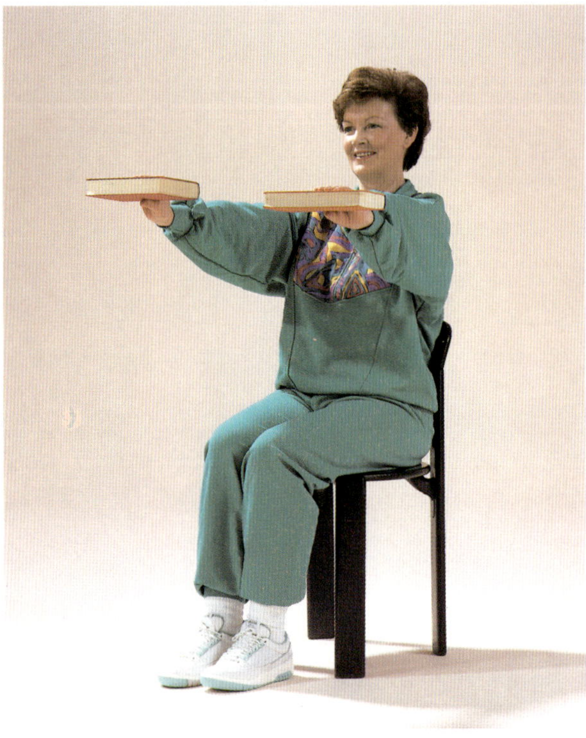

4. Übung 76: Kräftigung und Dehnung der Schultermuskulatur

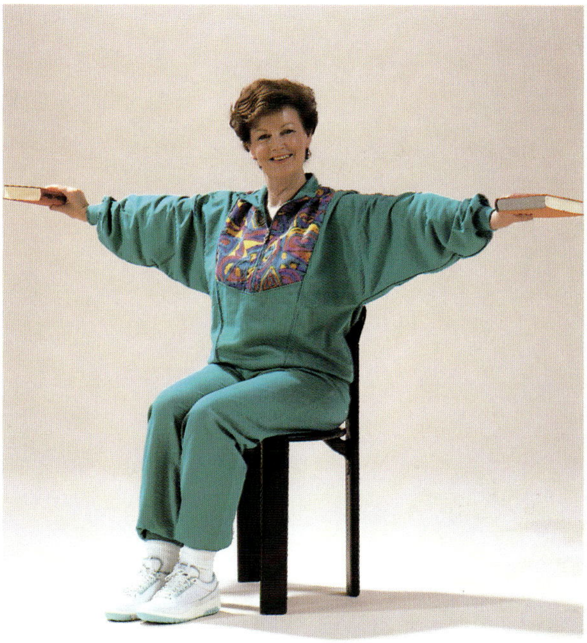

5. Übung 77: Kräftigung und Dehnung der Schultermuskulatur

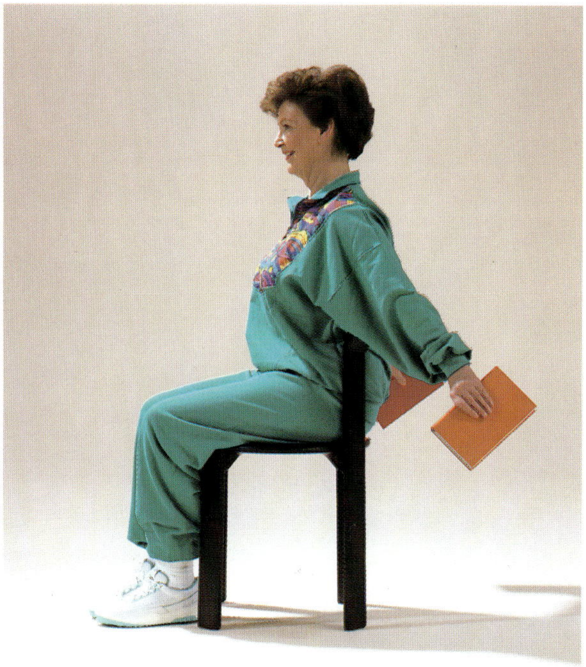

6. Übung 78: Kräftigung und Dehnung der Schultermuskulatur

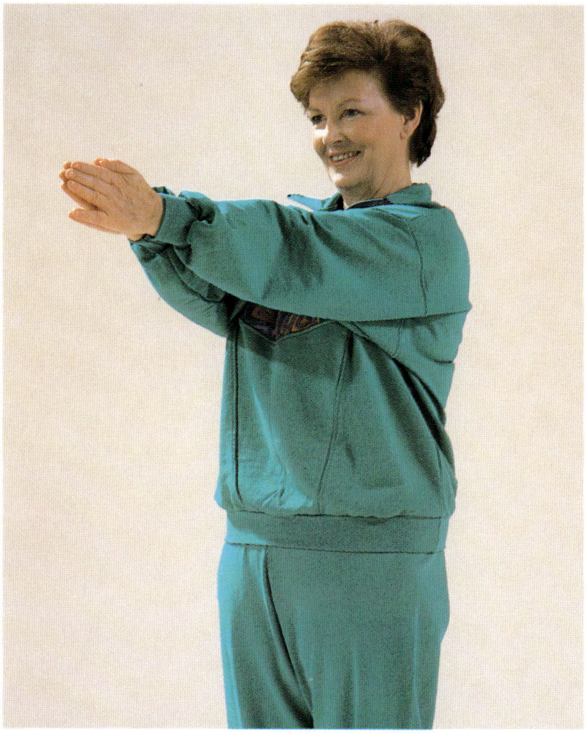

7. Übung 82: Kräftigung und Dehnung der Brustmuskulatur

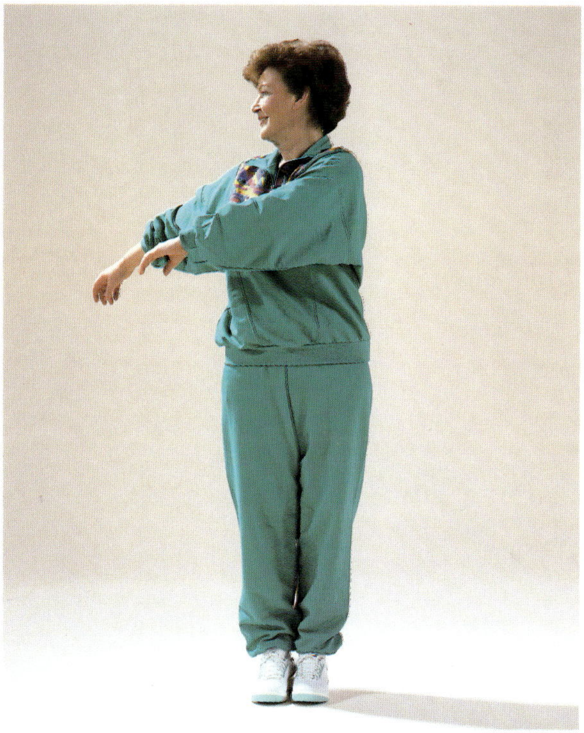

8. Übung 88: Kräftigung und Dehnung der Flankenmuskulatur

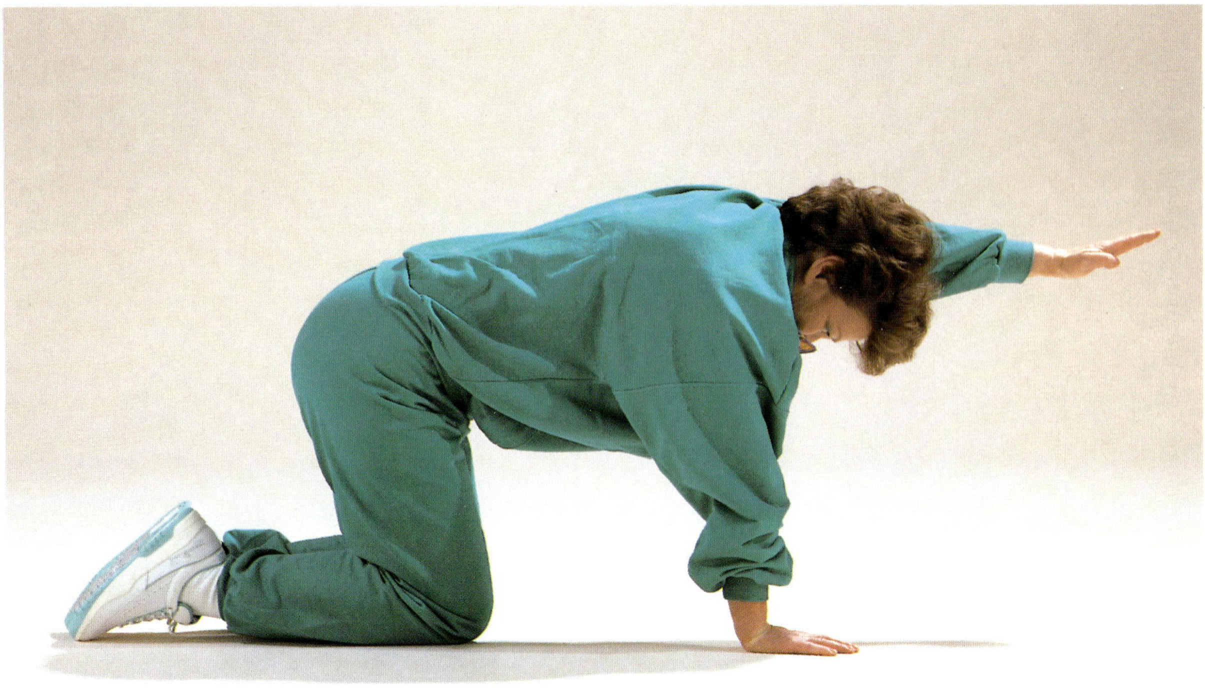

9. Übung 84: Kräftigung und Dehnung der Schulter- und Rückenmuskulatur

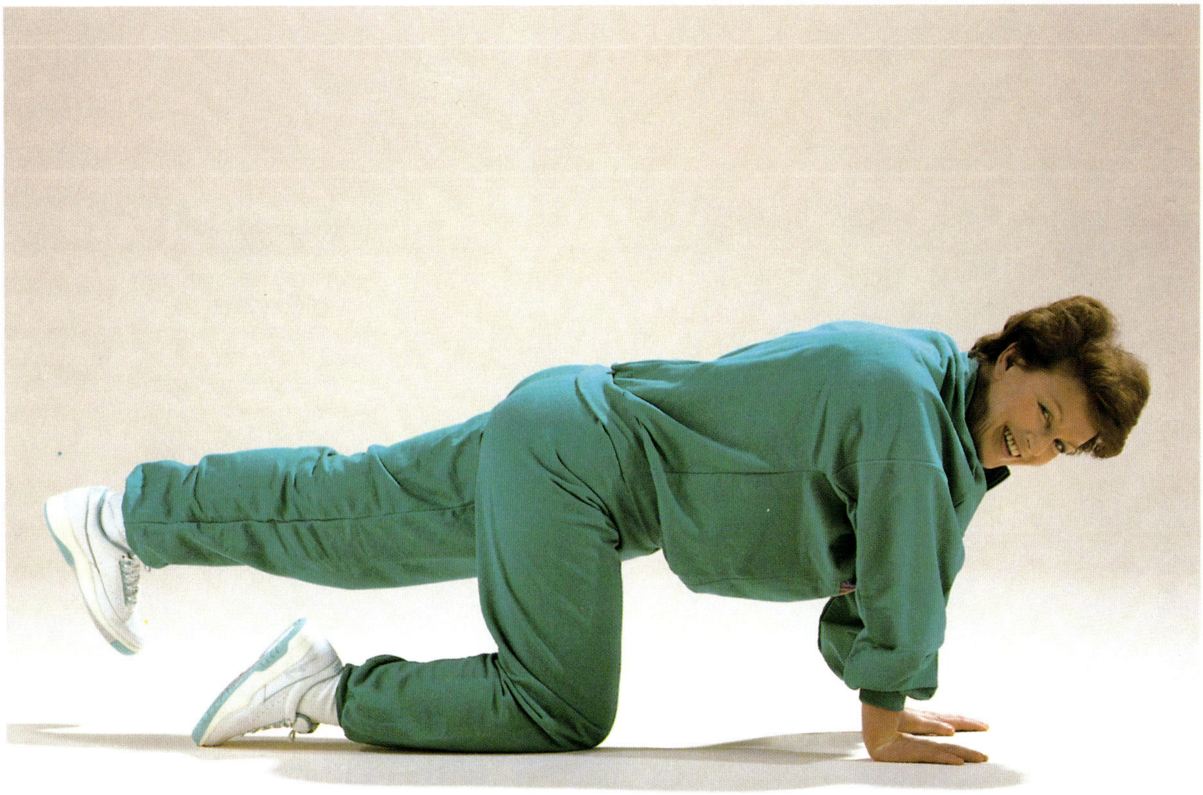

10. Übung 91: Kräftigung und Dehnung der Rückenmuskulatur

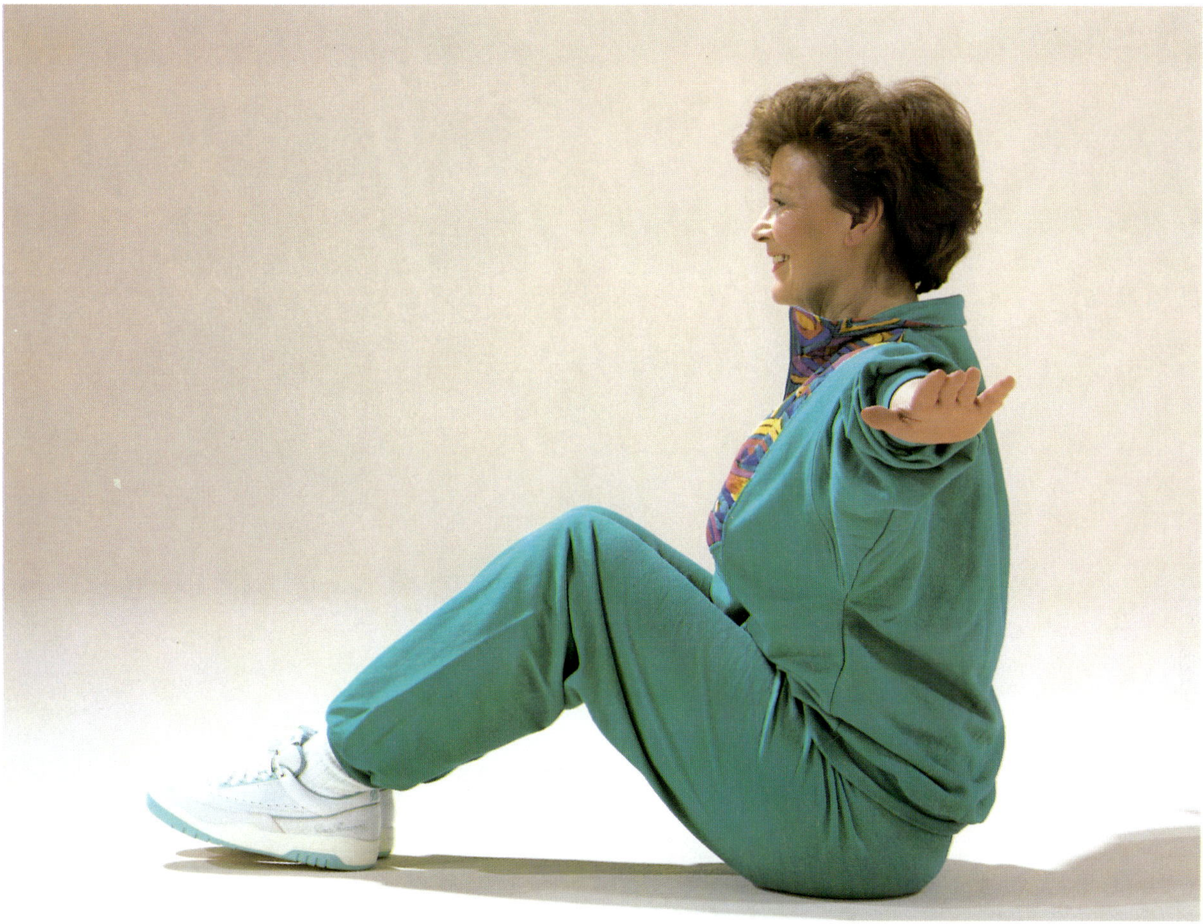

11. Übung 90: Kräftigung und Dehnung der Rückenmuskulatur

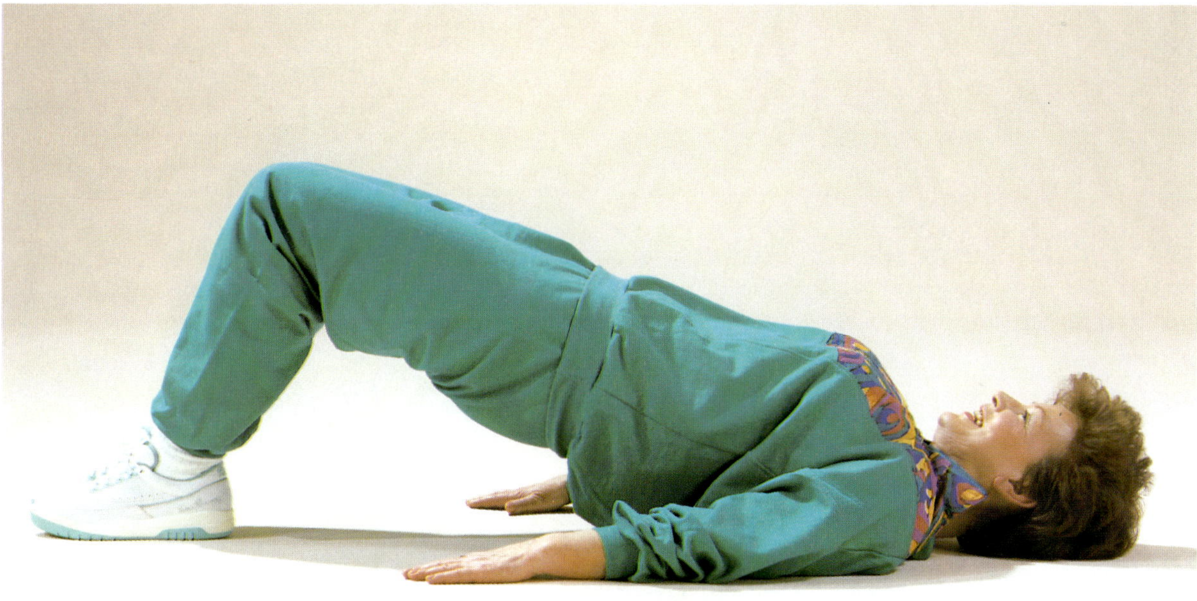

12. Übung 92: Kräftigung und Dehnung der Rücken- und Bauchmuskulatur

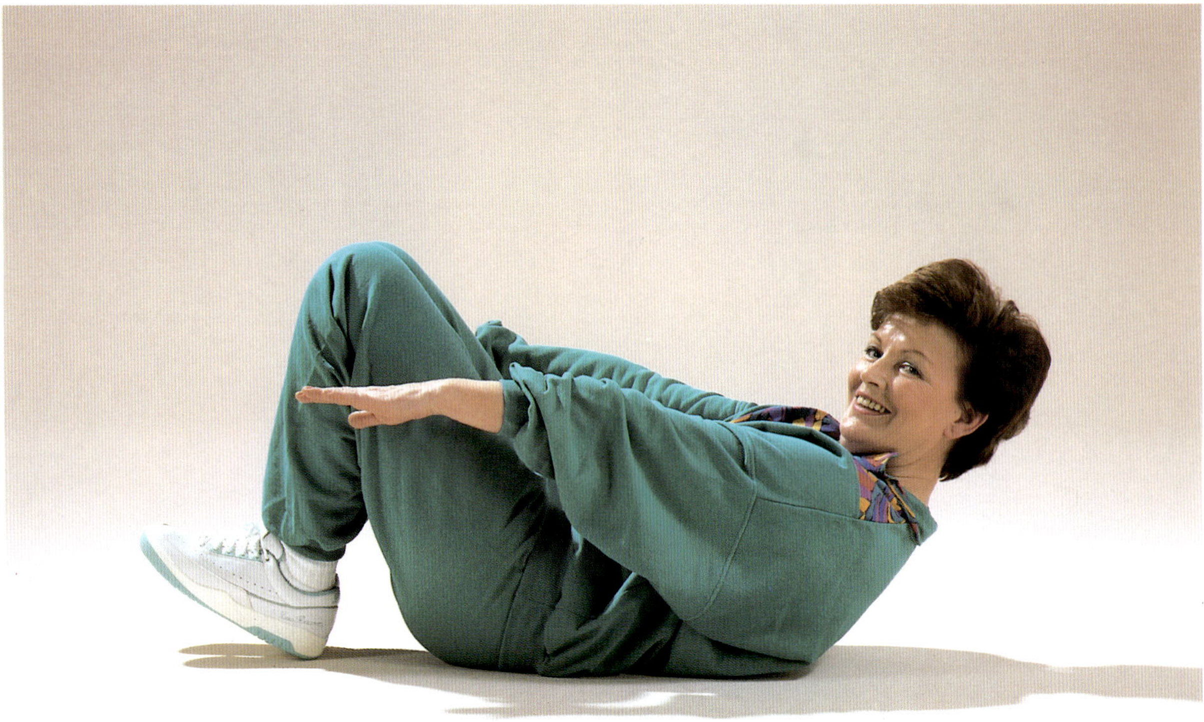

13. Übung 96: Kräftigung und Dehnung der oberen (geraden) Bauchmuskulatur

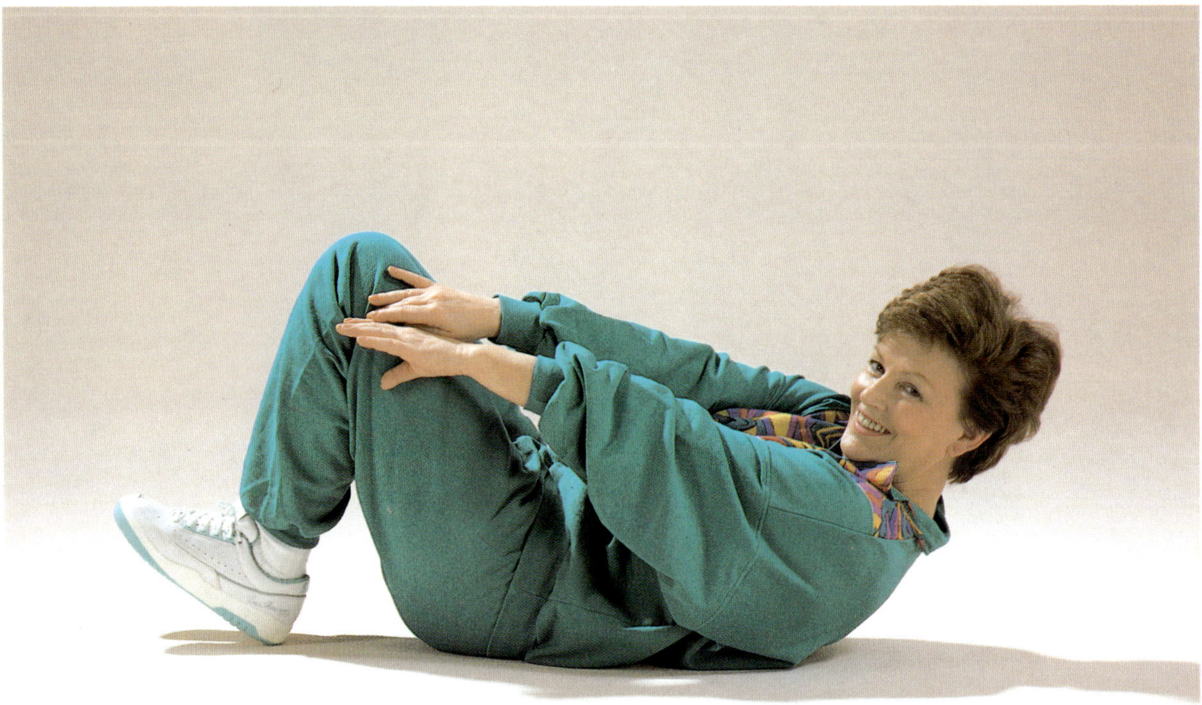

14. Übung 97: Kräftigung und Dehnung der seitlichen Bauchmuskulatur

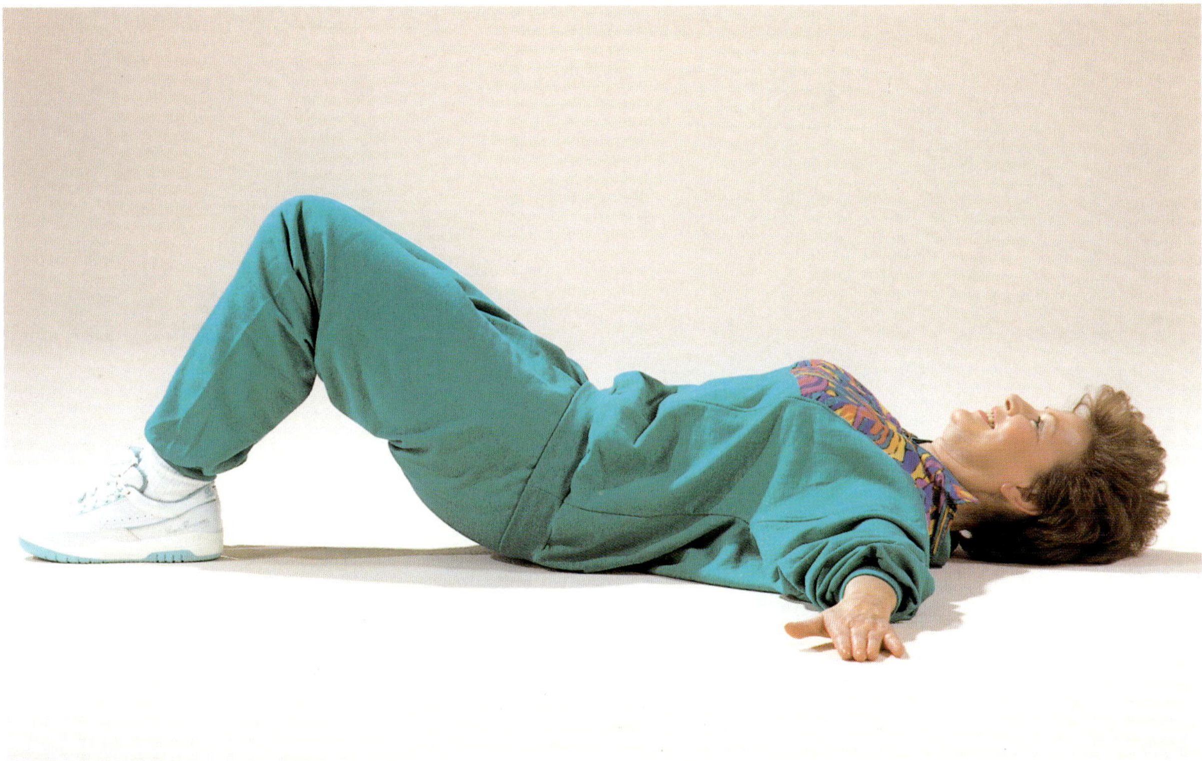

15. Übung 98: Kräftigung und Dehnung der unteren (geraden) Bauchmuskulatur

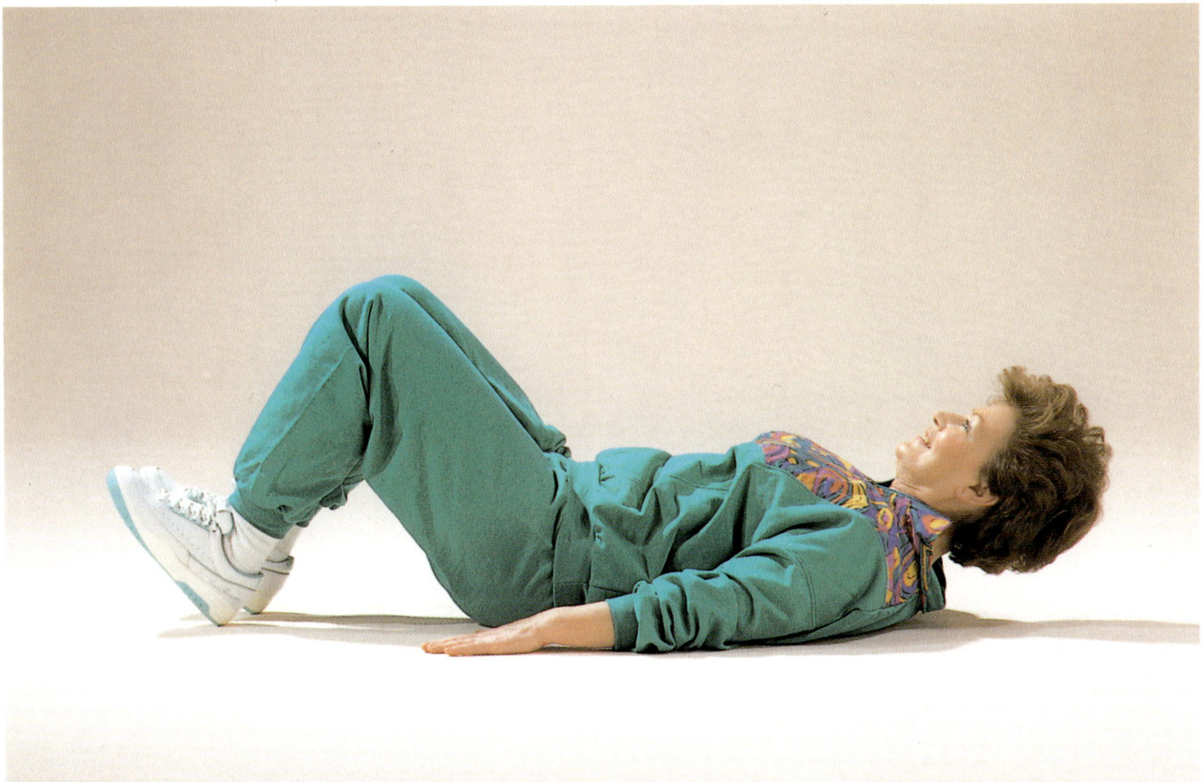

16. Übung 101: Kräftigung und Dehnung der geraden Bauchmuskulatur

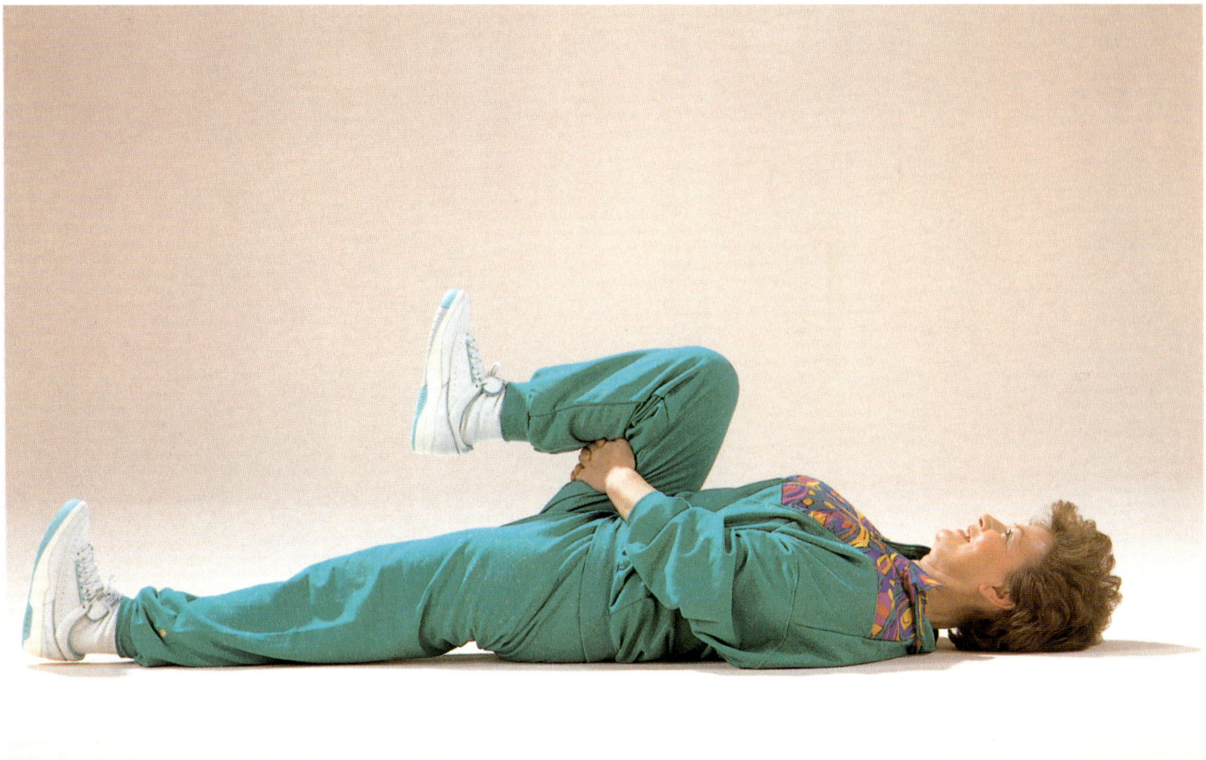

17. Übung 102: Dehnung der Hüftbeugemuskulatur

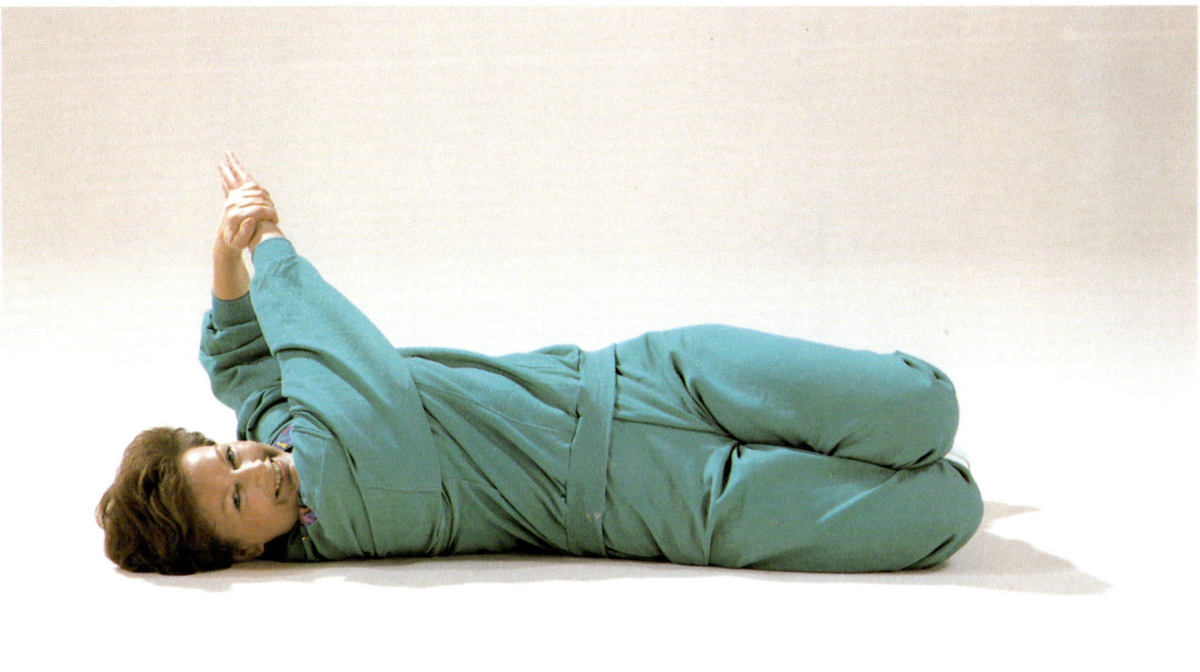

18. Übung 103: Dehnung der Rücken- und Gesäßmuskulatur
Anmerkung: Stehen Sie korrekt auf! (Siehe: Korrektes Aufstehen, S. 69)

Spezielles Programm für die Frau

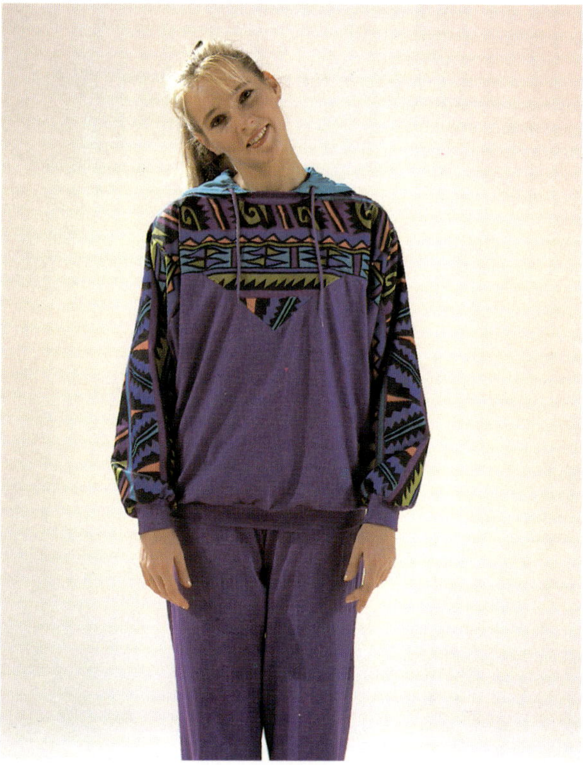

1. Übung 1: Mobilisation der Halswirbelsäule

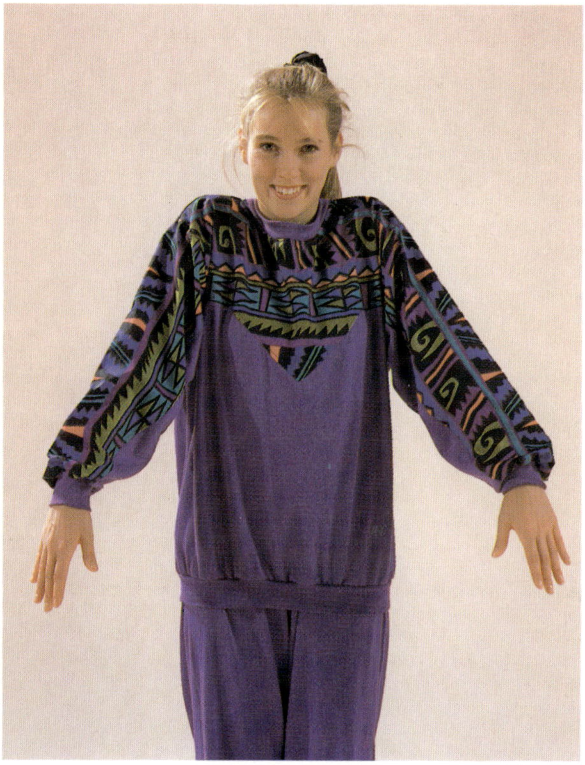

2. Übung 2: Mobilisation der Schultergelenke

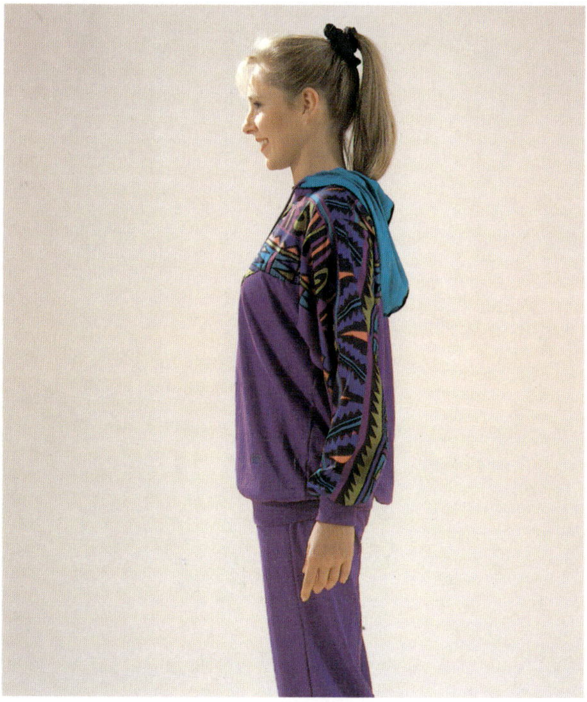

3. Übung 3: Mobilisation des Schultergürtels

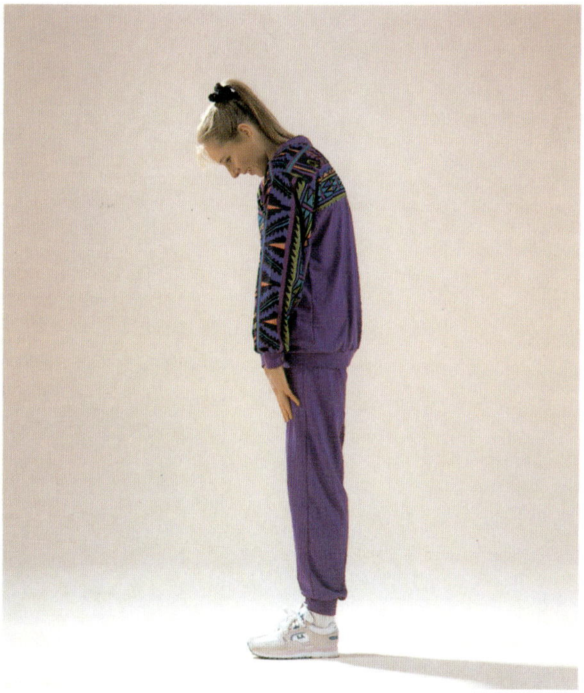

4. Übung 7: Mobilisation der Brustwirbelsäule

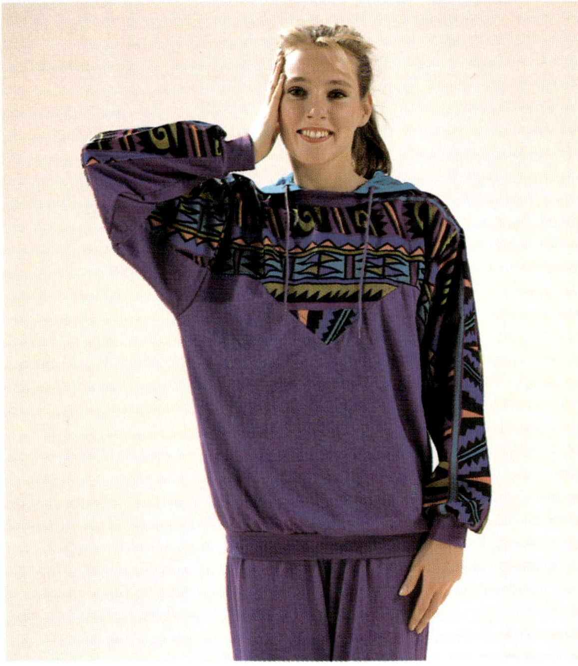

5. Übung 16: Kräftigung und Dehnung der Halsmuskulatur

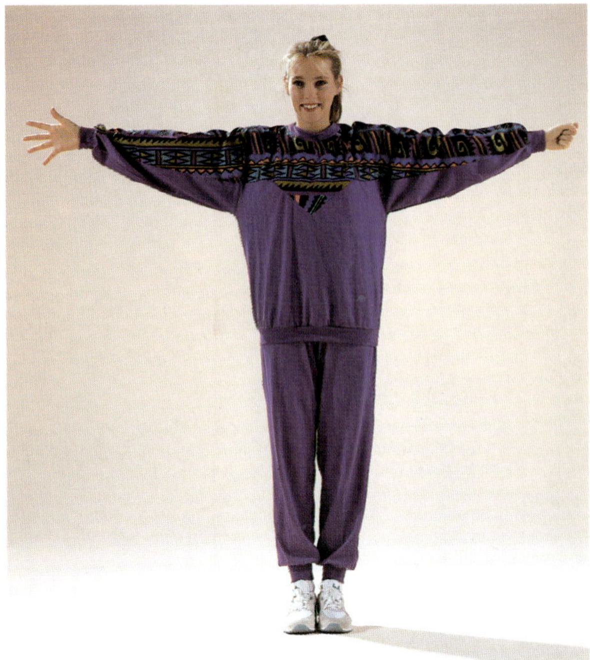

6. Übung 25: Kräftigung und Dehnung der Fingermuskulatur

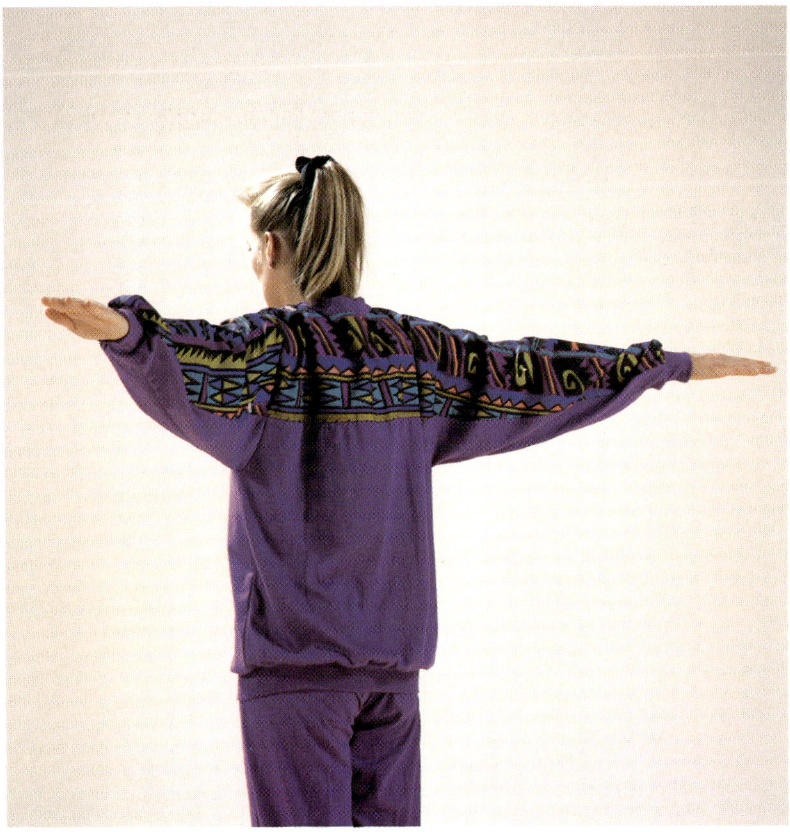

7. Übung 27: Kräftigung der Schultermuskulatur und Dehnung der Brustmuskulatur

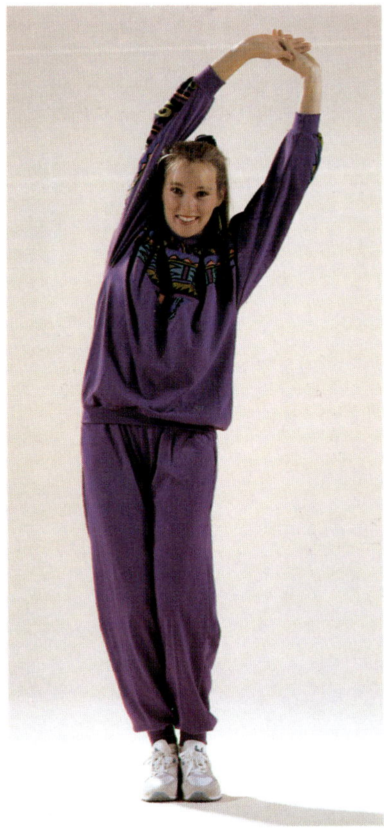

8. Übung 30: Dehnung der Flankenmuskulatur

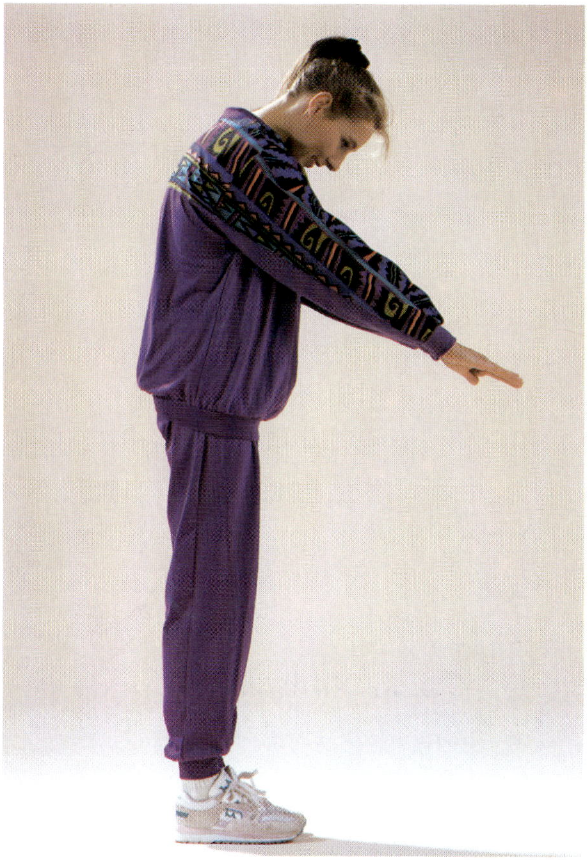

9. Übung 38: Dehnung der Schultermuskulatur

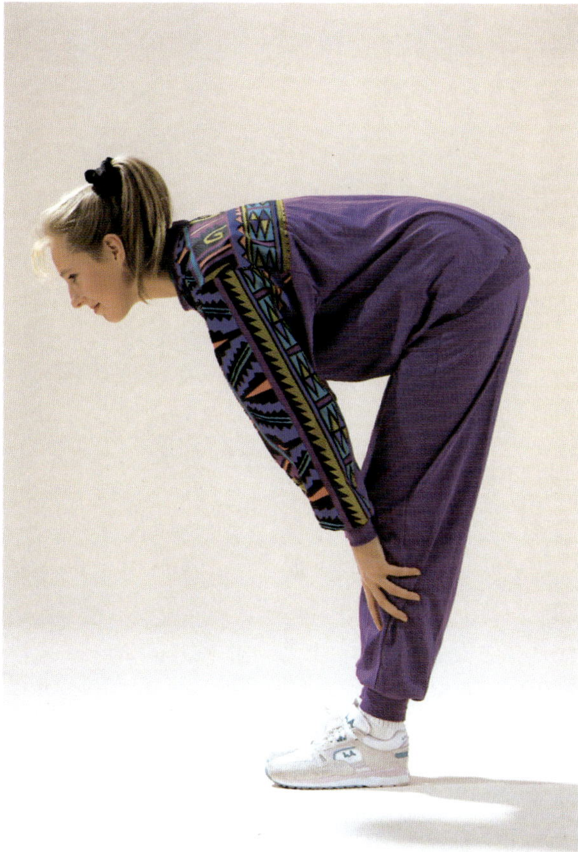

10. Übung 47: Dehnung der Rücken-, Gesäß- und hinteren Oberschenkelmuskulatur

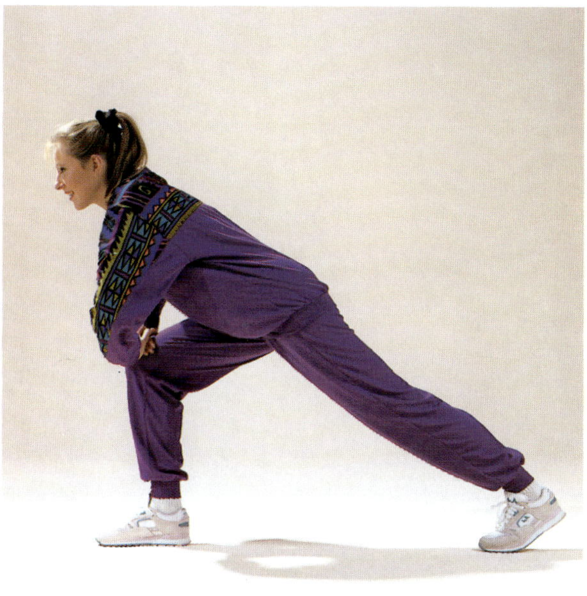

11. Übung 50: Dehnung der Hüftbeugemuskulatur

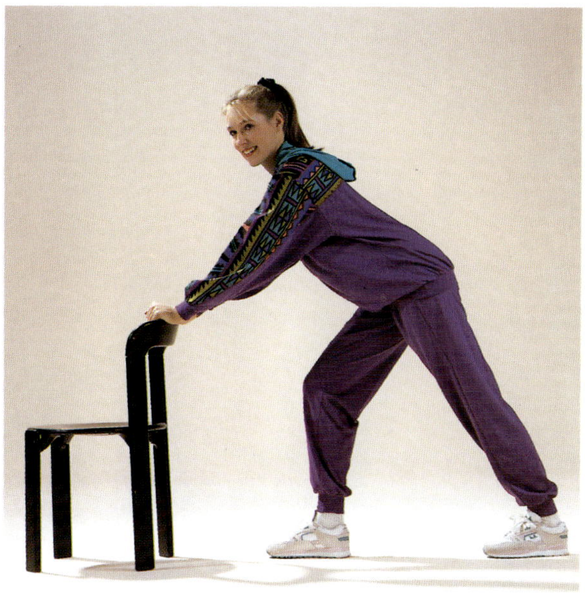

12. Übung 67: Dehnung der Wadenmuskulatur

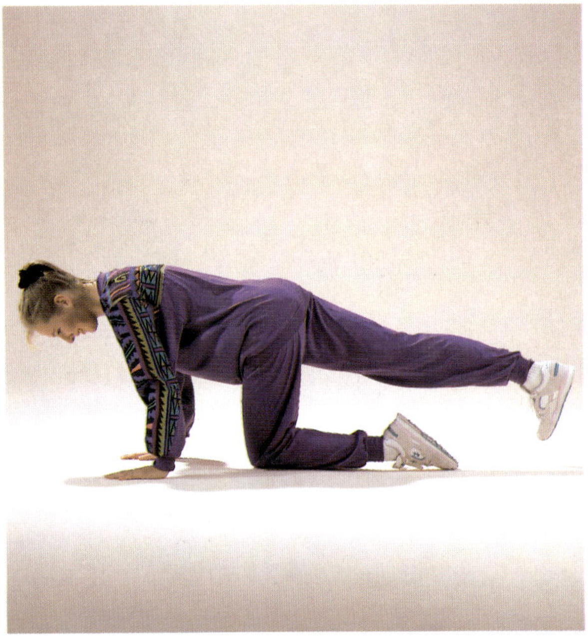

13. Übung 91: Kräftigung der Rückenmuskulatur

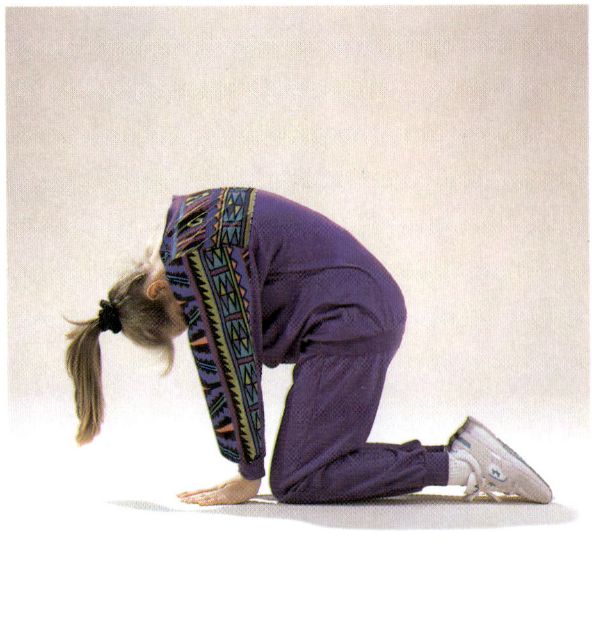

14. Übung 39: Dehnung der Rückenmuskulatur

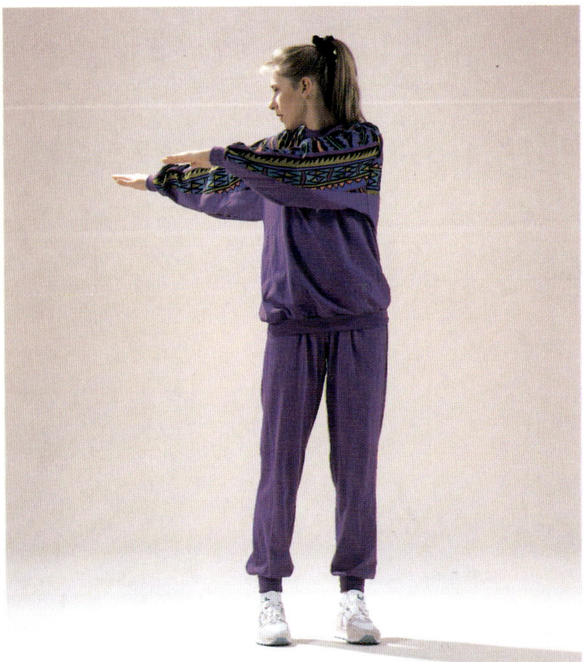

15. Übung 34: Dehnung und Kräftigung der Flankenmuskulatur

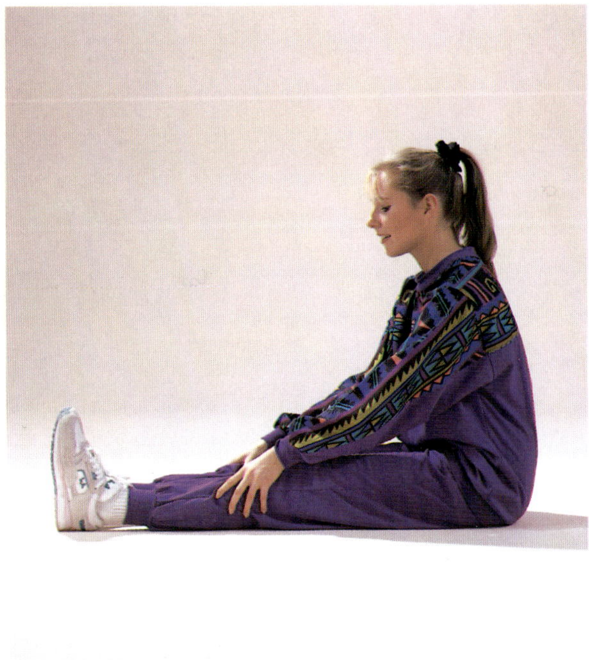

16. Übung 48: Dehnung der Gesäß-, Rücken- und hinteren Oberschenkelmuskulatur

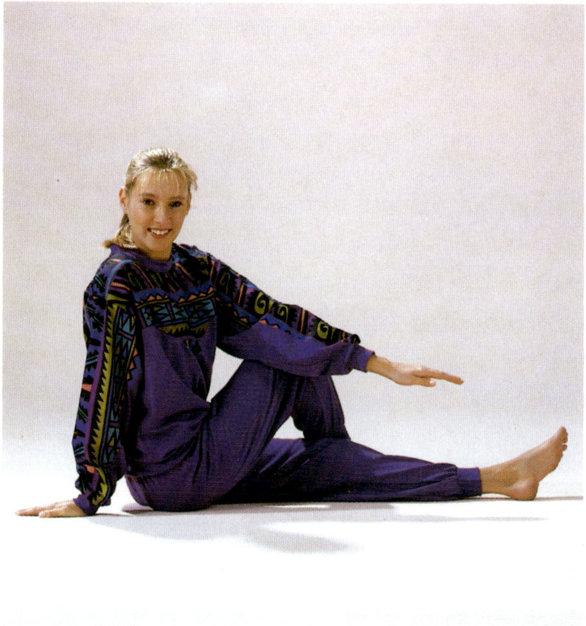

17. Übung 56: Dehnung der Gesäßmuskulatur und Flankendehnung

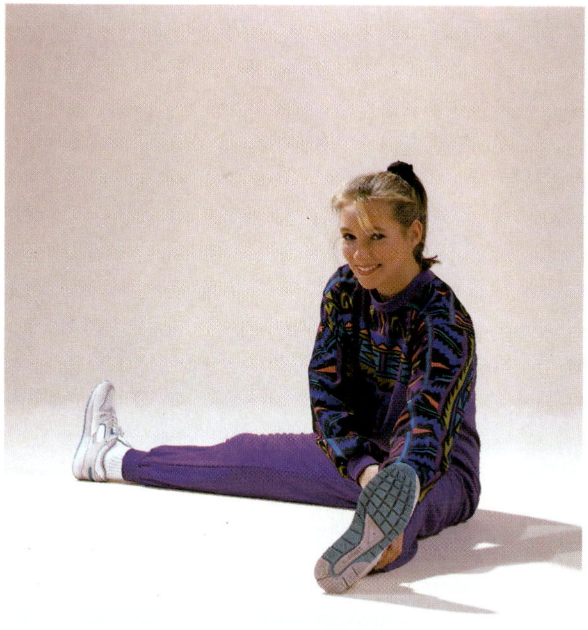

18. Übung 57: Dehnung der Gesäß-, Rücken- und hinteren Oberschenkelmuskulatur

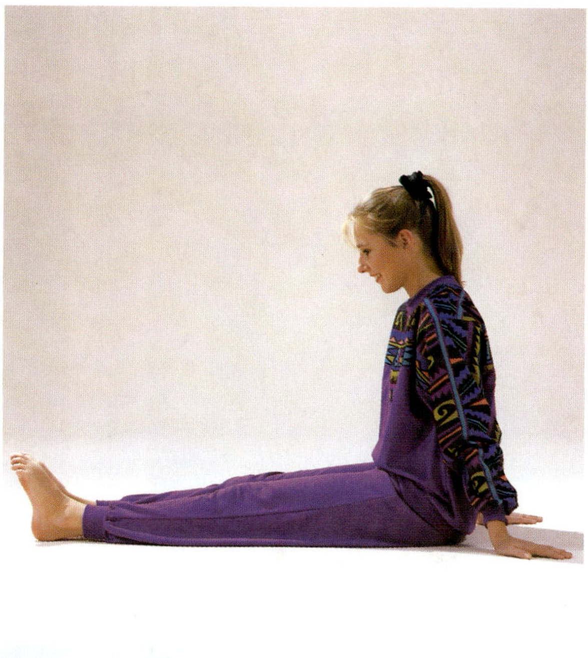

19. Übung 60: Dehnung der Unterschenkelmuskulatur

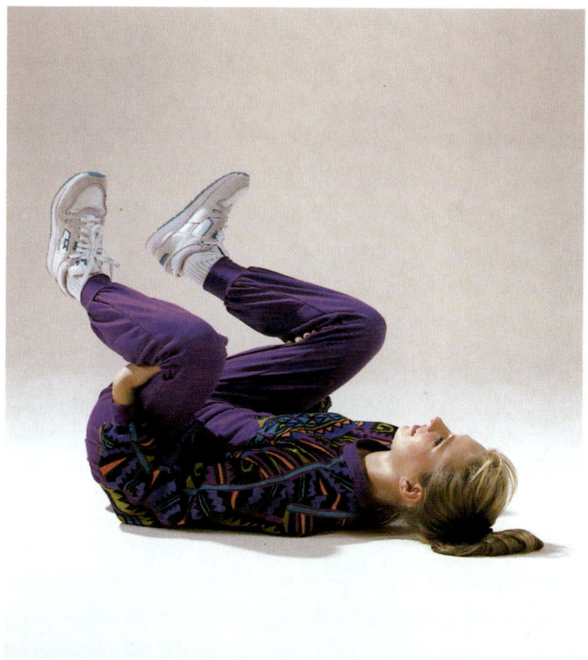

20. Übung 41: Dehnung der Gesäß- und hinteren Oberschenkelmuskulatur

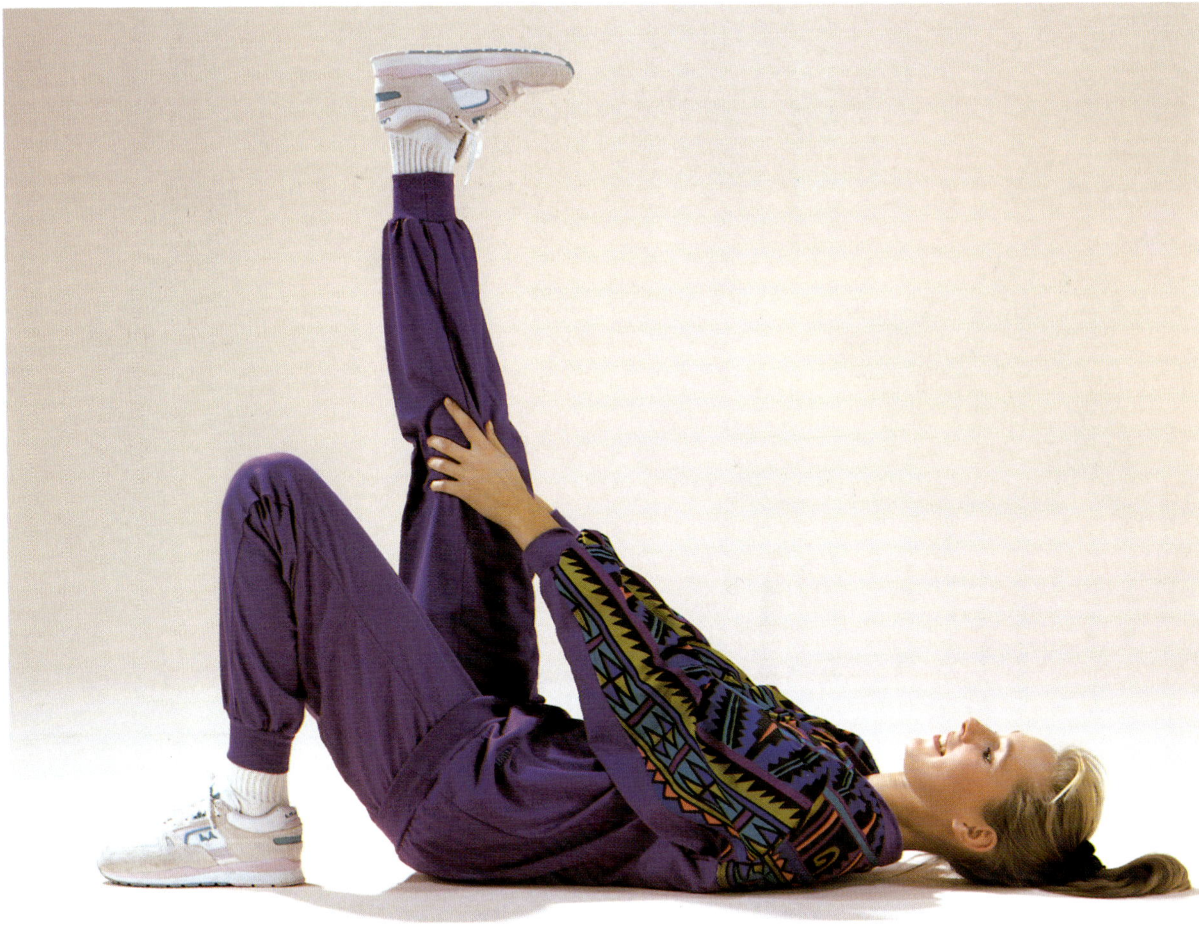

21. Übung 49: Dehnung der Hüftbeugemuskulatur

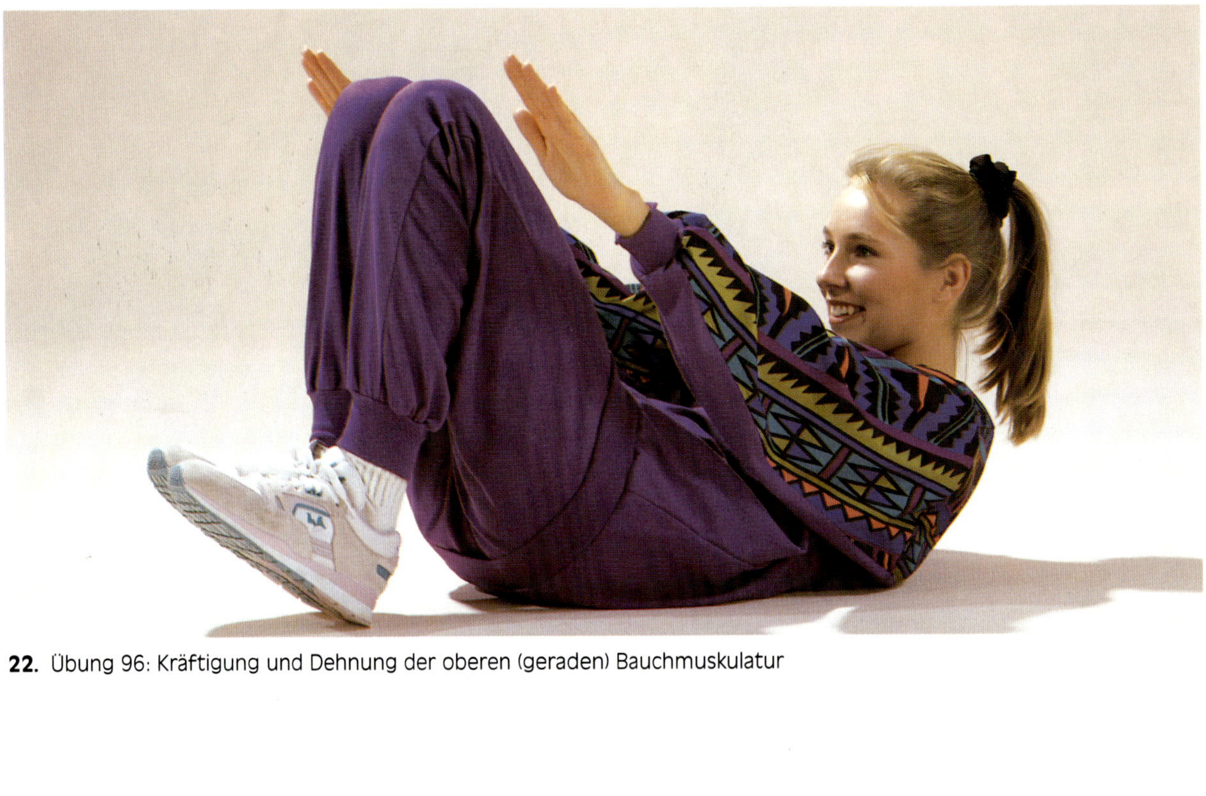

22. Übung 96: Kräftigung und Dehnung der oberen (geraden) Bauchmuskulatur

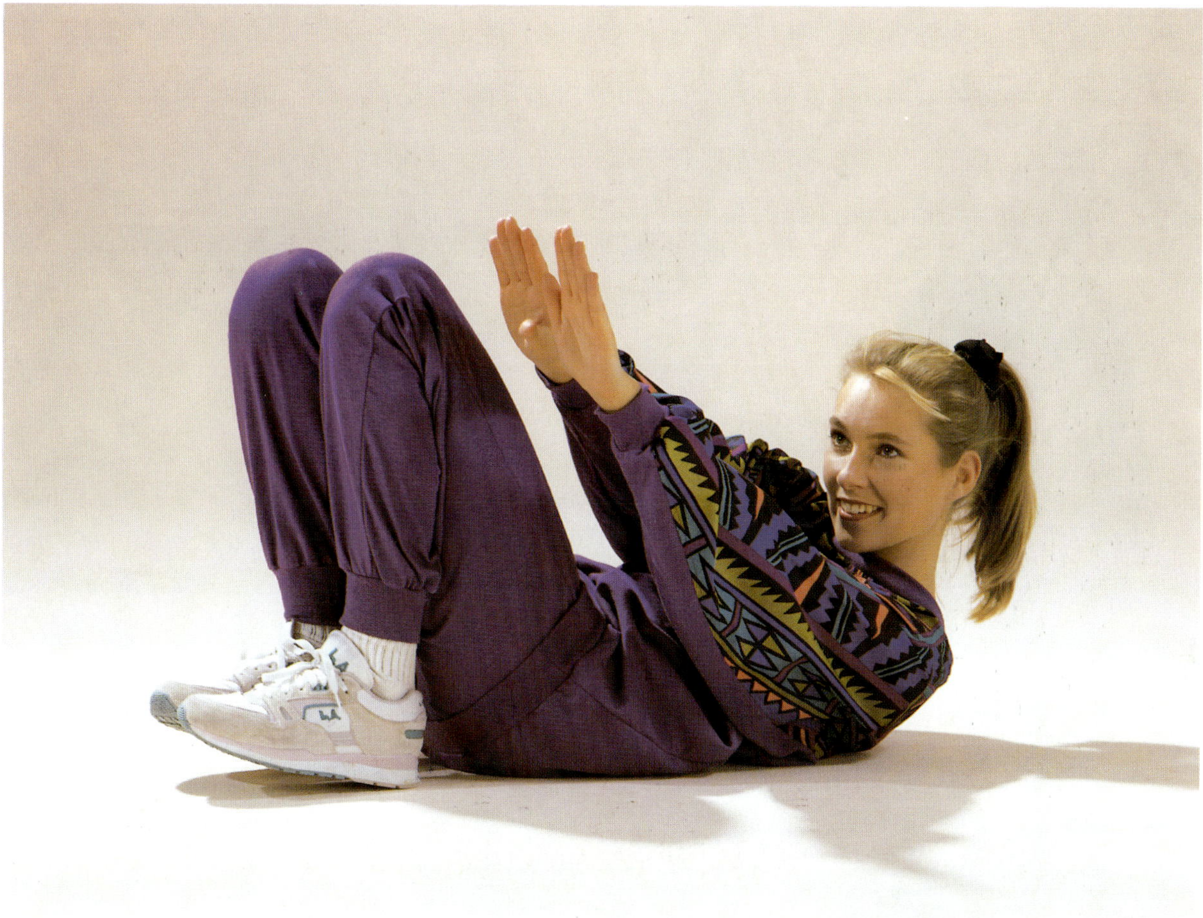

23. Übung 97: Kräftigung und Dehnung der seitlichen Bauchmuskulatur

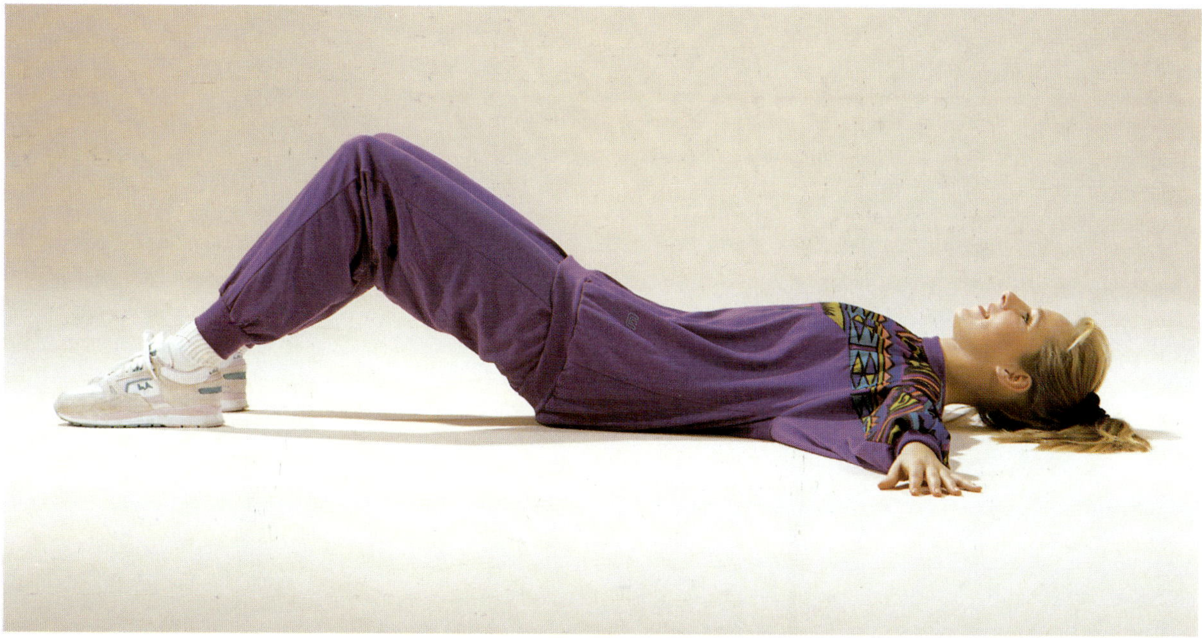

24. Übung 98: Kräftigung und Dehnung der unteren (geraden) Bauchmuskulatur

Ganzkörperprogramm für Anfänger

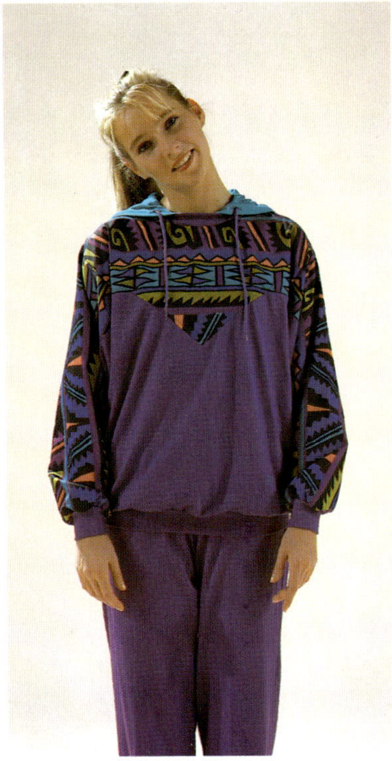

1. Übung 1: Mobilisation der Halswirbelsäule

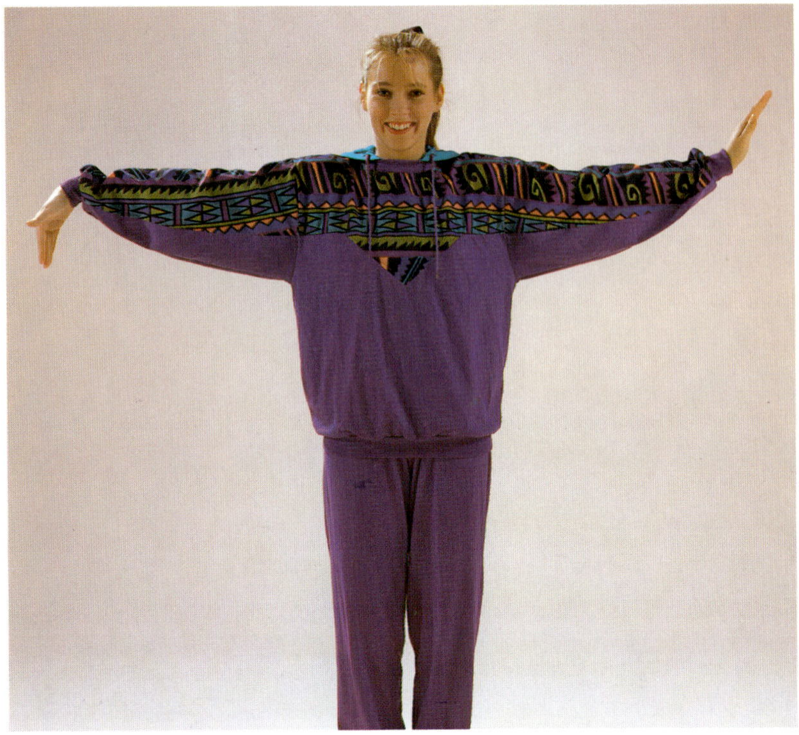

2. Übung 5: Mobilisation der Schulter- und Handgelenke

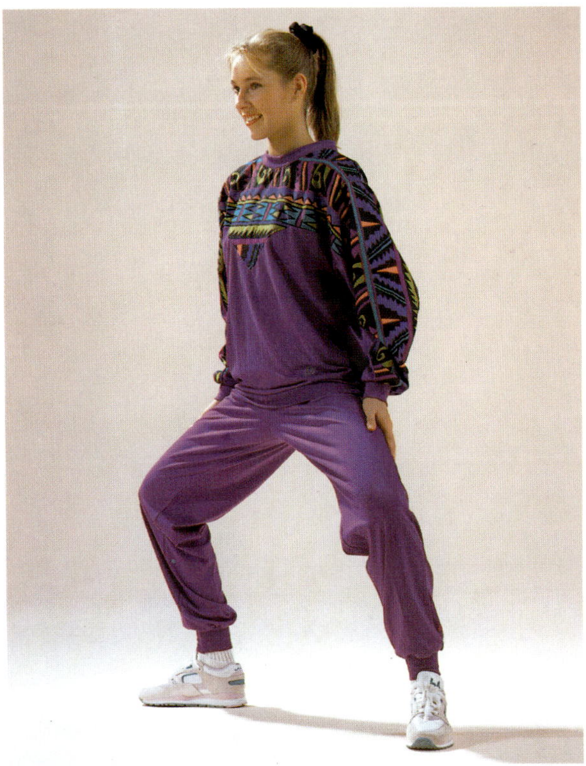

3. Übung 10: Mobilisation der Kniegelenke

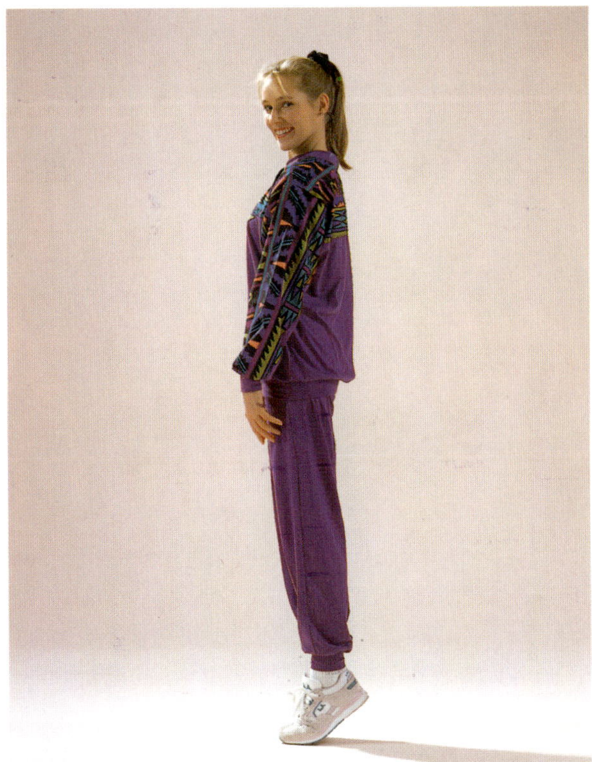

4. Übung 9: Mobilisation der Fußgelenke

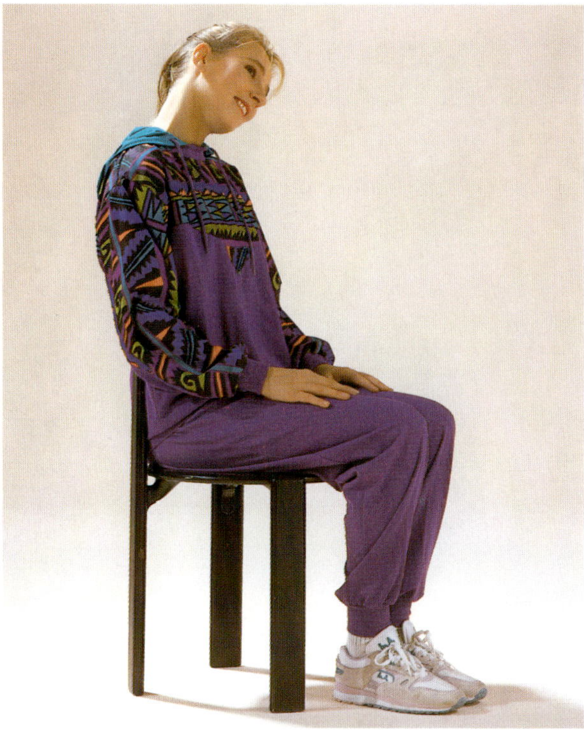

5. Übung 11: Dehnung der Halsmuskulatur

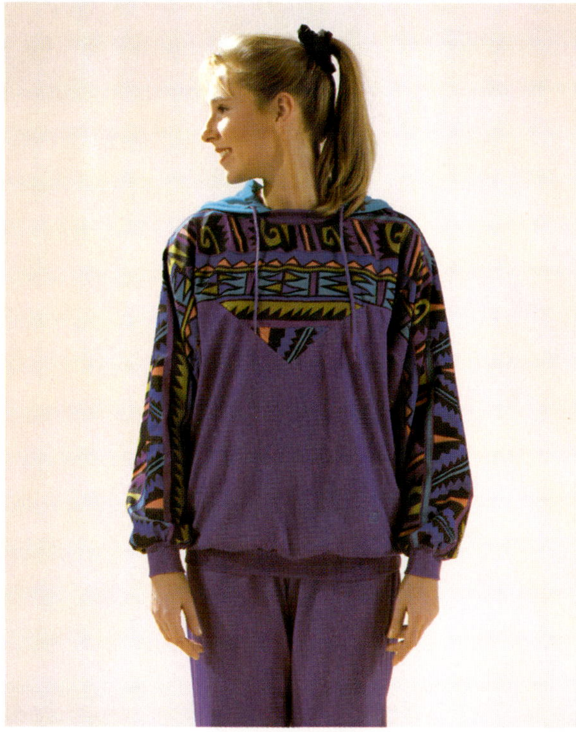

6. Übung 18: Dehnung des Kopfwenders

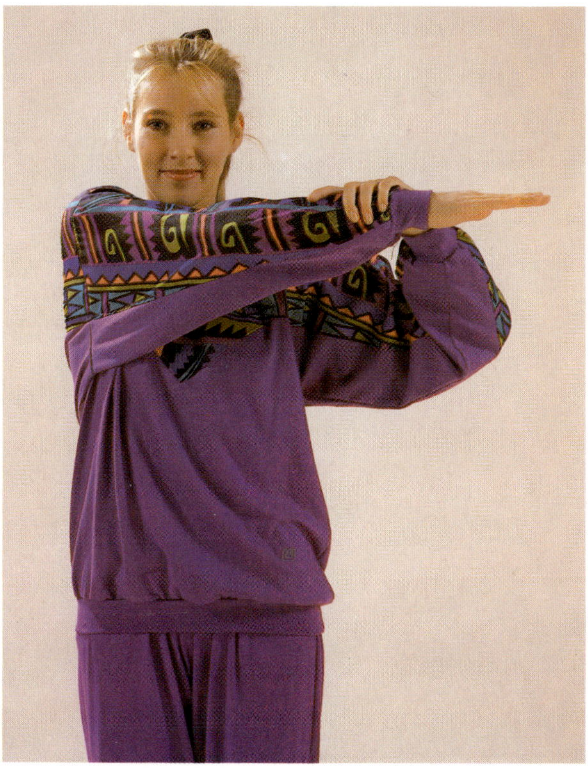

7. Übung 20: Dehnung der Schultermuskulatur

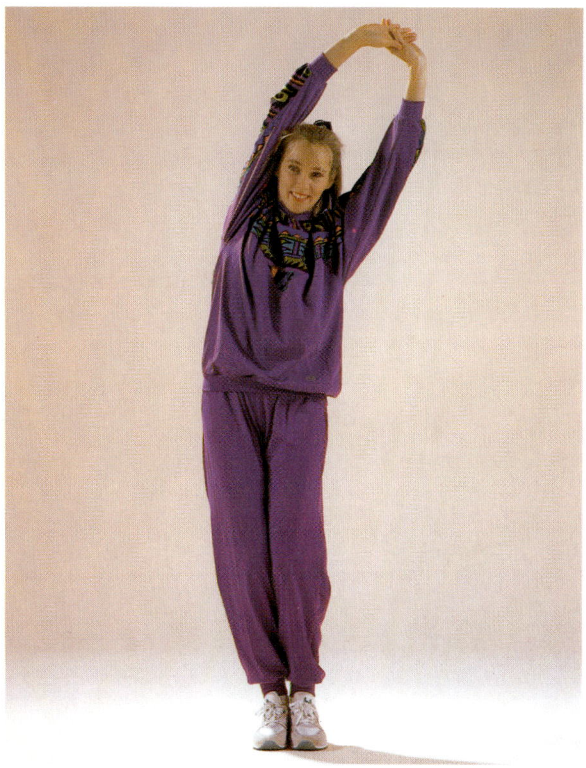

8. Übung 30: Dehnung der Flankenmuskulatur

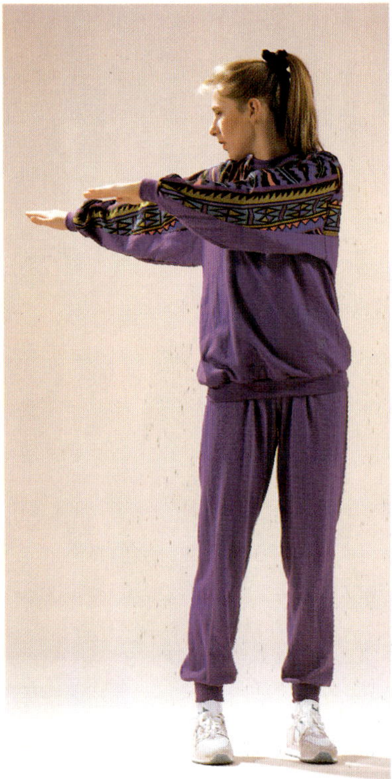

9. Übung 32: Dehnung und Kräftigung der Flankenmuskulatur

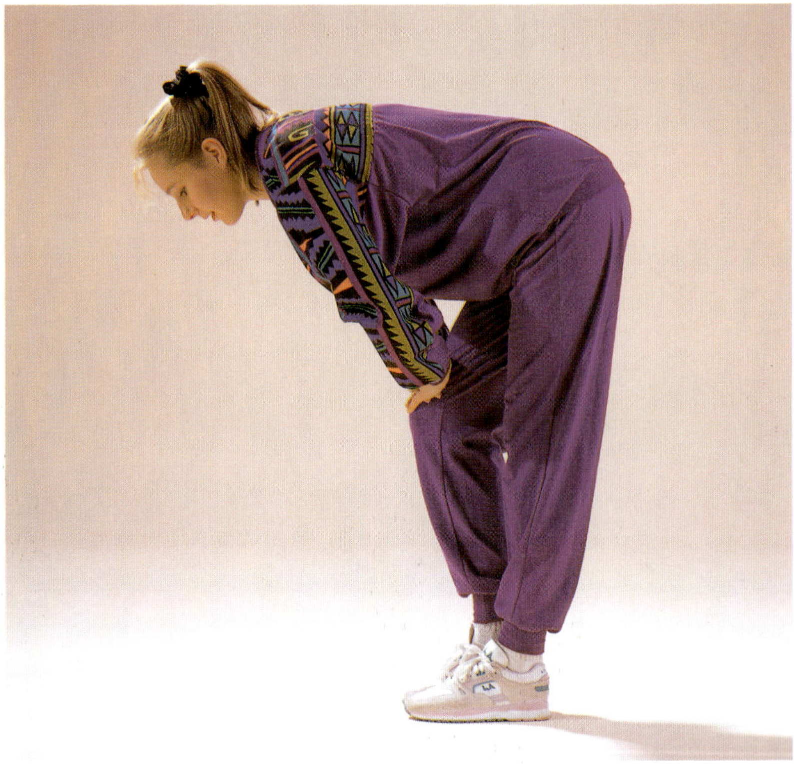

10. Übung 46: Dehnung der Gesäß- und hinteren Oberschenkelmuskulatur

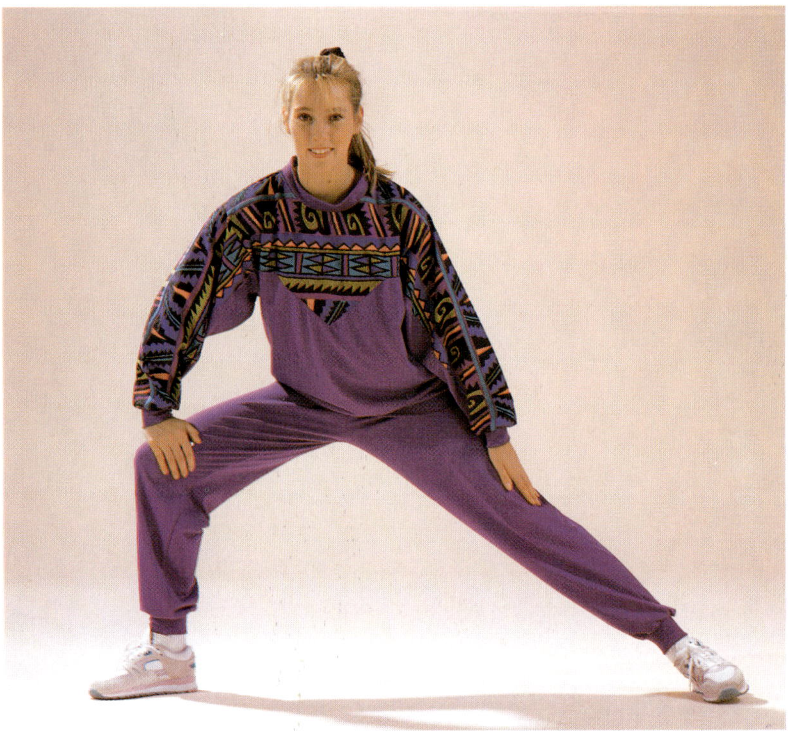

11. Übung 51: Dehnung der inneren Oberschenkelmuskulatur

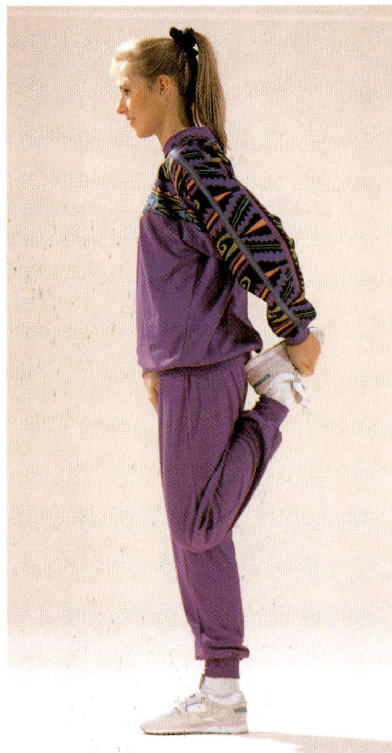

12. Übung 53: Dehnung der vorderen Oberschenkelmuskulatur

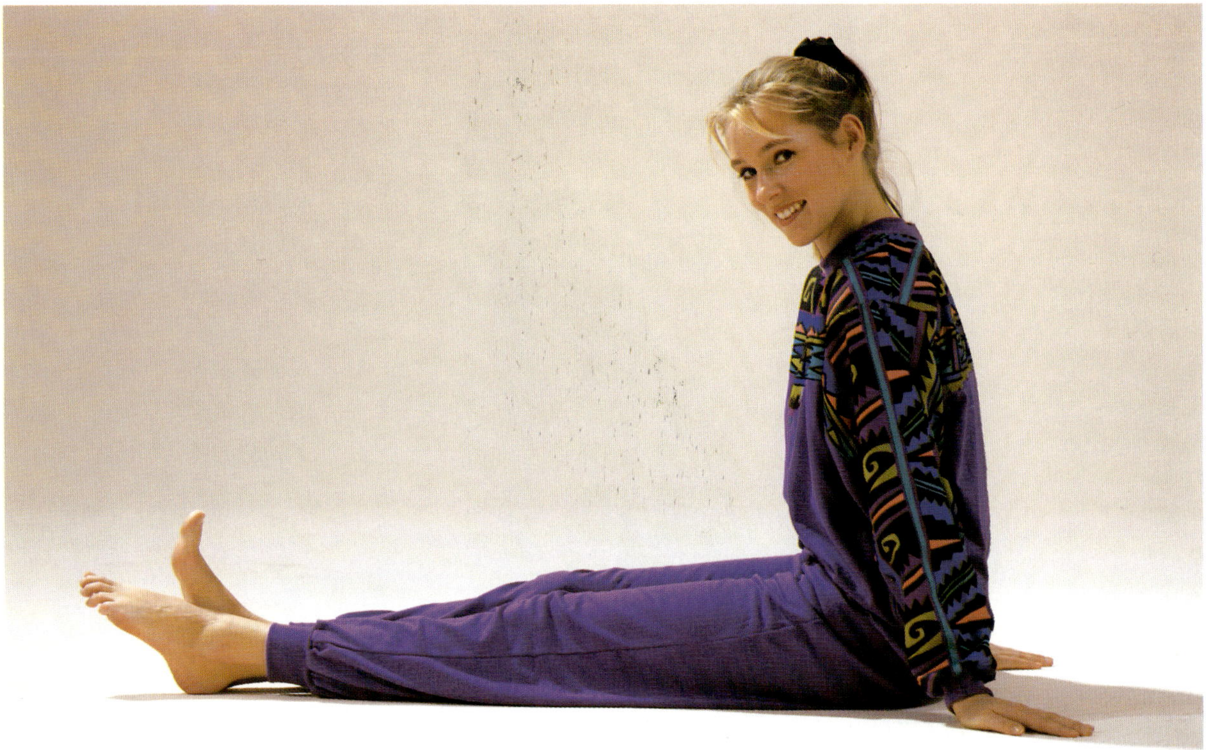

13. Übung 59: Dehnung der Unterschenkelmuskulatur

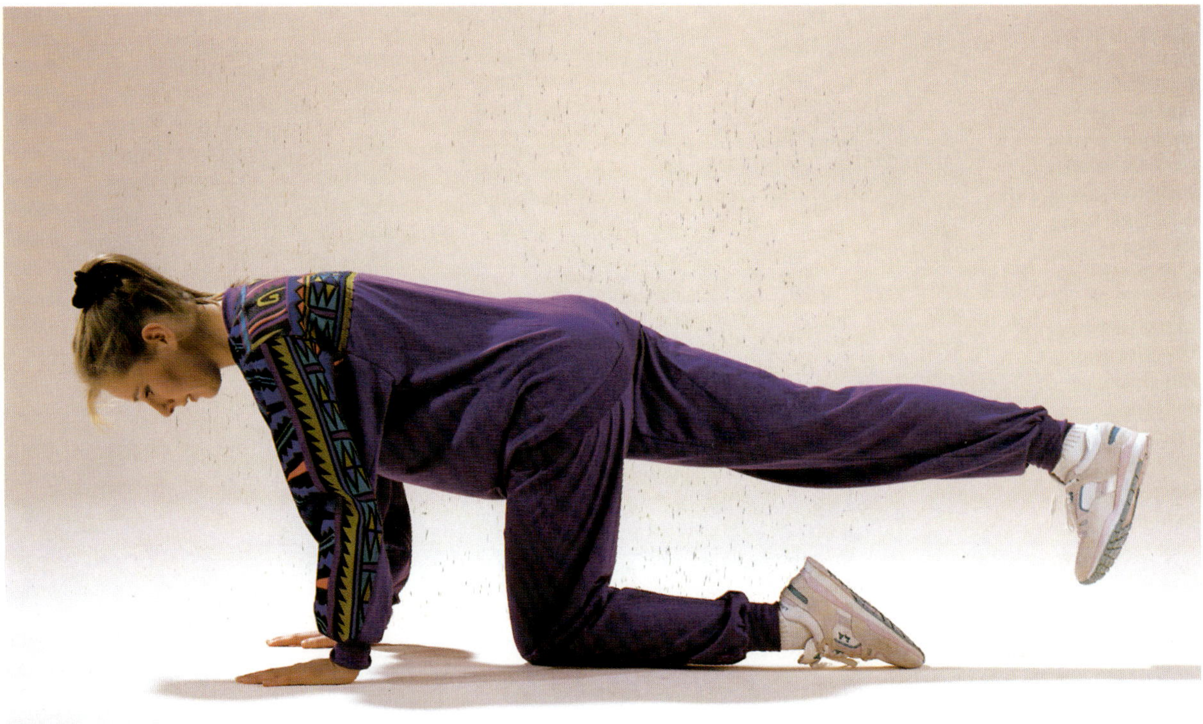

14. Übung 91: Kräftigung und Dehnung der Rückenmuskulatur

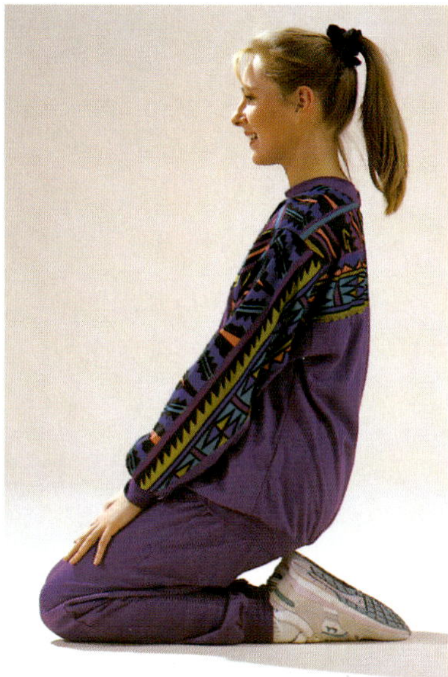

15. Übung 93: Kräftigung und Dehnung der Gesäß- und Bauchmuskulatur

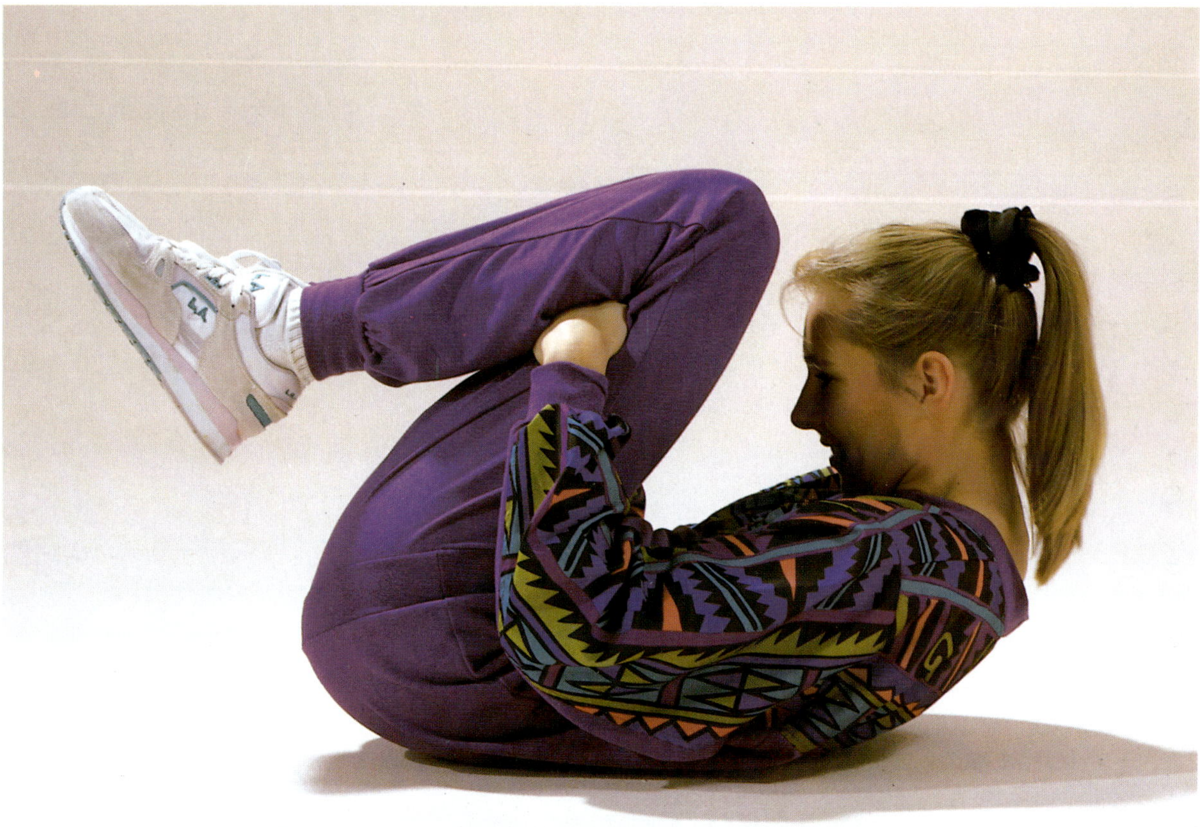

16. Übung 94: Dehnung der Rückenmuskulatur

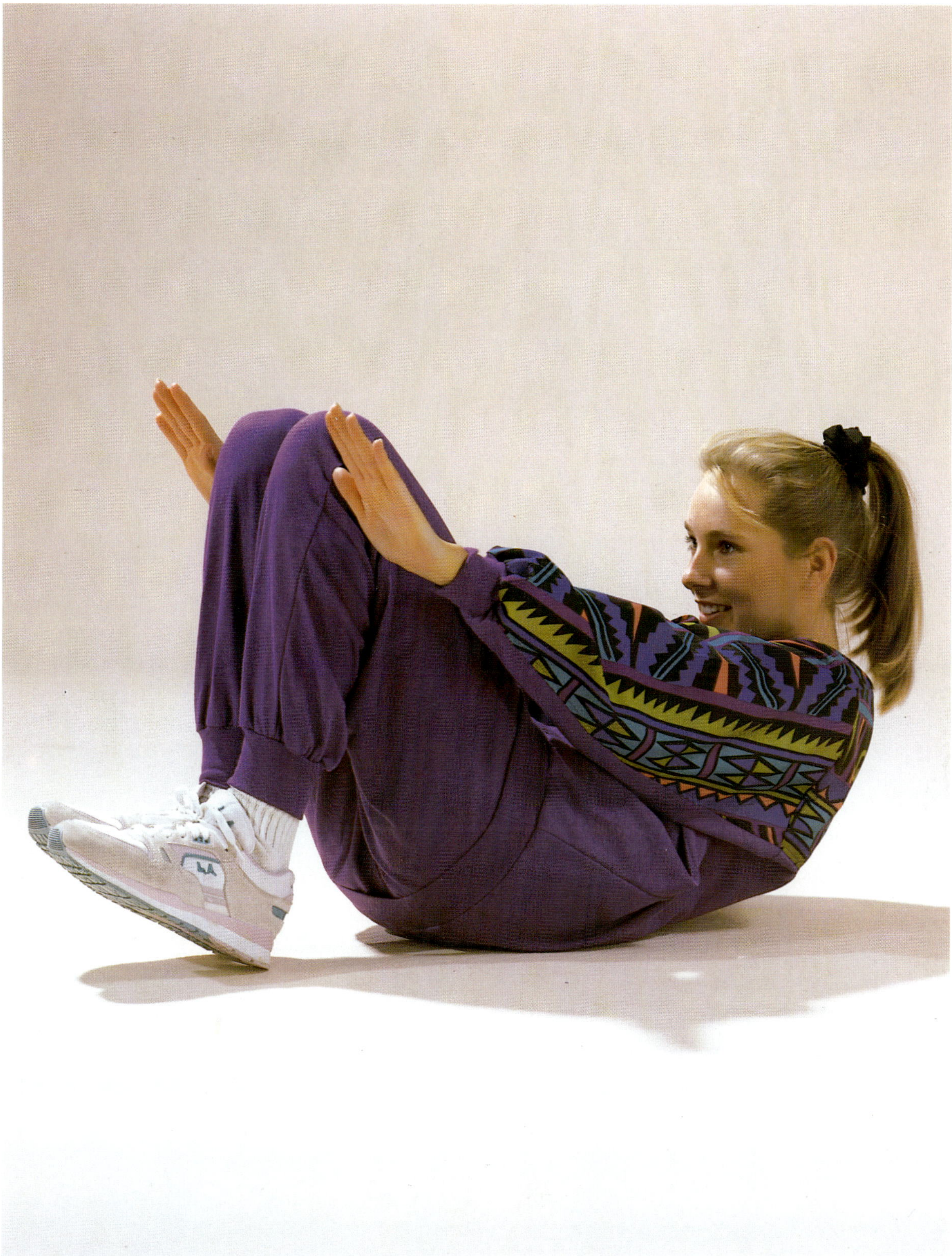

17. Übung 96: Kräftigung und Dehnung der oberen (geraden) Bauchmuskulatur

Ganzkörperprogramm für Aktive

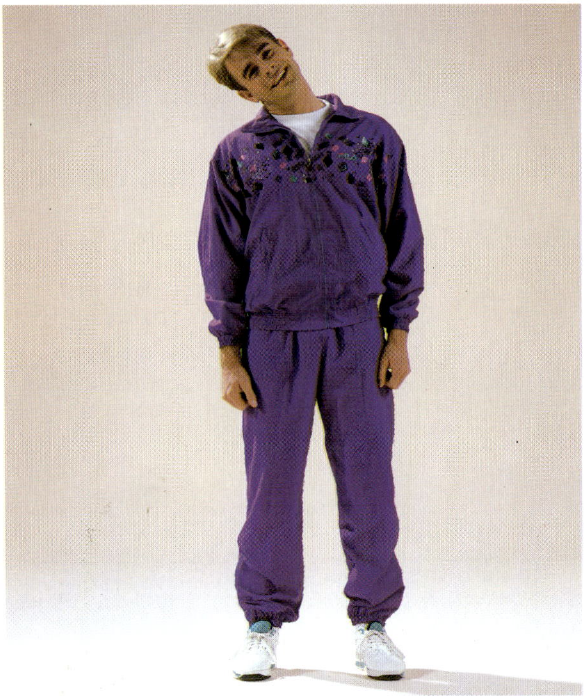

1. Übung 1: Mobilisation der Halswirbelsäule

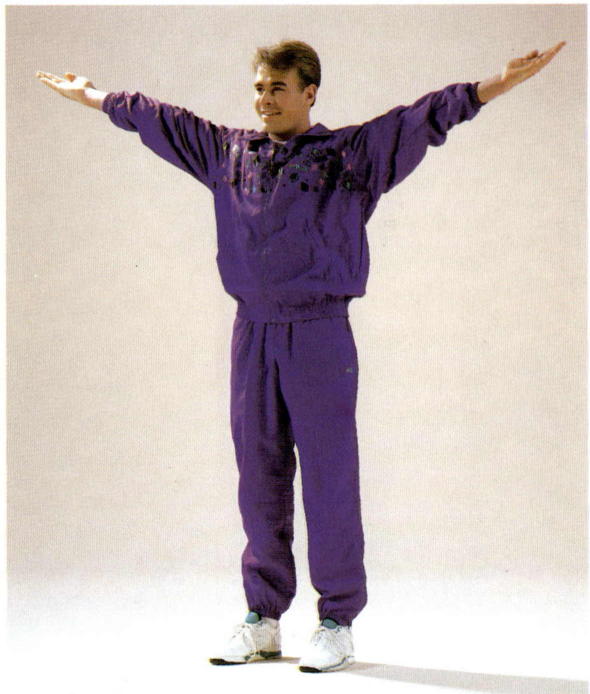

2. Übung 4: Mobilisation der Schultergelenke

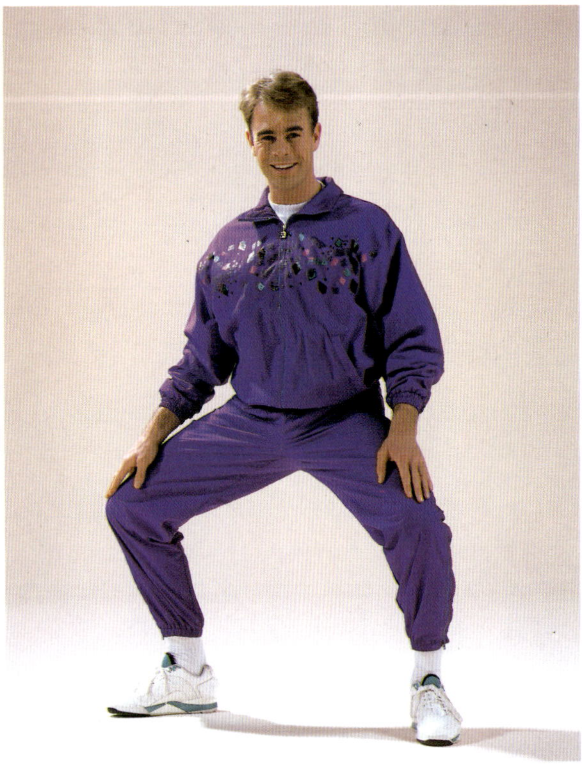

3. Übung 10: Mobilisation der Kniegelenke

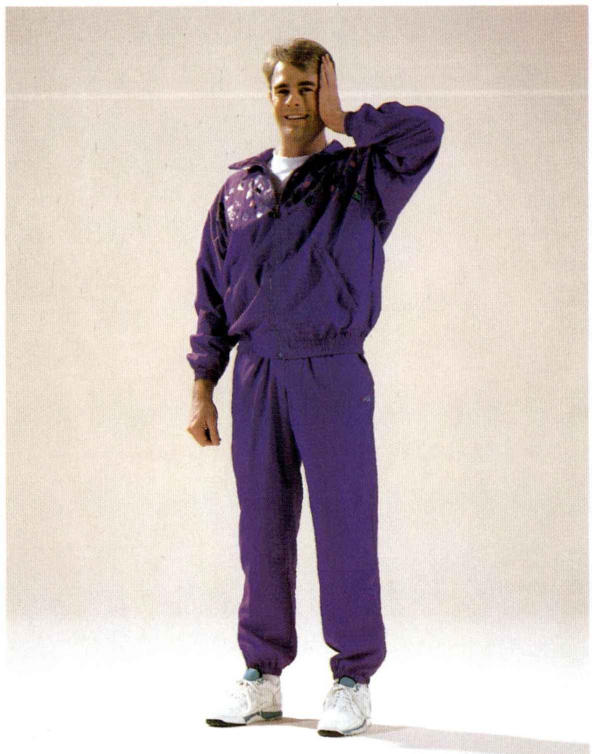

4. Übung 16: Kräftigung und Dehnung der Halsmuskulatur

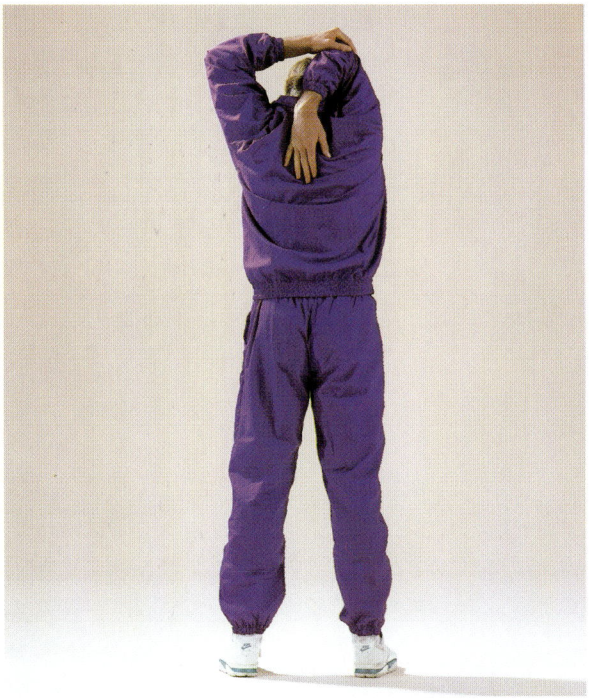

5. Übung 23: Dehnung der Schulter- und Flanken-muskulatur

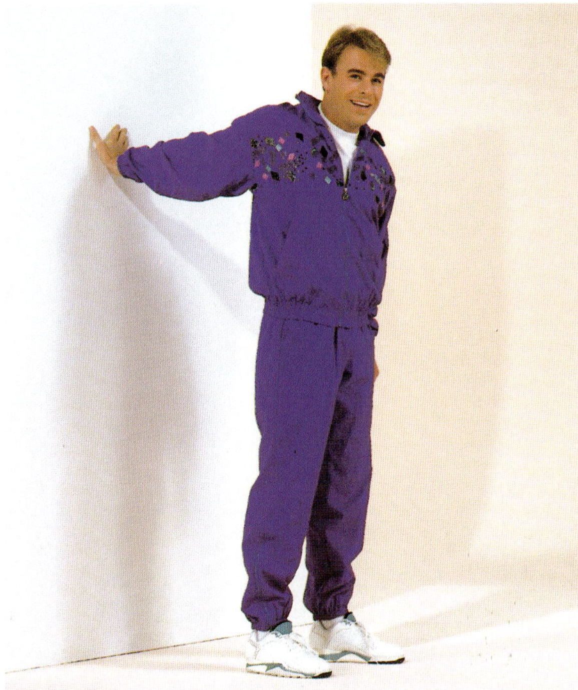

6. Übung 28: Dehnung der Brustmuskulatur

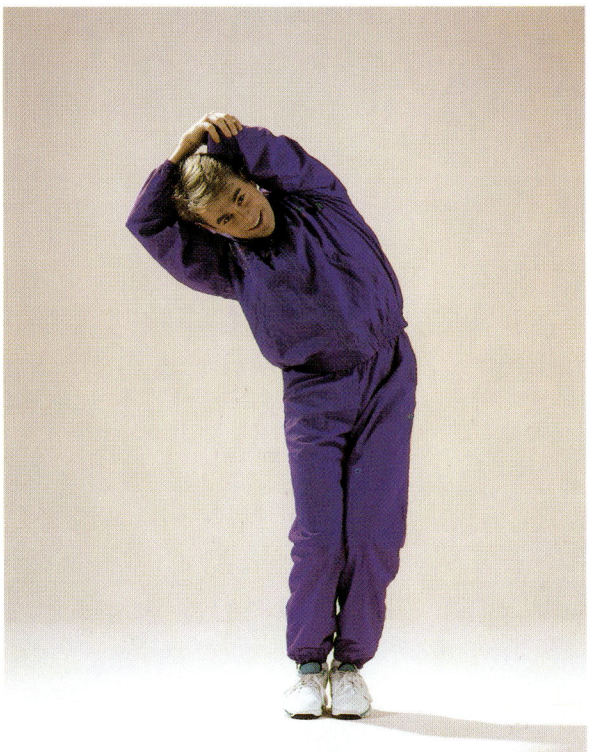

7. Übung 31: Dehnung der Flankenmuskulatur

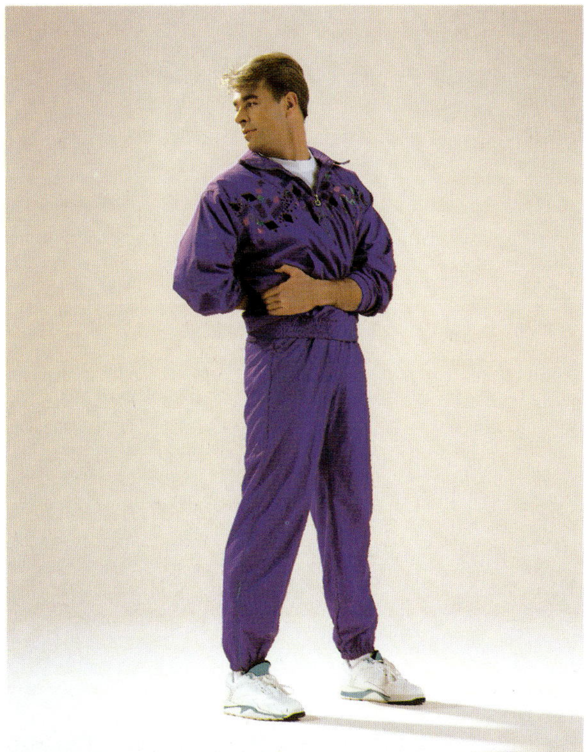

8. Übung 33: Dehnung der Flankenmuskulatur

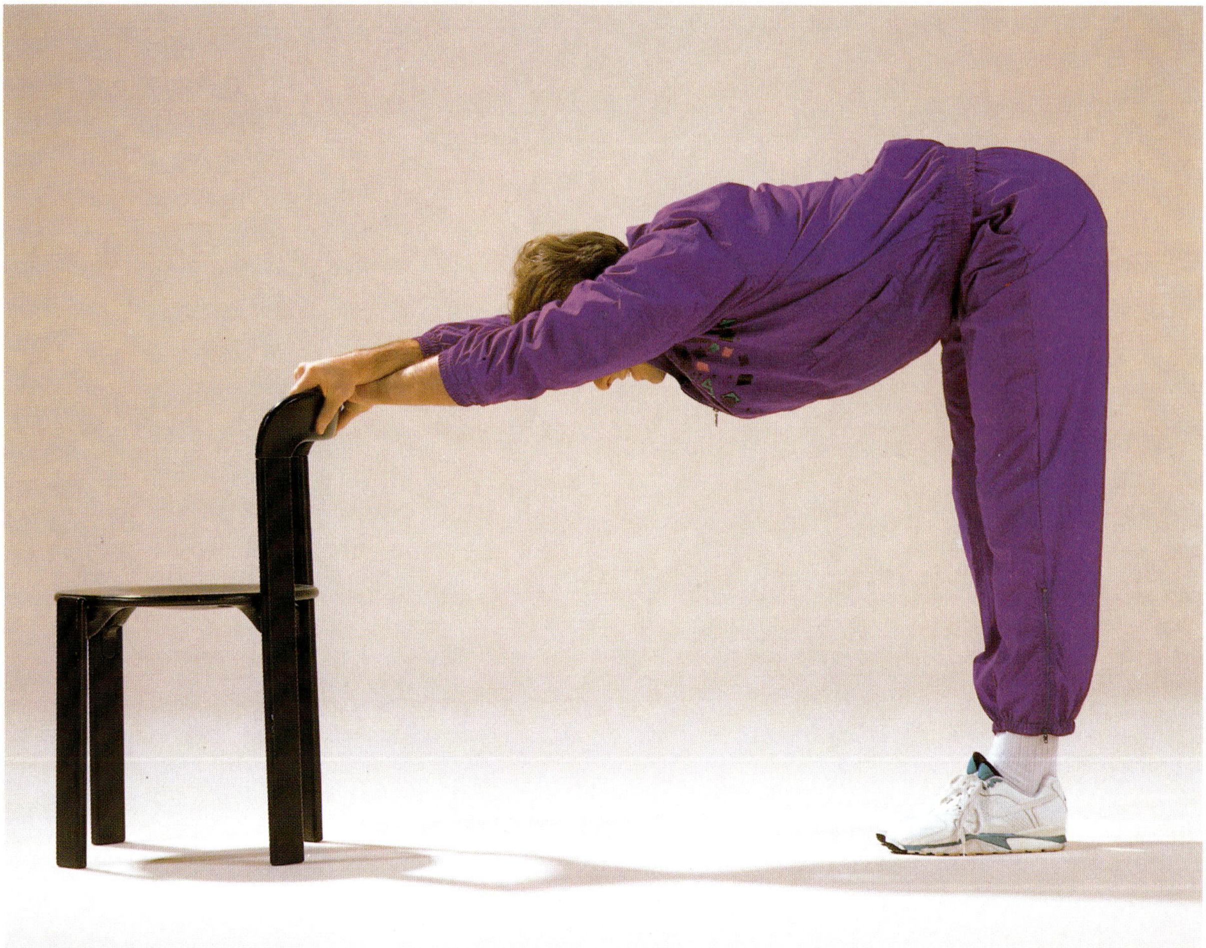

9. Übung 37: Dehnung der Rücken- und Schultermuskulatur

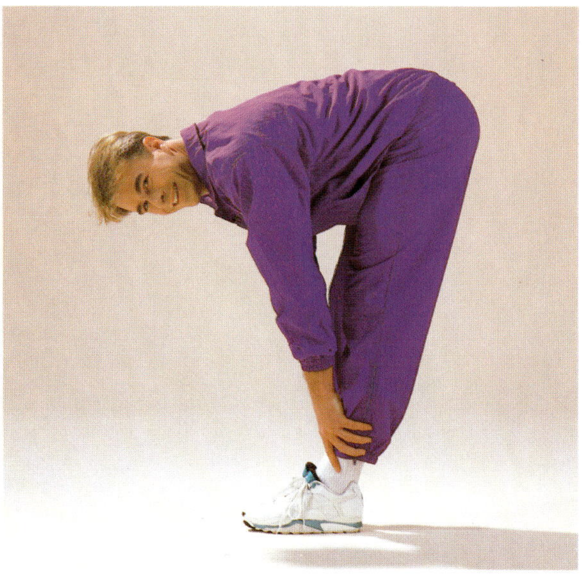

10. Übung 47: Dehnung der Gesäß- und hinteren Oberschenkelmuskulatur

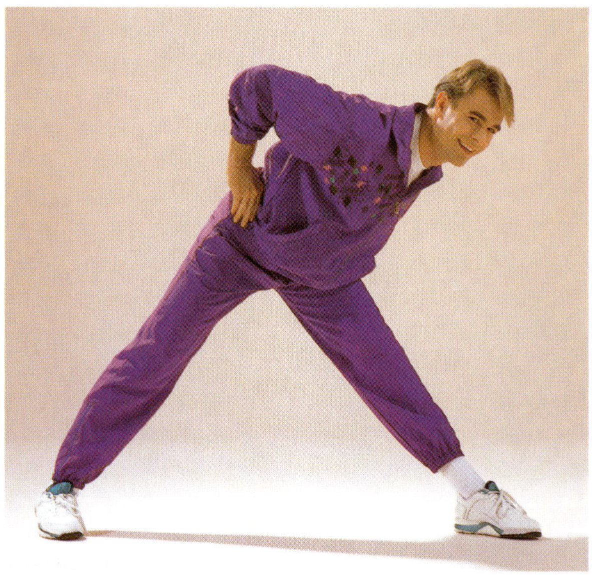

11. Übung 52: Dehnung der Gesäß- und hinteren Oberschenkelmuskulatur

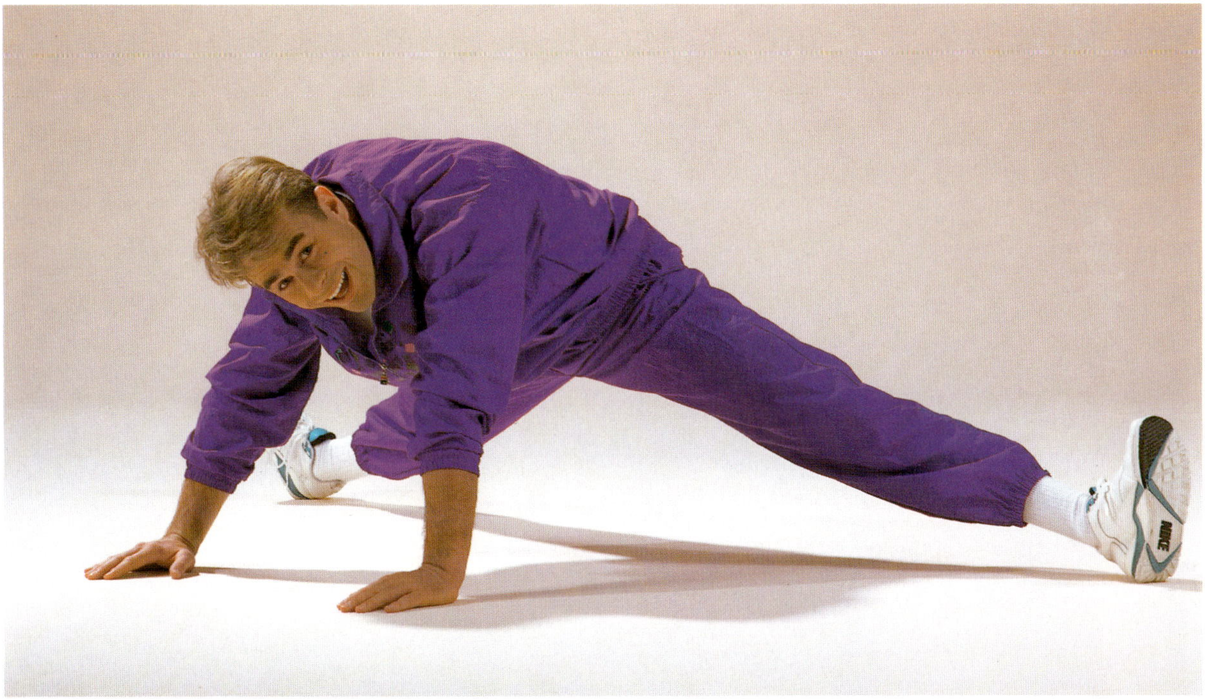

12. Übung 58: Dehnung der inneren Oberschenkelmuskulatur

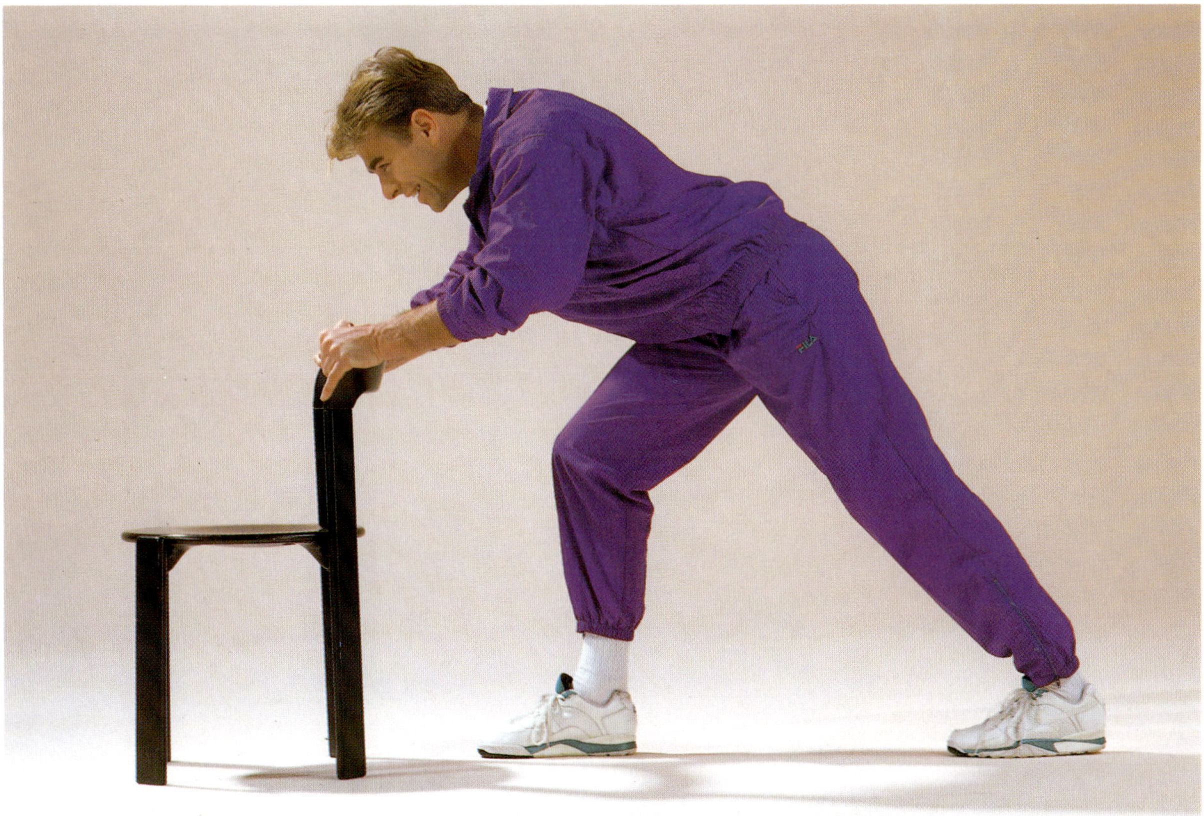

13. Übung 67: Dehnung der Wadenmuskulatur

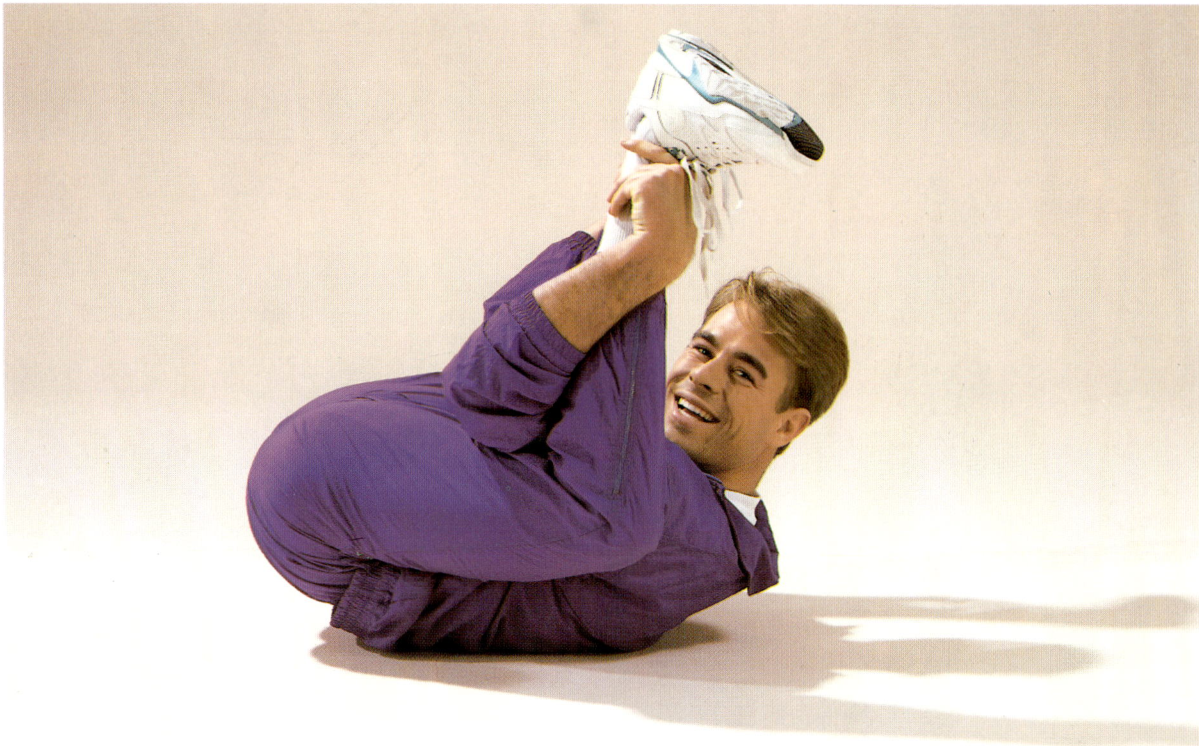

14. Übung 42: Dehnung der Gesäß- und hinteren Oberschenkelmuskulatur

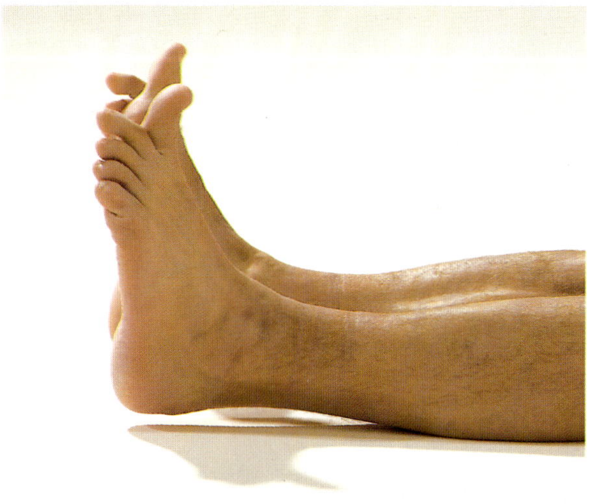

15. Übung 62: Dehnung und Kräftigung der Unterschenkel-muskulatur

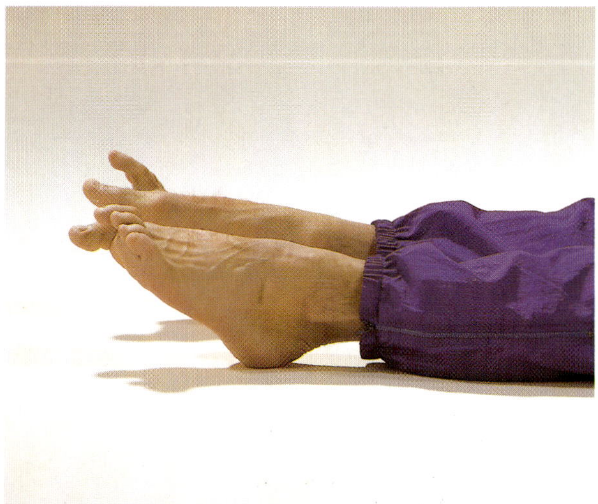

16. Übung 63: Dehnung und Kräftigung der Unterschenkel-muskulatur

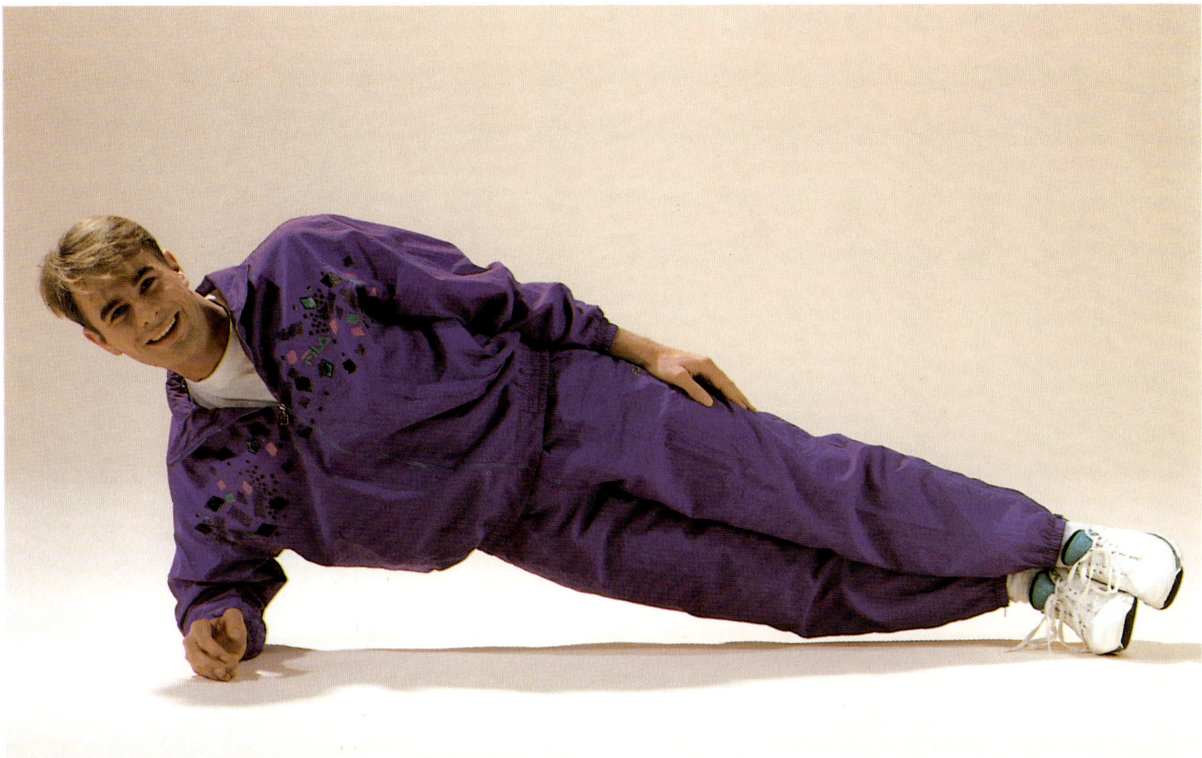

17. Übung 95: Dehnung und Kräftigung der seitlichen Bauchmuskulatur

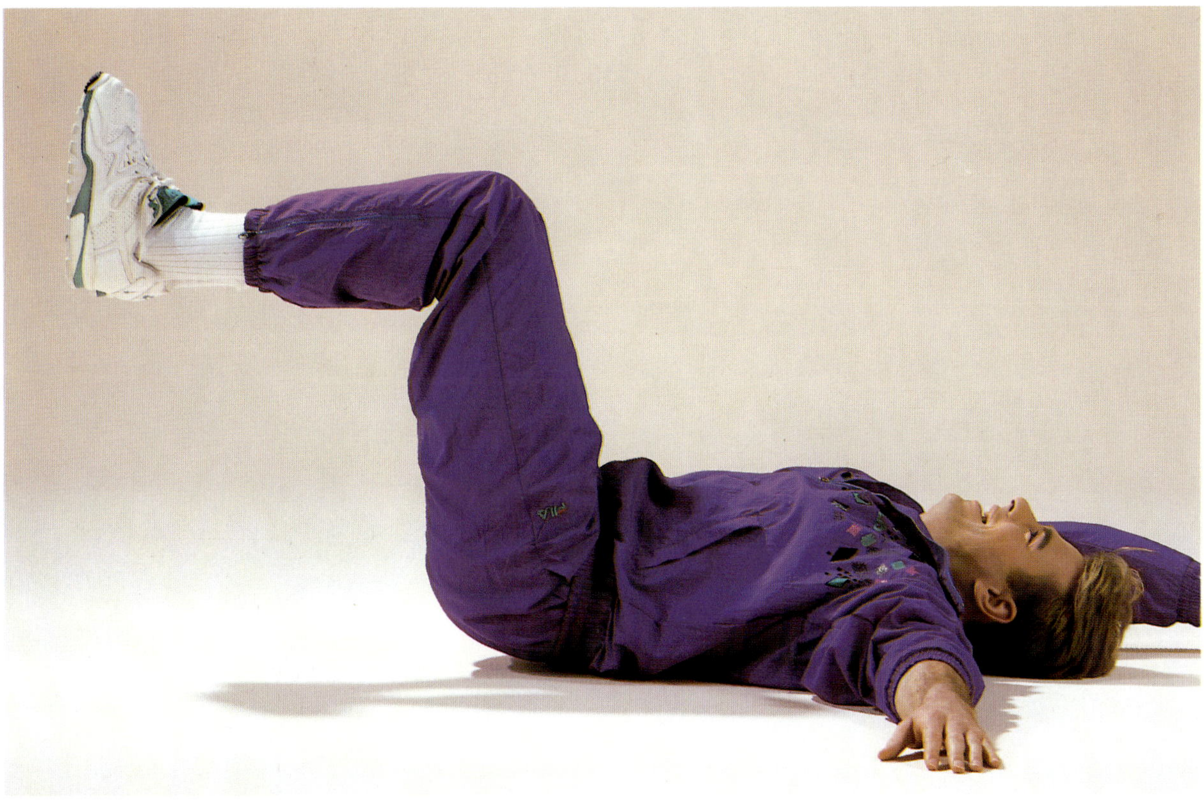

18. Übung 99: Kräftigung und Dehnung der unteren (geraden) Bauchmuskulatur

Ganzkörperprogramm für Ältere

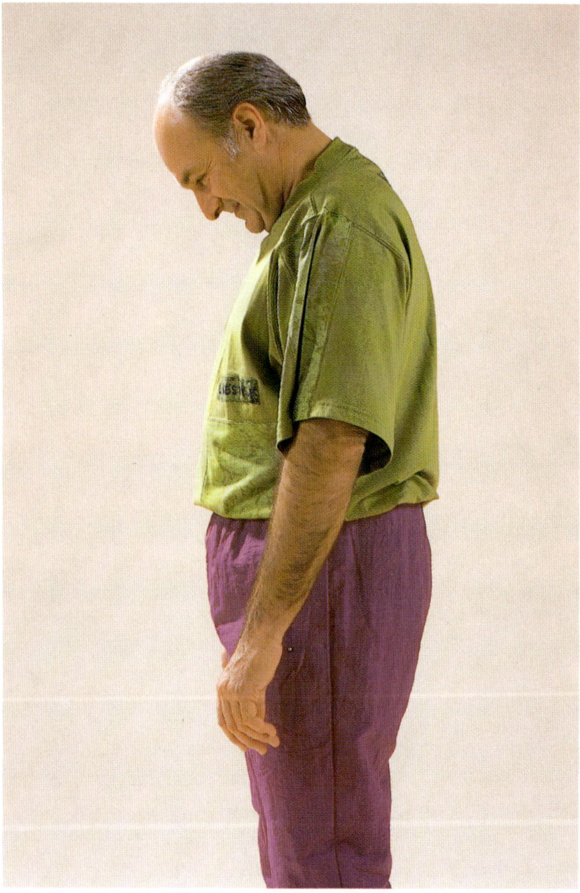

1. Übung 1: Mobilisation der Halswirbelsäule

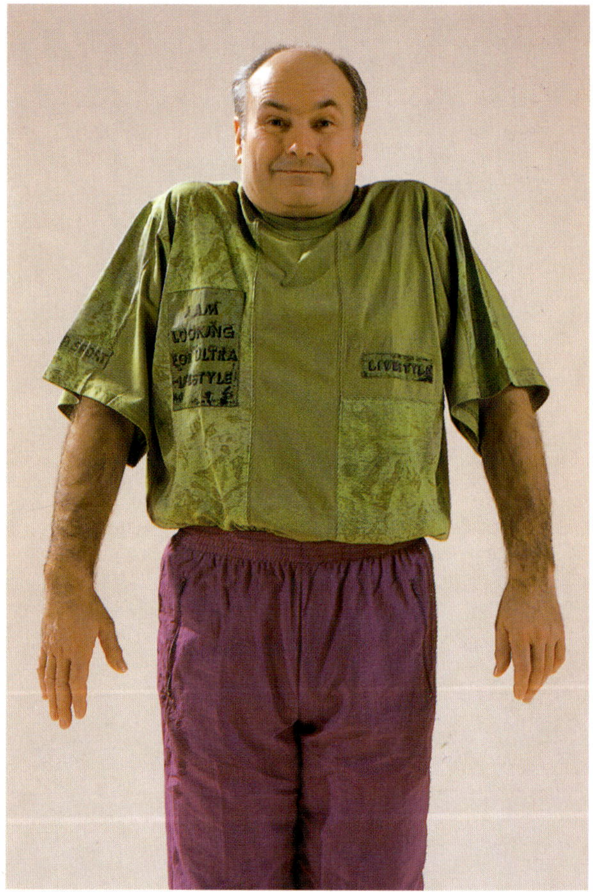

2. Übung 2: Mobilisation der Schultergelenke

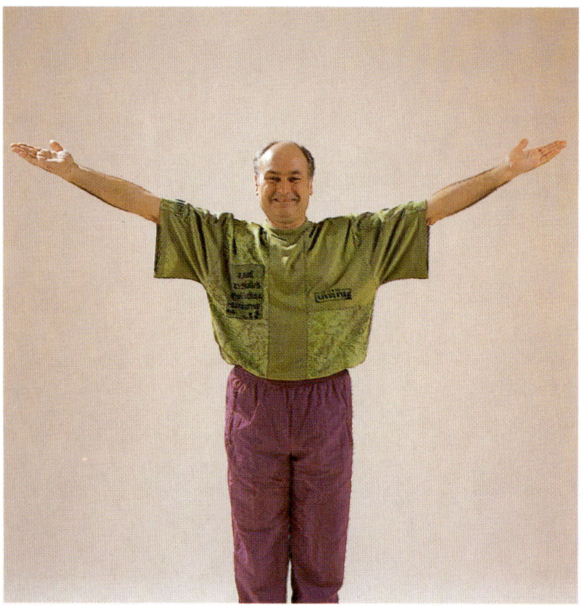

3. Übung 4: Mobilisation des Schultergürtels

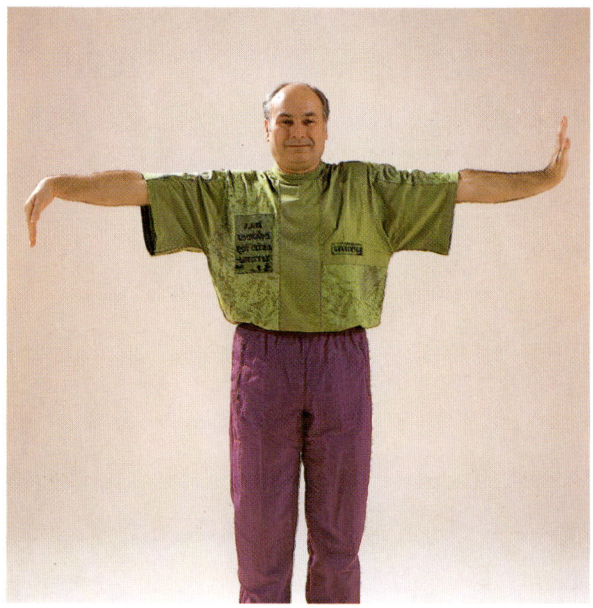

4. Übung 5: Mobilisation der Handgelenke

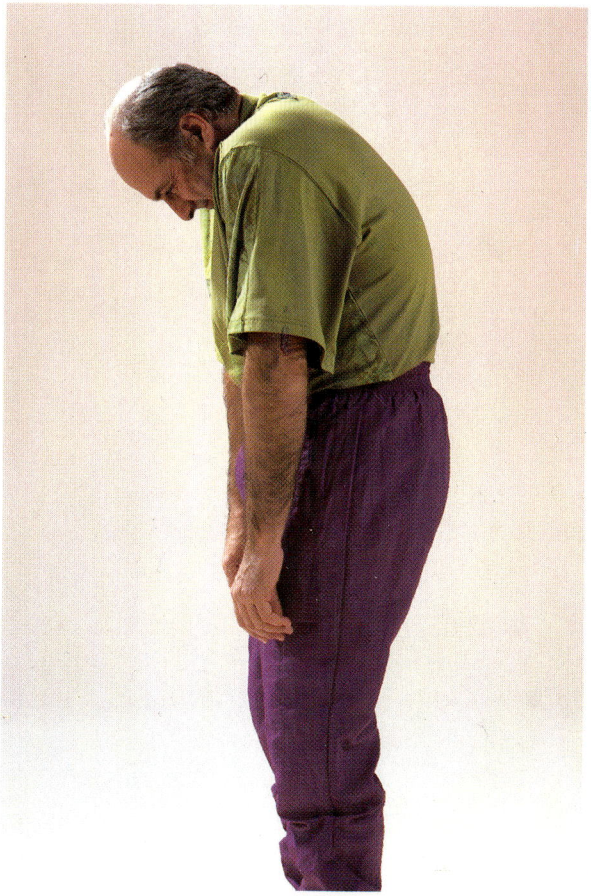

5. Übung 7: Mobilisation der Brustwirbelsäule

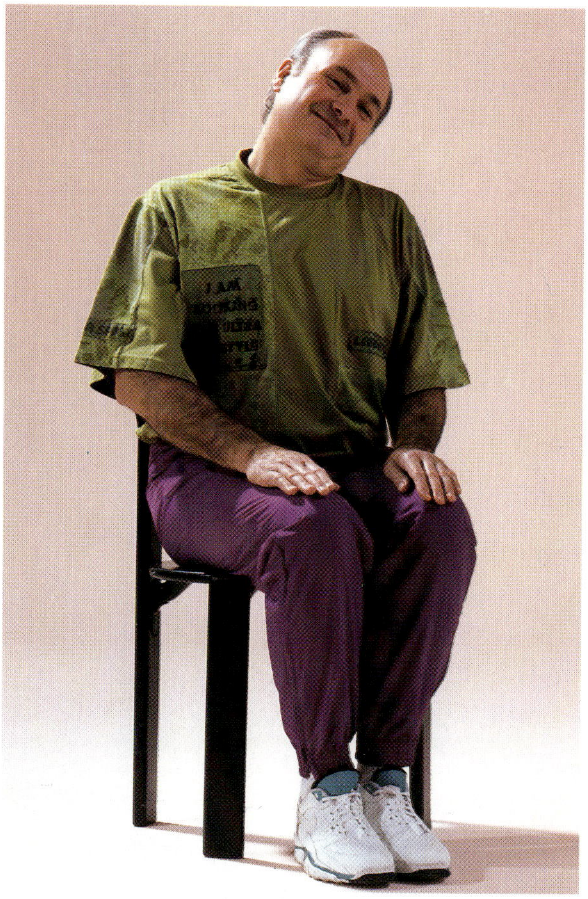

6. Übung 11: Dehnung der Halsmuskulatur

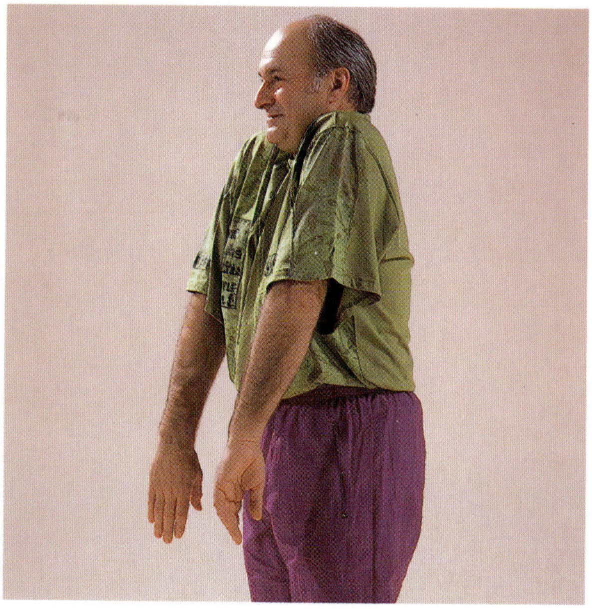

7. Übung 21: Dehnung der Schultermuskulatur

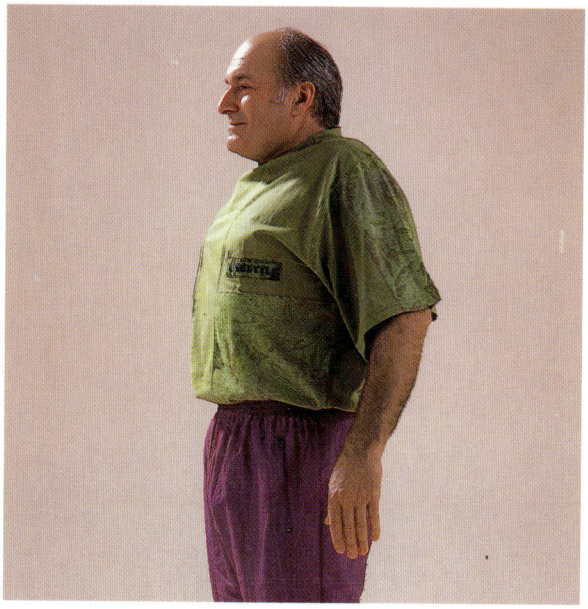

8. Übung 22: Dehnung der Brustmuskulatur

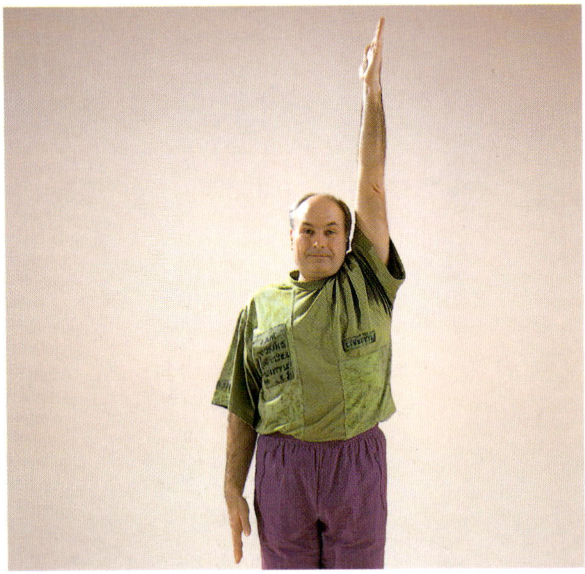

9. Übung 29: Dehnung der Flankenmuskulatur

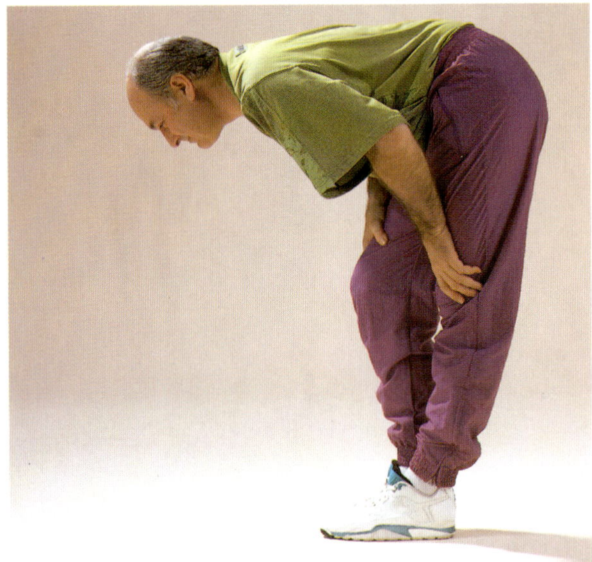

10. Übung 46: Dehnung der Gesäß- und hinteren Oberschenkelmuskulatur

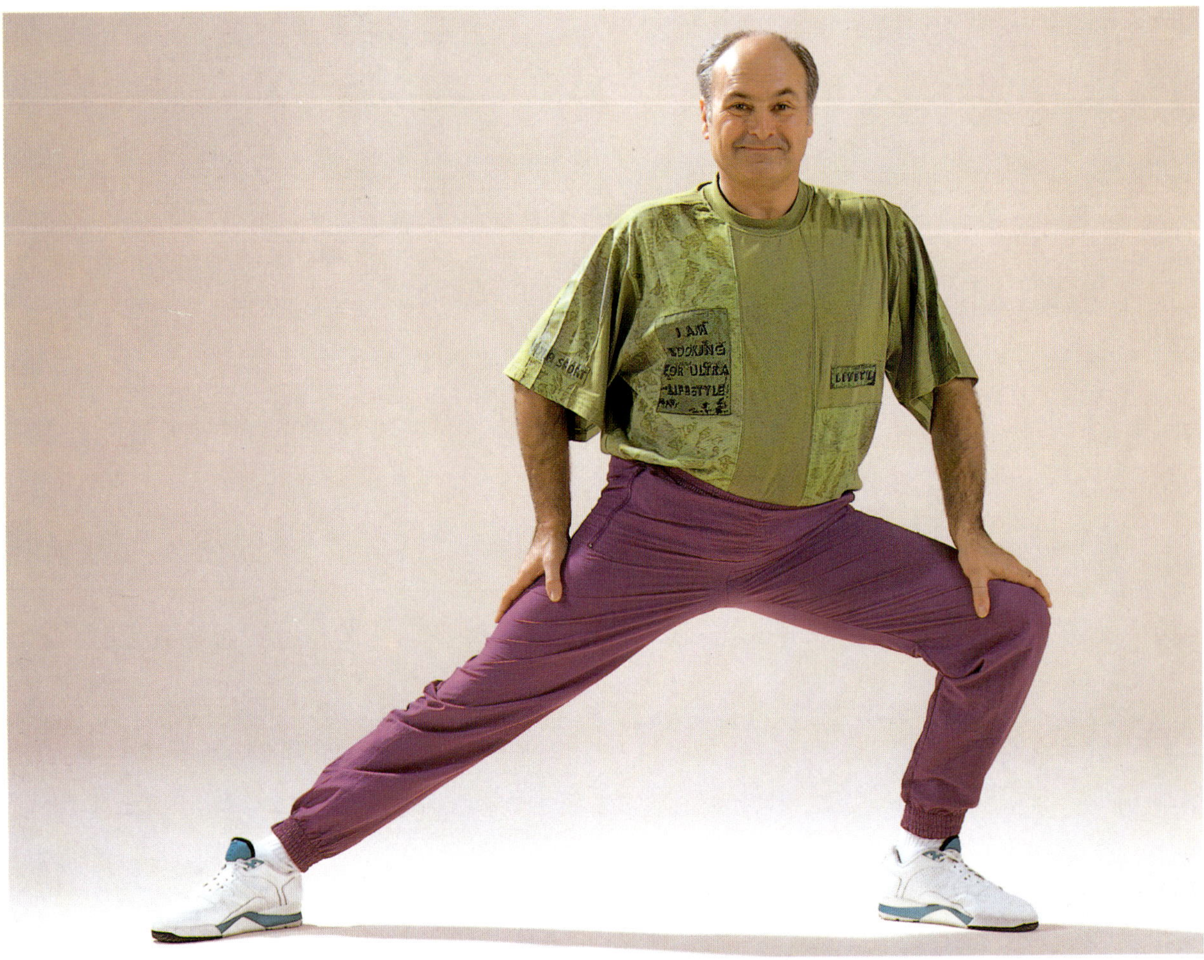

11. Übung 51: Dehnung der inneren Oberschenkelmuskulatur

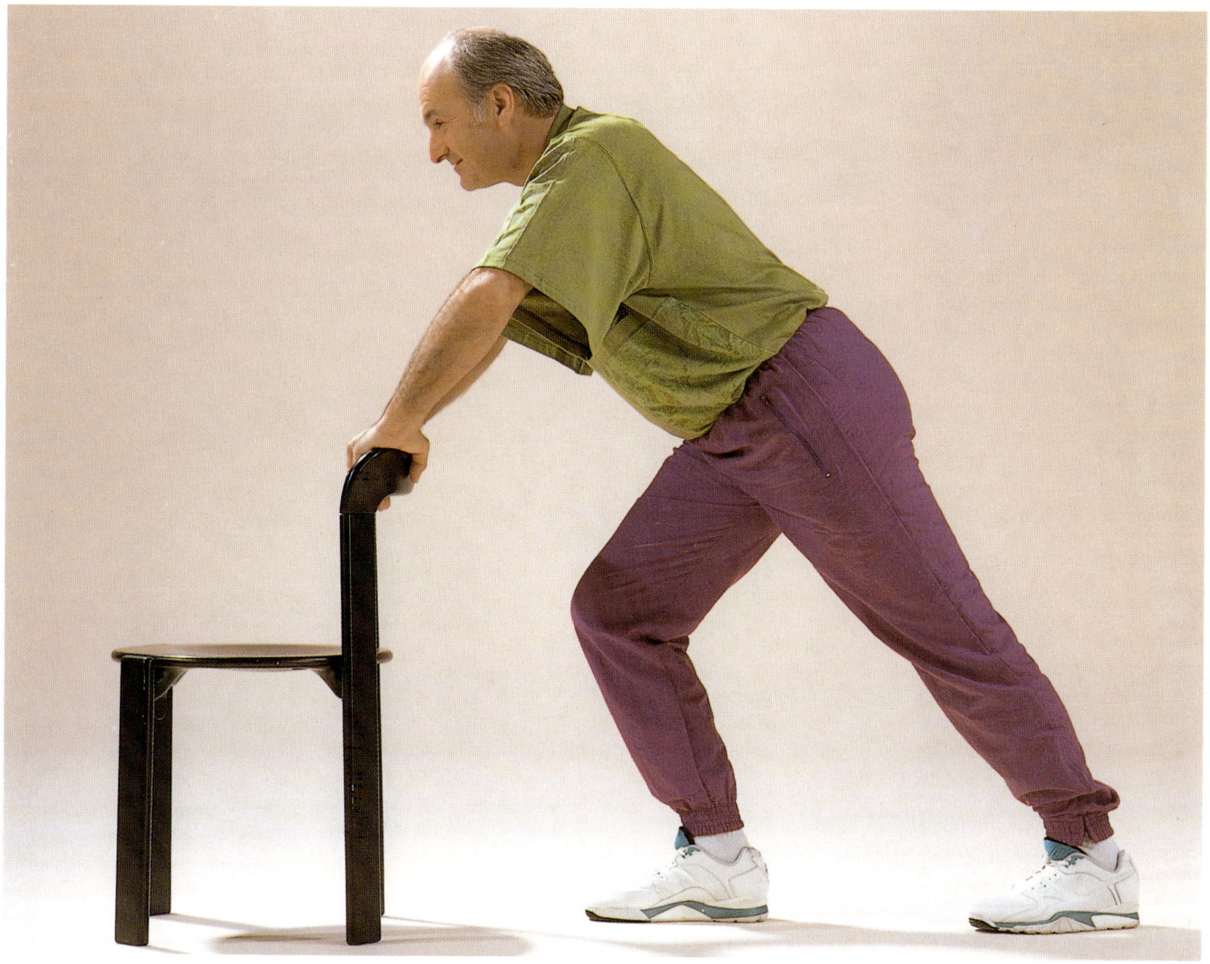

12. Übung 67: Dehnung der Wadenmuskulatur

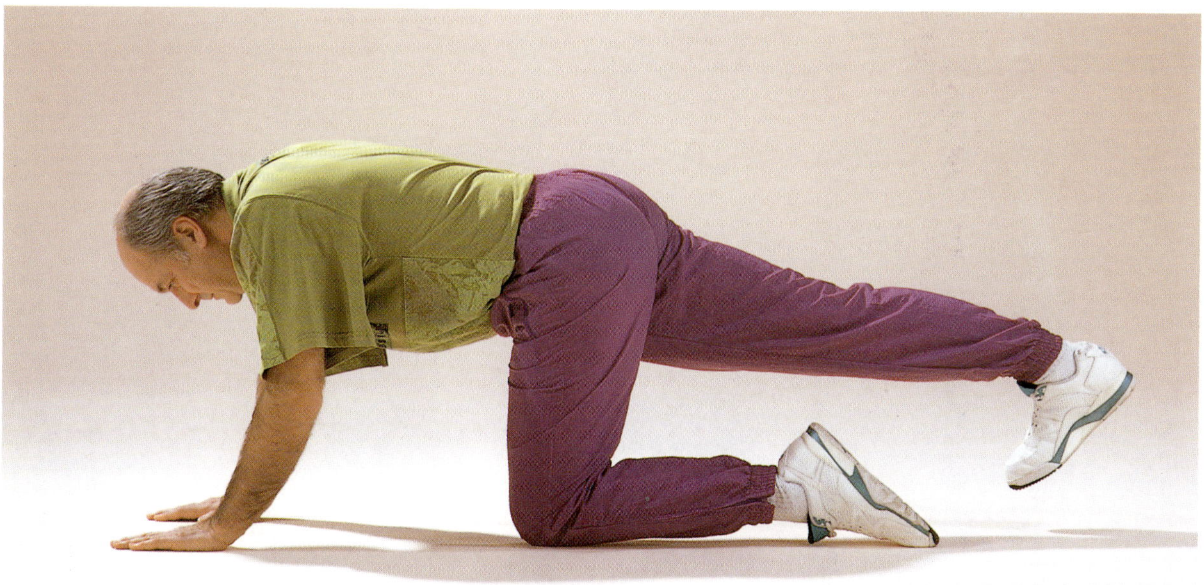

13. Übung 91: Kräftigung der Rückenmuskulatur

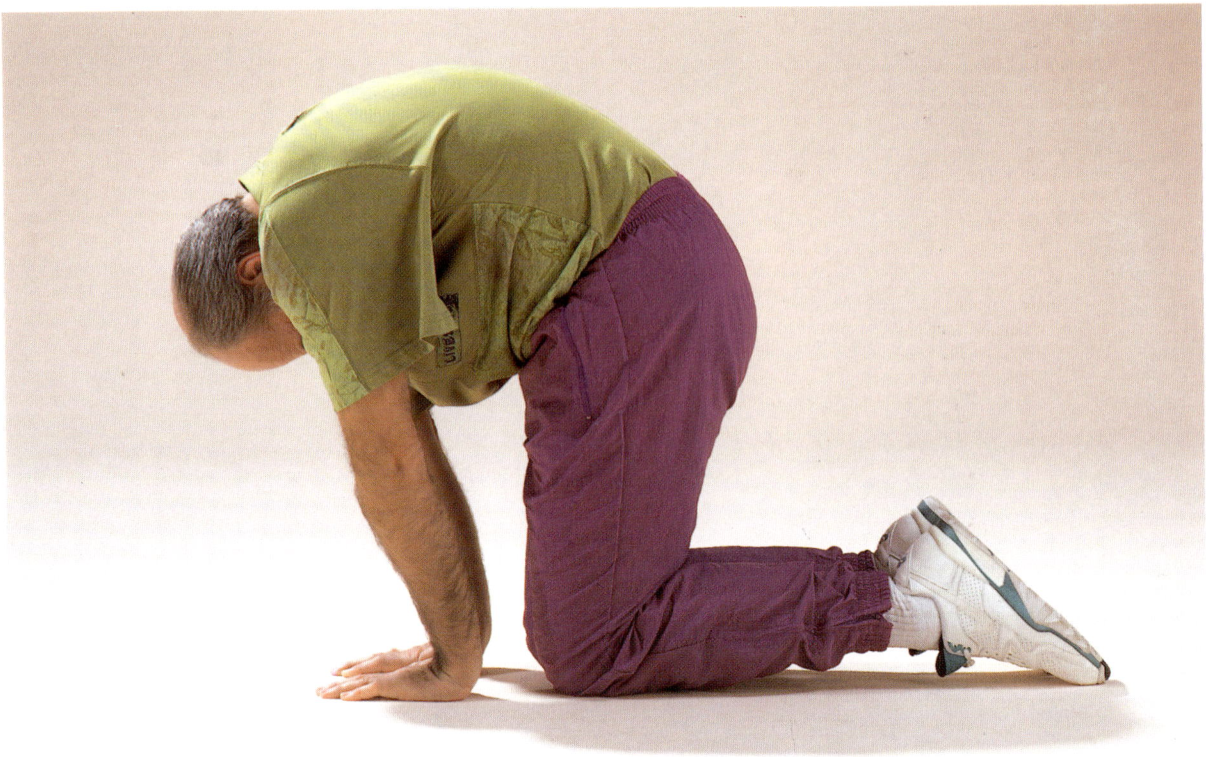

14. Übung 39: Dehnung der Rückenmuskulatur

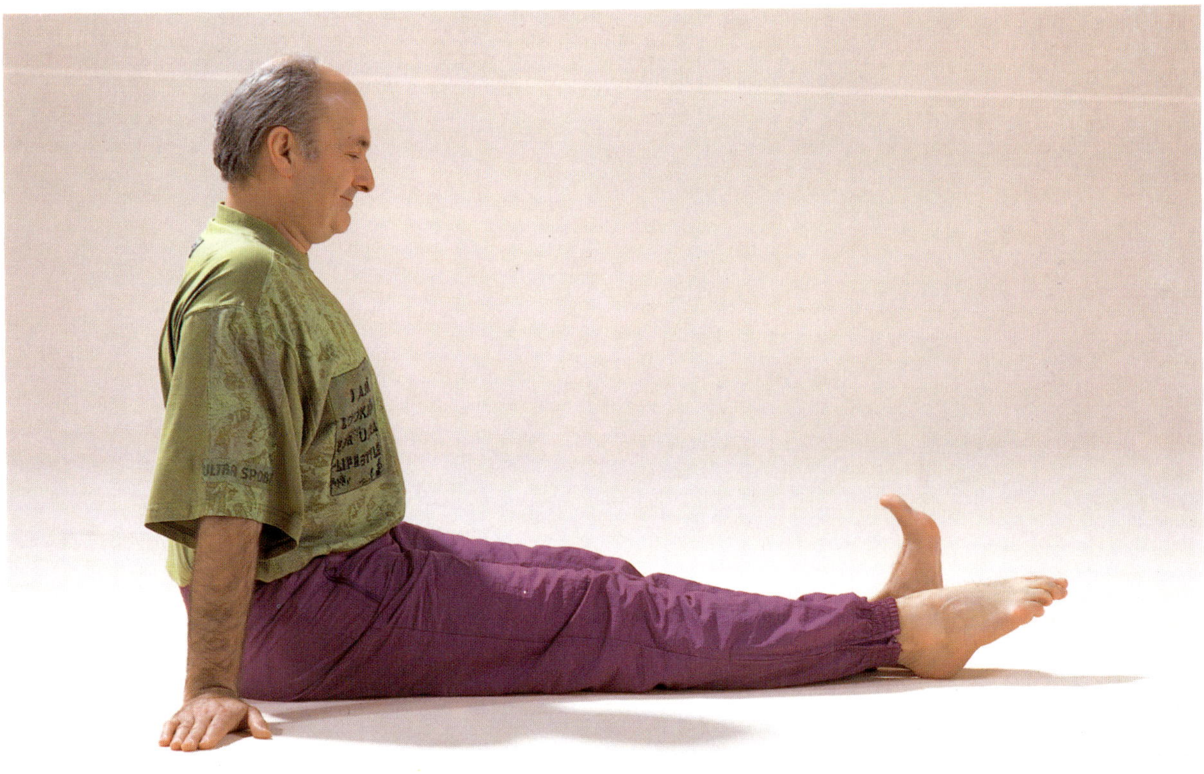

15. Übung 59: Dehnung der Unterschenkelmuskulatur

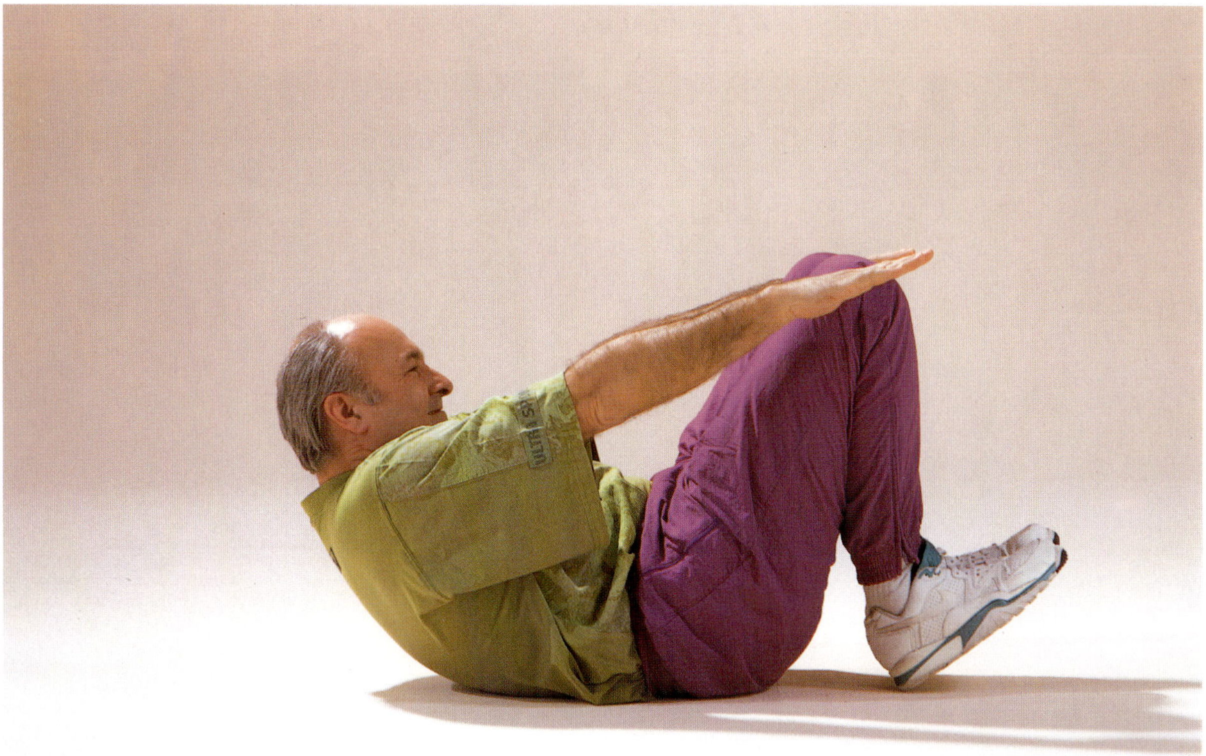

16. Übung 96: Kräftigung und Dehnung der oberen (geraden) Bauchmuskulatur

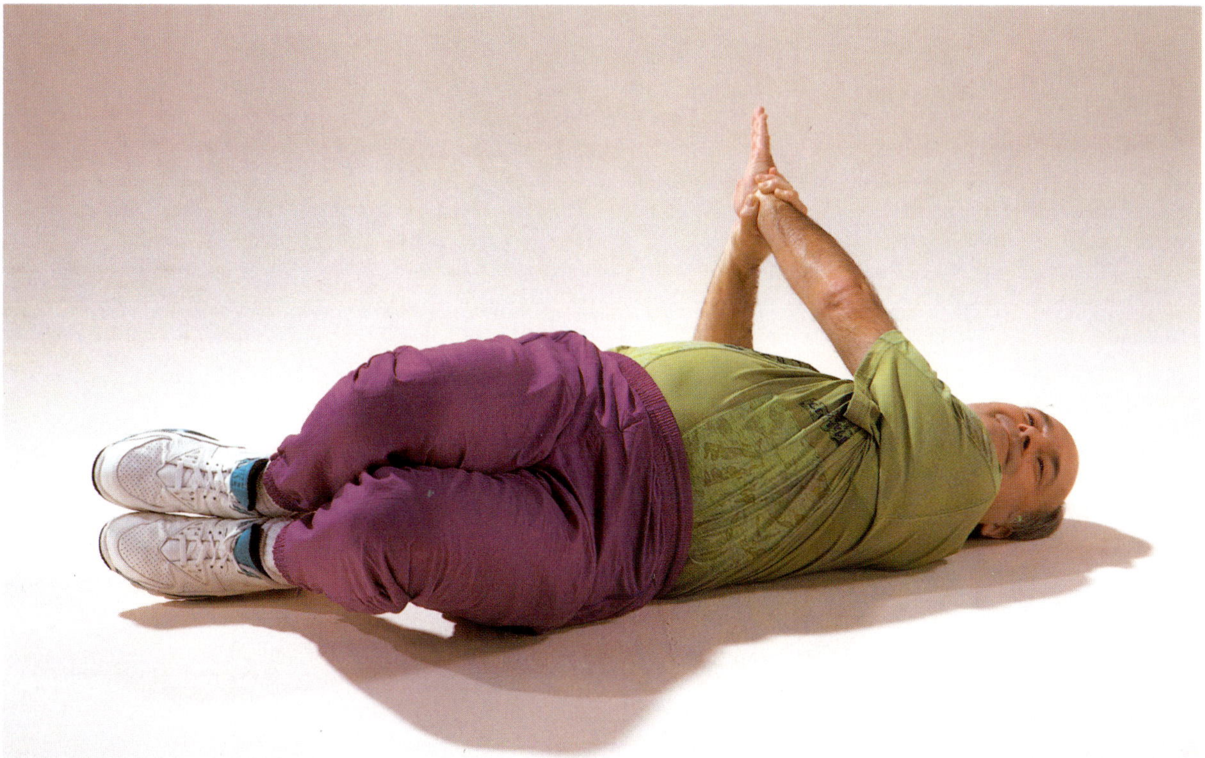

17. Übung 103: Dehnung der Schulter- und Flankenmuskulatur
Anmerkung: Denken Sie an richtiges Aufstehen! (Siehe: Korrektes Aufstehen, S. 71)

Spezielles Programm für die Fußmuskulatur

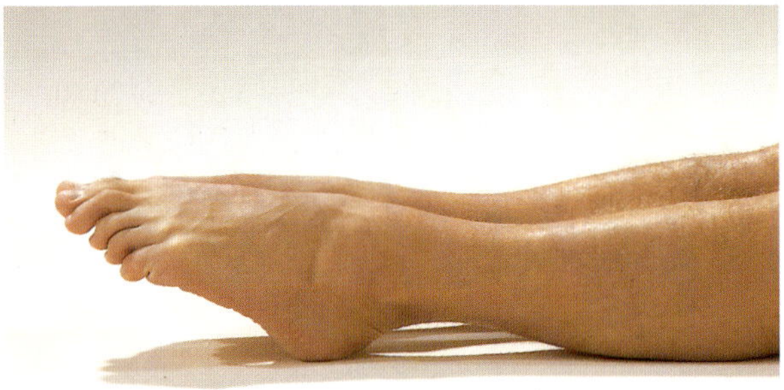

1. a) Übung 59: Dehnung der Unterschenkelmuskulatur

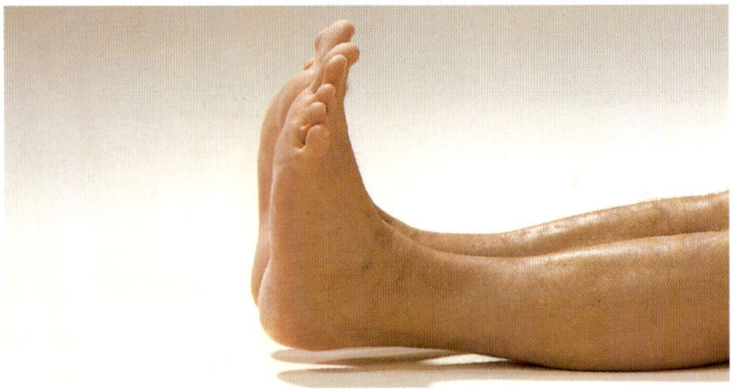

1. b) Übung 59: Dehnung der Unterschenkelmuskulatur

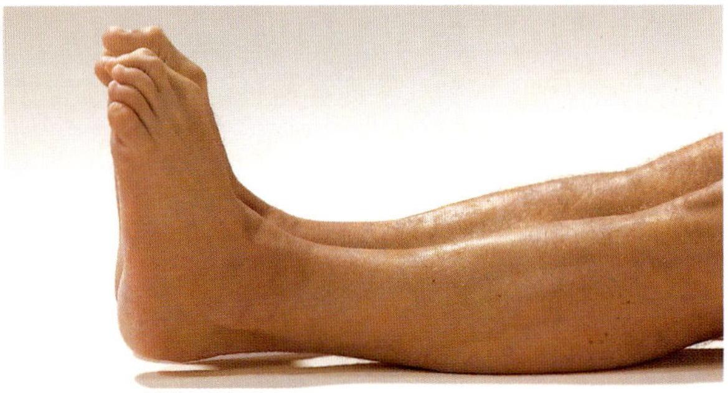

2. Übung 60: Dehnung und Kräftigung der Unterschenkelmuskulatur

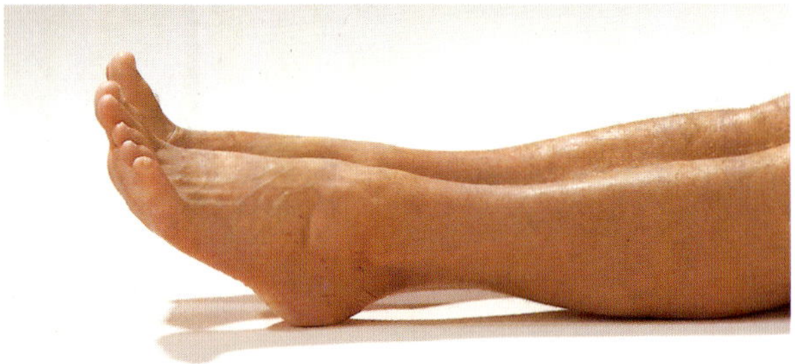

3. Übung 61: Dehnung und Kräftigung der Unterschenkelmuskulatur

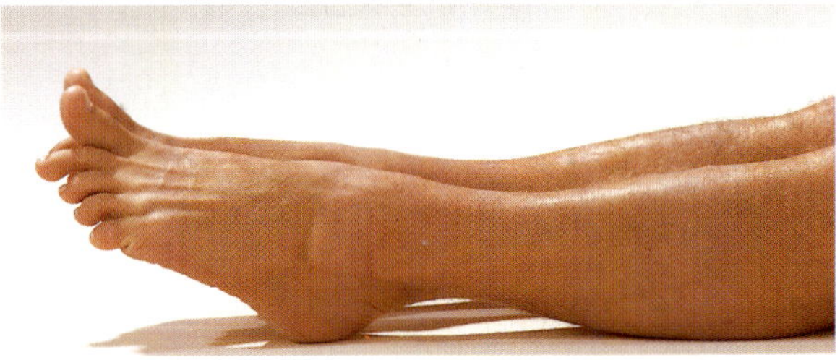

4. Übung 62: Dehnung und Kräftigung der Unterschenkelmuskulatur

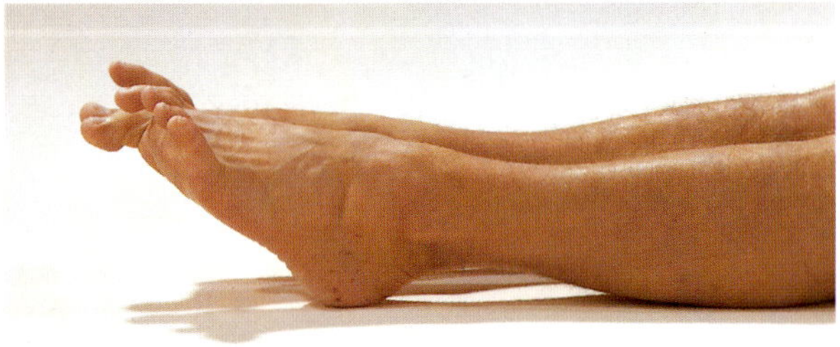

5. Übung 63: Dehnung und Kräftigung der Unterschenkelmuskulatur

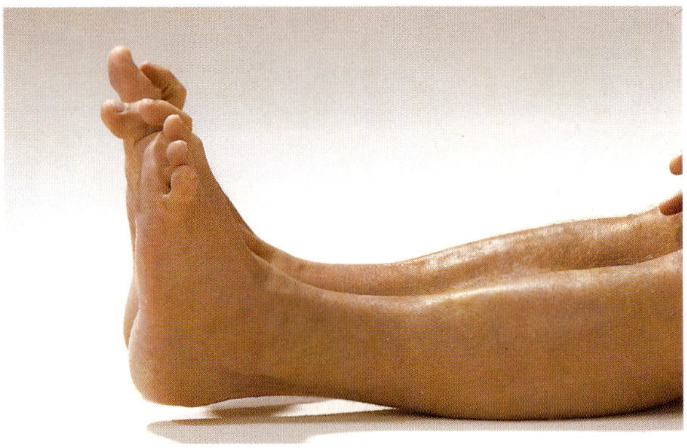

6. Übung 64: Dehnung und Kräftigung der Unterschenkelmuskulatur

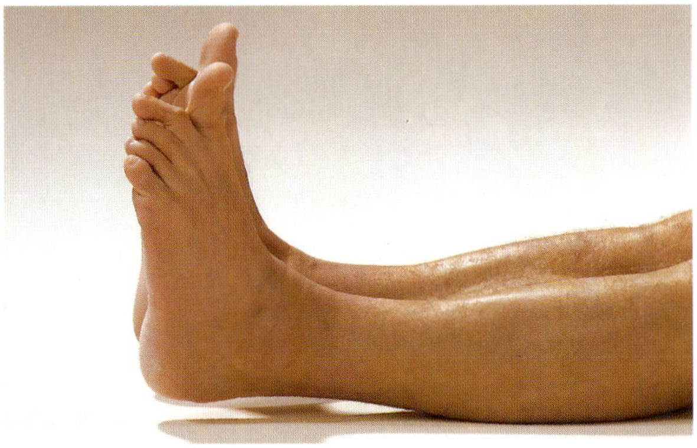

7. Übung 65: Dehnung und Kräftigung der Unterschenkelmuskulatur

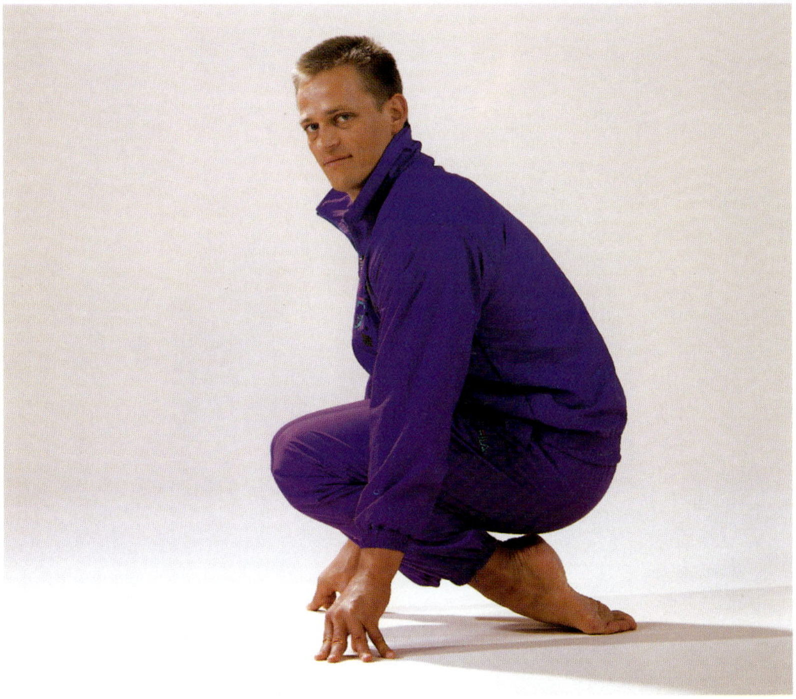

8. Übung 66: Dehnung der vorderen Unterschenkelmuskulatur

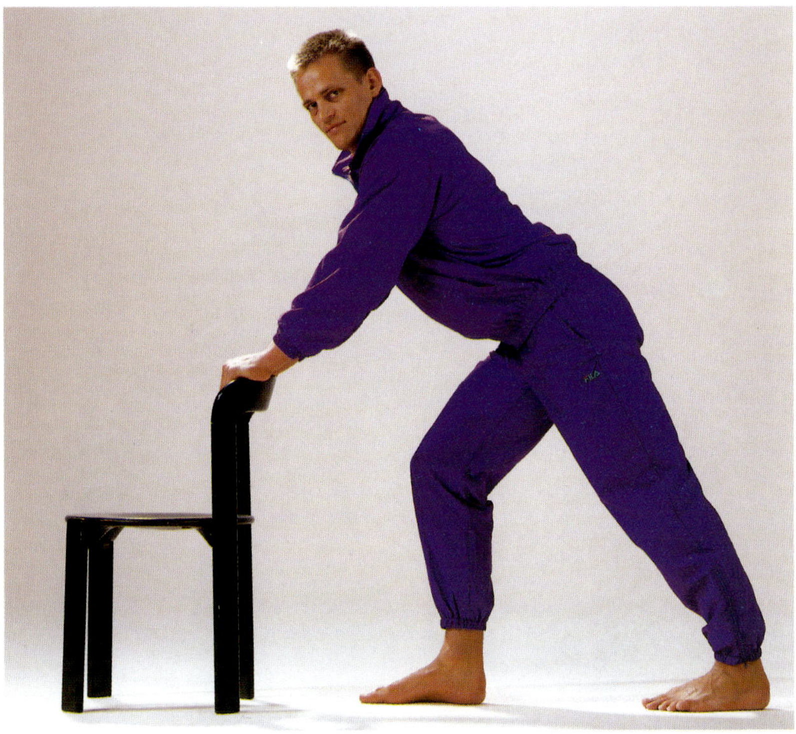

9. Übung 67: Dehnung der hinteren Unterschenkelmuskulatur

Musikvorschläge

Wenn es die Umstände zulassen, Musik im Hintergrund spielen zu lassen, so sollten Sie diese Möglichkeit unbedingt nutzen, weil Musik die Bewegungsbereitschaft (Motivation) wesentlich erhöhen kann. Wählen Sie eine Musik im unteren bis mittleren Tempo, da zu stark rhythmisierte Musik die Konzentration auf die korrekte Übungsausführung stören könnte.

Double Fantasy: Universal Ave. KS 710.054.

Deuter: Land of Enchantment. Kuckuck CD 081.

Kamal: Silhouette. NGH-CD-332.

Kitaro: Silk Road. Kuckuck 12051-2.

Kitaro: Oasis. Kuckuck CD 053.

New Age: Standing stones. CODA 830505-2.

Tyndall, N.: Musik zur Entspannung. SKY CD 13002.

Vangelis: Themes. 839518-2.

Vollenweider, A.: White Winds. CDCBS 26195.

Winston, G.: December. Windham Hill Records 371025-2.

„Funktionelle Gymnastik" und Ernährung

Wer Sport treibt, sollte es nicht versäumen, sich einen Überblick über eine gesunde Lebensweise zu verschaffen. Betrachtet man die unterschiedlichen Lebensgewohnheiten der Menschen, so lassen sich folgende 4 Typen finden:

Typ 1: Er bewegt sich kaum, vollzieht nur die notwendigsten Alltagsbewegungen. Die Ernährung ist zu üppig, enthält zu viel Fett, zu wenig Vitamine und Ballaststoffe. Aus diesen Gewohnheiten ergibt sich folgender „Teufelskreis" (rechts oben):

Typ 2: Er bewegt sich regelmäßig, treibt häufig Sport, ernährt sich jedoch unzureichend (zu wenig Vitamine und Ballaststoffe, zu viel Eiweiß und Fett). Hier stellt sich der „Teufelskreis" folgendermaßen dar (rechts unten):

Typ 3: Er bewegt sich kaum, ernährt sich jedoch ausgewogen. Hier sieht es so aus (S. 121 oben):

Typ 4: Er treibt regelmäßig im Sinne der „funktionellen Gymnastik" Sport und ernährt sich ausgewogen. Hieraus läßt sich das Schema auf Seite 121 unten entwickeln:
Sie wollen sich sicherlich in Typ 4 wiederfinden! Mit Ihrer Entscheidung zur „funktionellen Gymnastik" haben Sie den ersten entscheidenden Schritt dazu beigetragen.

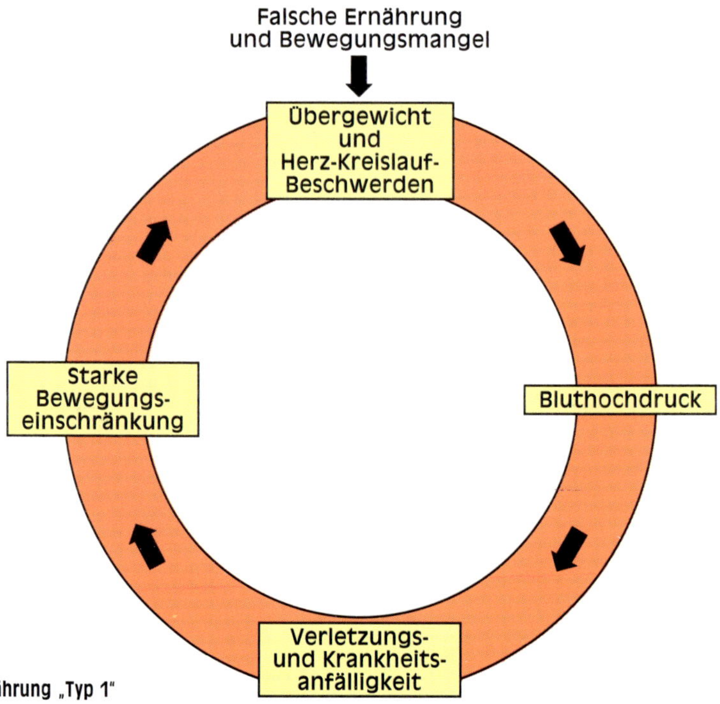

Ernährung „Typ 1"

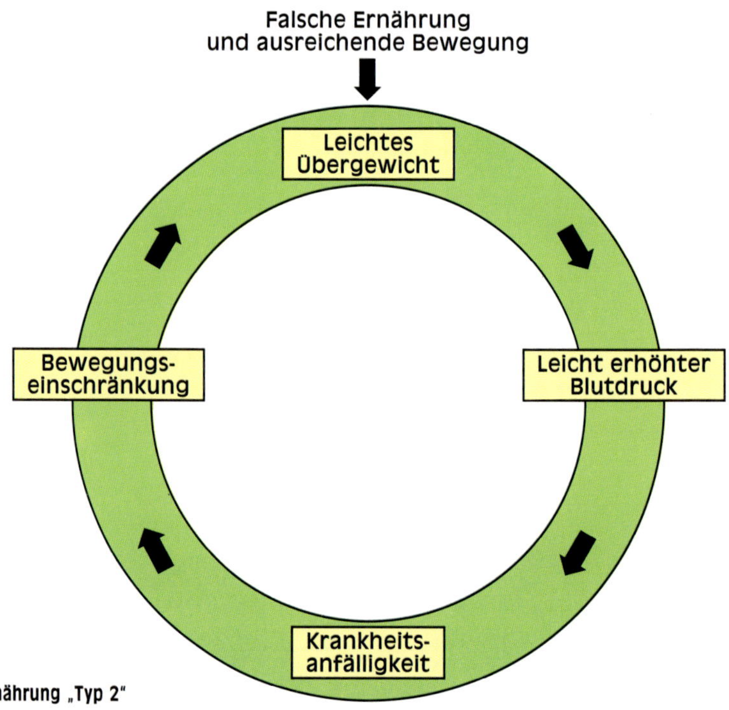

Ernährung „Typ 2"

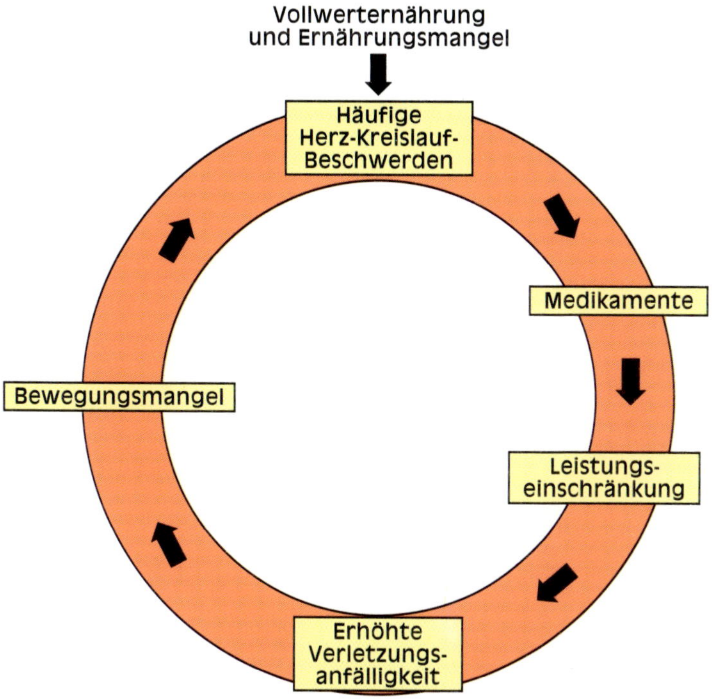

Ernährung „Typ 3"

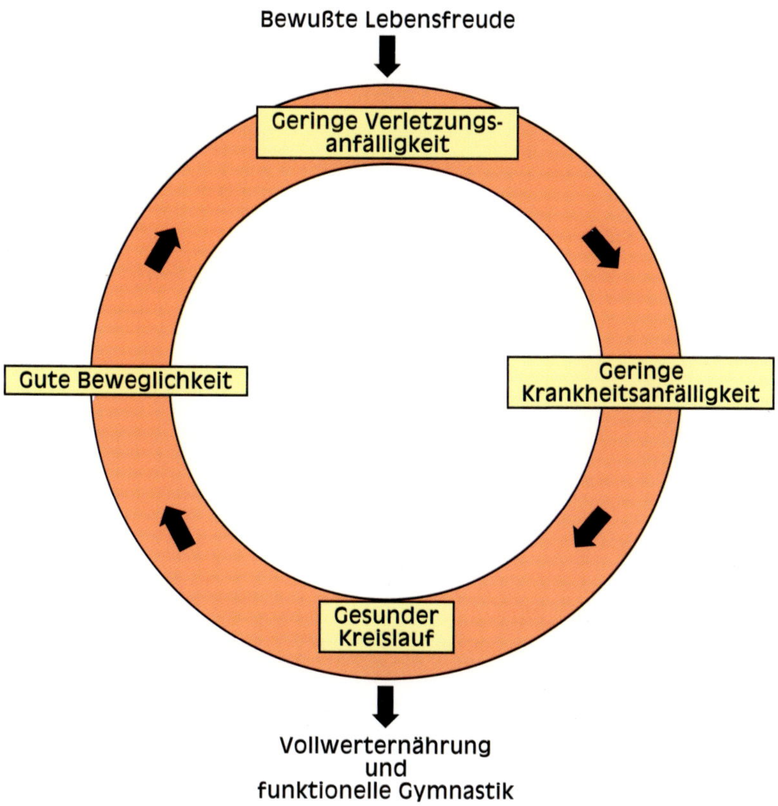

Ernährung „Typ 4"

Gesund ernähren

Wir wollen Ihnen nun noch einen kurzen Einblick geben, was eine „gesunde Vollwerternährung" auszeichnet.
Die Bestandteile der Nahrung können in energieliefernde Nährstoffe (Kohlenhydrate, Fette, Eiweiße) und in Wirkstoffe (Vitamine, Wasser, Mineralstoffe) unterteilt werden. Die energieliefernden Nährstoffe werden im Körper zerlegt. Insbesondere Kohlenhydrate und Fette dienen der schnellen Energiebereitstellung, während die Eiweiße die Bausteine der Muskulatur darstellen.

Die im Körper erzeugte Energie nennt man Kilokalorie (= kcal) oder Kilojoule (= kJ). Bei den meisten Nahrungsmitteln ist der entsprechende Kalorienwert und dessen Zusammensetzung auf der Packung ausgewiesen.
Beachten sollten Sie in jedem Fall, daß sich Ihre Kalorienaufnahme aus 60% Kohlenhydraten (Kartoffeln, dunkle Brotsorten, Vollkornnudeln usw.), 20 bis 30% Fetten (tierische und pflanzliche) und 15% Eiweiß (Milchprodukte, Rindfleisch, Geflügel, Fisch usw.) zusammensetzen sollte.

Unter Berücksichtigung der notwendigen Vitamine, Ballaststoffe und Mineralien kann man so seine individuelle Ernährung ausgewogen zusammenstellen. Die Vitamine werden in fettlösliche (Vitamin A, D, E und K) und wasserlösliche (B, C, Pantothensäure, Folsäure, Niacin und Biotin) Vitamine unterteilt. Sie liefern zwar keine Energie, sind aber dennoch lebensnotwendig für viele Vorgänge im Körper. Die wichtigsten Vitamine und ihre Funktionen sind:

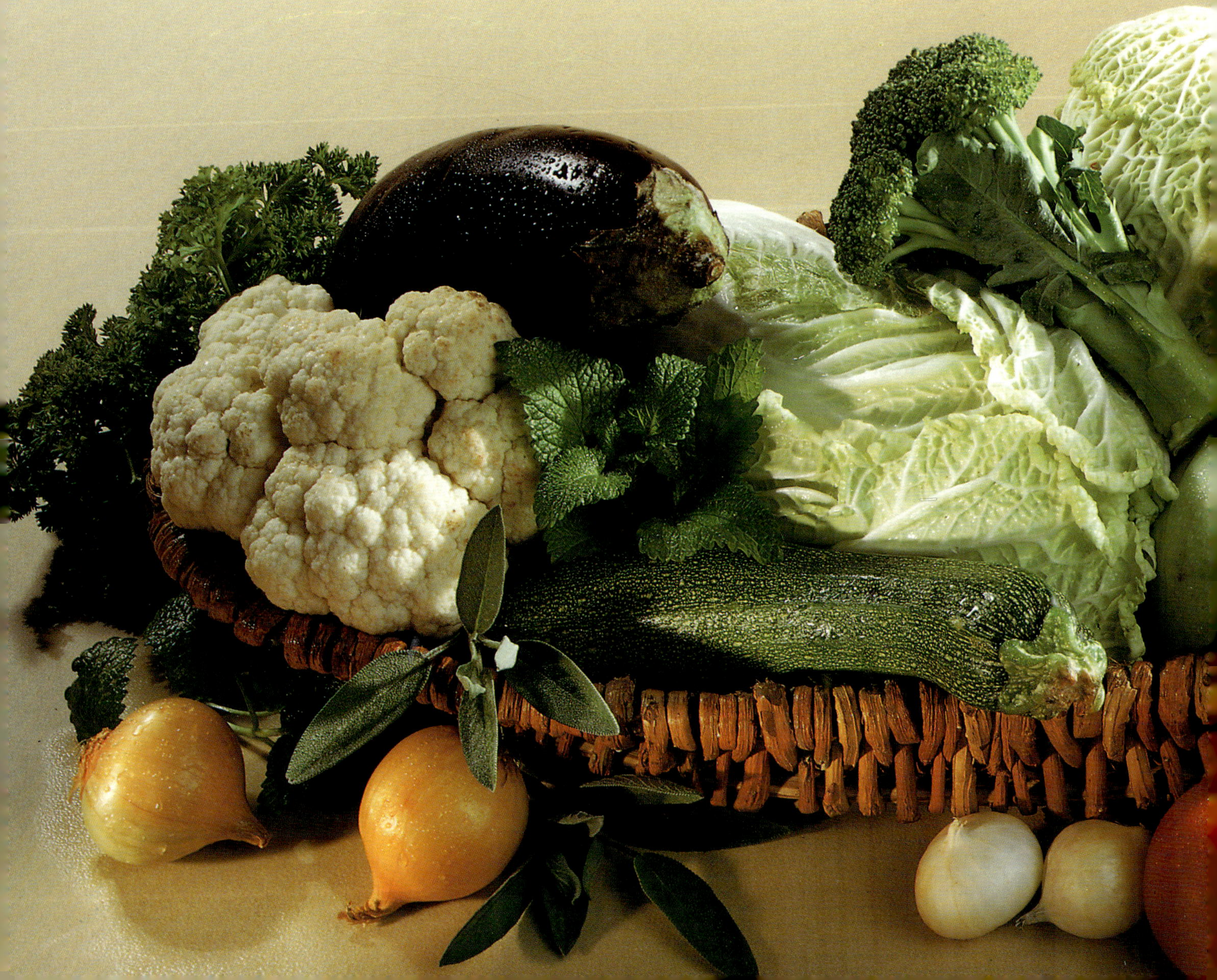

1. „A" (für Augen, Haut und Schleimhäute);
2. „B-Komplex" (bei Umwandlungsvorgängen der Nährstoffe in Energie beteiligt);
3. „C" (wirkt krankheitsabweisend, wundheilend und unterstützt die Aufnahme von Eisen);
4. „D" (sorgt für einen gesunden Knochenbau);
5. „E" (sorgt für ein stabiles Abwehrsystem und einen harmonischen Aufbau der Zellen und Blutkörperchen);
6. „K" (verantwortlich für eine schnelle Blutgerinnung bei Verletzungen).

Auch Mineralstoffe (Jod, Calcium, Fluor, Eisen und Magnesium) sind als Bausteine von Blut, Haut, Zähnen und Knochen unentbehrlich.
Wasser ist für das Leben einer der notwendigsten Grundstoffe. Der Durchschnittsbedarf liegt bei circa 2–3 Litern pro Tag. Und was entscheidend ist: Wasser hat keine Kalorien (macht nicht dick!) und reinigt die Nieren.
Ballaststoffe sind unverdauliche Bestandteile der Nahrung (zum Beispiel Pflanzenfasern), die die Verdauung und Darmtätigkeit anregen. Wer regelmäßig Obst, Getreide (Vollkornbrot) und Gemüse ißt, wird nicht über Verdauungsprobleme klagen müssen.
Nachdem Sie jetzt grob kennengelernt haben, was Ihr Körper benötigt, liegt es bei Ihnen, Ihre Eßgewohnheiten zu verändern oder positiv zu verzeichnen, daß Sie sich bisher schon vorbildlich ernährt haben.

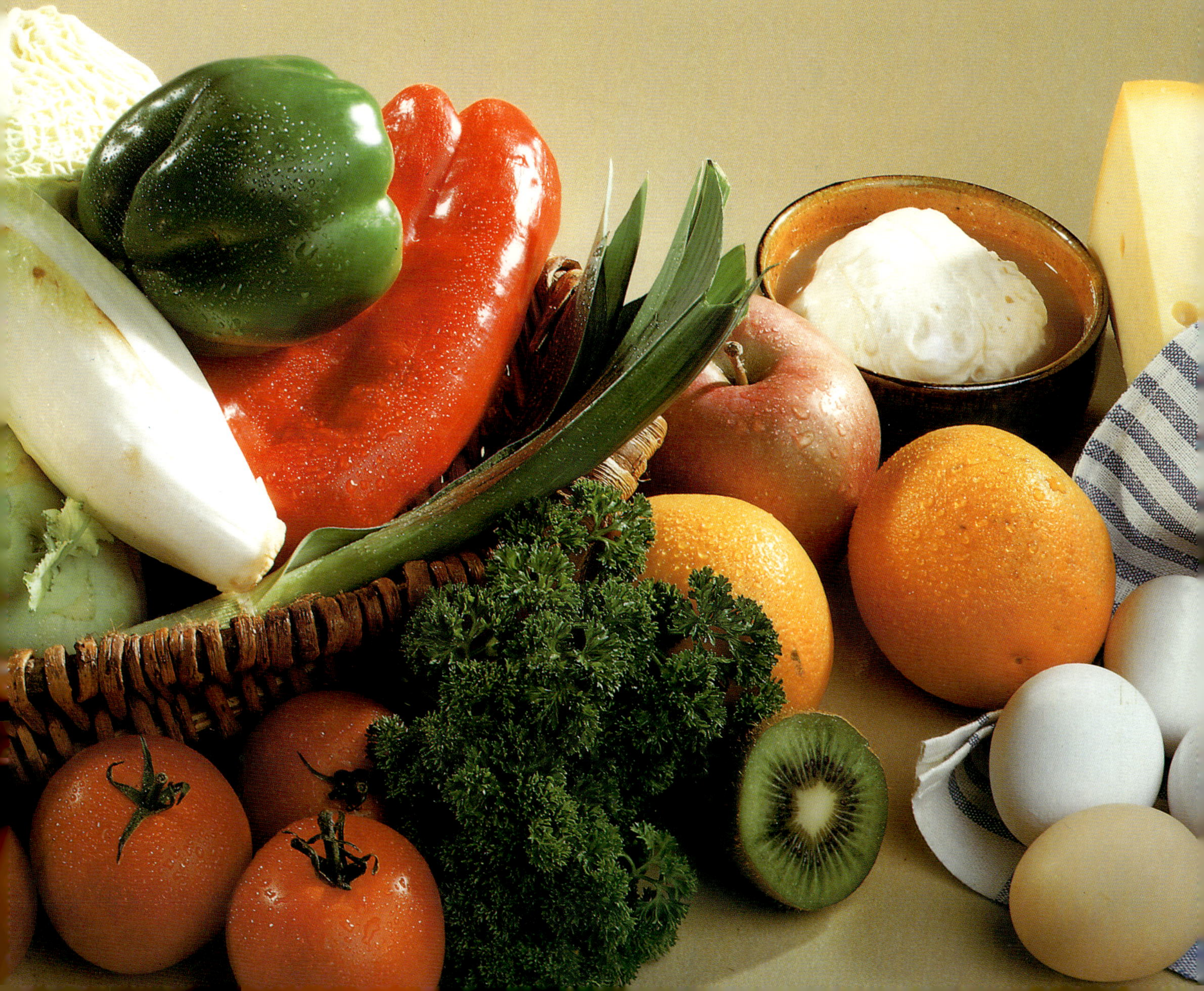

Anhang

Literaturverzeichnis

Anderson, B.: Stretching. Waldeck-Dehringhausen, Hübner 1980.

Balk, A.: Bedeutung, Wirkung und Lehrweise der funktionellen Gymnastik im Sportförderunterricht. Unveröffentlichte Diplomarbeit, Universität Mainz, Fachbereich Sport 1988/89.

Balk, A.: Kennen Sie Ihre Wirbelsäule? In: Rathausecho, betriebsärztlicher Dienst, Heft 11. Eigenverlag, Lahr 1989.

Balk, A.: Verspannungsschmerzen im Nacken- und Schulterbereich – ein Alltagsproblem. In: Rathausecho, betriebsärztlicher Dienst, Heft 12. Eigenverlag, Lahr 1990.

Balk, A.: Auswirkung von Sport und Training auf den menschlichen Körper. In: Freizeit – Breitensport – Fibel Tanzen. Neu-Isenburg, Deutscher Tanzsportverband e. V. 1989.

Böck/Presber: Haltungserziehung. Berlin, Volk und Wissen 1967.

Clade, U.: Zur therapeutischen Gymnastik für Arbeitnehmer mit Verspannungsbeschwerden durch Arbeitszwangshaltungen – Eine Erhebung sowie Erprobung eines eigenen Konzeptes. Unveröffentlichte Diplomarbeit, Universität Mainz, Fachbereich Sport 1989/90.

Cordes, J. Ch./Uibe, P./Zeibig, B.: Physiotherapie Gymnastik. Berlin, Volk und Gesundheit 1980.

Diem, L.: Spielend helfen, Fußgymnastik des Kindes. Göttingen, Manz und Lange 1951.

Ehricht, H.-H.: Die Wirbelsäule in der Sportmedizin. Leipzig, Barth 1984.

Jacobsen, E.: Progressive Relaxation. Chicago 1938.

Kleinsorge, H.: Selbstentspannung – Trainingsheft für das autogene Training. Stuttgart, Gustav Fischer 1983.

Kochner, G.: Haltungsschäden und ihre Bekämpfung. Frankfurt, Limpert 1973.

Knebel, K.-P.: Funktionsgymnastik. Hamburg, Rowohlt 1985.

Krämer, J.: Bandscheibenschäden. München, Heyne 1986.

Markworth, P.: Sportmedizin 1. Hamburg, Rowohlt 1983.

Marèes, H. de: Sportphysiologie. Köln, Tropon 1981.

Mögling, K. (Hrsg.): Sanfte Körpererfahrung. Kassel, Kasseler 1984.

Müller, B.: Gymnastik. Berlin, Bartels und Wernitz KG 1975.

Prokop, L.: Frauensportmedizin. Wien, Berlin, Ueberreuter Wissenschaft 1988.

Prokop, L.: Einführung in die Sportmedizin. Stuttgart/New York, Gustav Fischer 1983.

Schmidt, H.: Orthopädie im Sport. Leipzig, Barth 1983.

Schöfer-Salzmann, E. von: Heilung durch Bewegung. München, Pfeiffer 1985.

Sölveborn, S.-A.: Das Buch vom Stretching. München, Mosaik 1983.

Steinhausen, M.: Medizinische Physiologie. München, Bergmann 1986.

Thews, G./Mutschler, E./Vaupel, P.: Anatomie – Physiologie – Pathophysiologie des Menschen. Stuttgart, Wissenschaftliche Verlagsgesellschaft mbH 1982.

Tittel, K.: Beschreibende und funktionelle Anatomie des Menschen. Stuttgart, Fischer 1981.

Glossar

Aktive Haltung: Haltungsform, die bei körperlicher Arbeit eingenommen werden sollte; Gesamtkörpermuskulatur in Anspannung, Beckenposition aufgerichtet (= Gesäß- und Bauchmuskulatur angespannt), Schulterblätter leicht nach hinten gezogen (= „stolze Brust")

Antistreckreflex: Schutzmechanismus der Muskulatur; bei starker Muskelanspannung wird über die Sehnenspindeln Entspannung ausgelöst, um Sehnenrisse zu verhindern

Bandscheiben: Faserartiges Knorpelgewebe zwischen zwei Wirbelkörpern; dienen als „Stoßdämpfer", um starke Belastungen abzufangen

Bandscheibenvorfall: Durch starke Krafteinwirkungen deformierte Bandscheibe, die dadurch Nervenreizungen auslöst

Beuger: Hiermit ist die Muskulatur gemeint, die eine Beugebewegung auslöst. Beispiel: vordere Oberarmmuskulatur beugt den Arm im Ellenbogengelenk

C-H-R-S-Methode: Dehnmethode aus dem Bereich Stretching

Entspannung: Fünfte Stufe im Rahmen der funktionellen Gymnastik. Hierbei handelt es sich um eine bewußt gesteuerte Entlastung der Gesamtkörpermuskulatur

Funktionelle Gymnastik: Rahmenprogramm einer jeden zielgerichteten sportlichen Betätigung. Bestehend aus den Punkten:
1. Mobilisation, 2. Stretching, 3. sportartspezifische Gymnastik, 4. Wirbelsäulengymnastik, 5. Entspannung

Gelenke: Verbindungsstücke zwischen zwei Körpergliedern. Es gibt zum Beispiel Scharniergelenke (Ellenbogen), Kugelgelenke (Schultergelenk, Hüftgelenk)

Habituelle Haltung: Körperhaltungsform, die eingenommen werden soll. Haltung zwischen Ruhehaltung und aktiver Haltung

Ischias: Nervenstrang, der bei Bandscheibenvorfall gereizt wird und somit in die Beine ausstrahlende Schmerzen oder sogar Lähmungserscheinungen auslöst

Katzenbuckel: Dehnbewegung für die gerade Rückenmuskulatur

Körperhaltung: Möglichkeiten des Zusammenspiels der Skelettmuskulatur mit den Gelenken zu unterschiedlichen Körperpositionen. Es gibt: 1. die Ruhehaltung, 2. die habituelle Haltung, 3. die aktive Haltung

Kugel: Dehnform der geraden Rückenmuskulatur und der Gesäßmuskulatur

Kyphose: Nach hinten gerichtete Krümmungsrichtung der Wirbelsäule (Brustwirbelsäule)

Lordose: Nach vorne gerichtete Krümmungsrichtung der Wirbelsäule (Lendenwirbelsäule)

Mobilisation: Erste Stufe im Rahmen der funktionellen Gymnastik

Muskelspindel: Kulifederähnliches Gebilde innerhalb des Muskelbauches. Signalisiert dem Nervensystem Dehnungen der Muskulatur und schützt somit über den Streckreflex die Gelenke

Muskelverspannung: Aufgrund falscher Körperhaltung oder psychischer Belastungen auftretende Schmerzen innerhalb der Muskulatur

Nervenbahn: Leitungsverbindung zwischen Nervensystem und Muskulatur

Nervensystem: Schaltstelle aller bewußt oder nicht bewußt ausgelösten Bewegungen

Preßatmung: Angehaltene Atmung unter körperlicher Belastung. Gefahr: Bluthochdruck → Gefäßverletzung!

Prophylaxe: Schwächen und Schäden vorbeugende Maßnahmen

Reflexe: Nicht bewußte, zum Schutze des Körpers ausgelöste Bewegungen (zum Beispiel Lidschutzreflex)

Rehabilitation: Nach Verletzungen durchzuführende Maßnahmen, die den gesunden Zustand des Körpers wiederherzustellen helfen

Ruhehaltung: Körperhaltungsform, bei der annähernd die gesamte Skelettmuskulatur entspannt ist

S-H-R-S-Methode: Dehnmethode aus dem Bereich des Stretching

Sehnenspindel: Kulifederähnliches Gebilde innerhalb der Muskelsehnen. Signalisiert dem Nervensystem erhöhte Zugreizungen an der Muskelsehne und veranlaßt somit die Entspannung der betroffenen Muskulatur

Sportartspezifische Gymnastik: Dritte Stufe im Rahmen der funktionellen Gymnastik

Strecker: Muskulatur, die die Streckung eines Gelenkes durchführt. Beispiel: Hintere Oberarmmuskulatur streckt den Arm im Ellenbogengelenk

Streckreflex: Nicht bewußt ausgelöste Anspannung der Muskulatur, ausgelöst durch die Muskelspindeln der Muskulatur. Der Streckreflex ist ein Gelenkschutzmechanismus

Stretching: Zweite Stufe im Rahmen der funktionellen Gymnastik. Dehnmethode, die der Muskulatur auf gesunder Basis die individuelle Bewegungsweite ermöglicht

Therapie: Unmittelbare Heilbehandlung nach Unfällen

Wirbelsäulengymnastik: Vierte Stufe im Rahmen der funktionellen Gymnastik. Bewegungen, die den Belastungen der Wirbelsäule entlastend begegnen

Wirbelkörper: Einzelner knöcherner Bestandteil der Wirbelsäule

Zwischenwirbelscheibe: Siehe Bandscheiben

Register

„Gut in Form" behandelt Themen zur gesunden Lebensführung und zeigt Ihnen Wege, aktiver, gesünder und deshalb bewußter zu leben.
In gleicher Form und Ausstattung ist bisher erschienen:
„Bewegungsspaß und Sportspiele" (Nr. 4493).

CIP-Titelaufnahme der Deutschen Bibliothek

Balk, Arno:
Gut in Form : Fit durch gezielte Gymnastik / Arno Balk. – Niedernhausen/Ts. :
FALKEN, 1991
(FALKEN Sachbuch)
ISBN 3-8068-4494-1

ISBN 3 8068 4494 1

Titelbild: POOL Gesellschaft für Werbefotografie mbH, Griesheim/W. Zöltsch
Fotos: POOL Gesellschaft für Werbefotografie mbH, Griesheim/W. Zöltsch außer S. 122/123: TLC-Foto-Studio GmbH, Bocholt
Zeichnungen: Gerhard Scholz, Dornburg
Die Ratschläge in diesem Buch sind von dem Autor und vom Verlag sorgfältig erwogen und geprüft, dennoch kann eine Garantie nicht übernommen werden. Eine Haftung des Autors bzw. des Verlags und seiner Beauftragten für Personen-, Sach- und Vermögensschäden ist ausgeschlossen.
Satz: LibroSatz, Kriftel bei Frankfurt
Druck: Mohndruck Graphische Betriebe GmbH, Gütersloh

817 2635 4453 6271